Heinz Grill

Erklärung, Prophylaxe, Therapie

der

Krebskrankheit

aus

ganzheitlicher medizinischer

und spiritueller Sicht

Heinz Grill

Erklärung, Prophylaxe, Therapie
der
Krebskrankheit
aus
ganzheitlicher medizinischer
und spiritueller Sicht

Die Deutsche Bibliothek – CIP-Einheitsaufnahme

Ein Titeldatensatz für diese Publikation ist bei
der Deutschen Bibliothek erhältlich

Copyright 2001 bei
Lammers-Koll Verlag e. K.
Leopoldstraße 1
D-75223 Niefern-Öschelbronn

ISBN 3-935925-67-0

Fotos: Johanna Blümel, Heinz Grill, Dr. med. H. P. Mayer (Galvanotherapie),
Martin Sinzinger, Manfred Wendlinger

Lithographien: Lithostudio Slowiok, A-7560 Saalfelden

Gestaltung und Satz: Albert Wimmer

Druck: Vochezer-Druck, D-83301 Traunreut

Inhaltsverzeichnis

TEIL II – VORTRÄGE

Das vorliegende Buch soll einen Beitrag zur Bewältigung der Krebskrankheit geben und gleichzeitig als Anregungen für die individuelle Entwicklung und Lebensgestaltung dienen. Wir neigen ja in unseren Gesundheitssystemen heute dazu, für beinahe jede Krankheit die Umgebung verantwortlich zu machen und suchen deshalb die Ursache für unser Kranksein vor allem außerhalb von uns selbst, zum Beispiel beim Lebenspartner, in der Familienkonstellation, im Beruf oder in den verschiedenen Umwelteinflüssen. Auch die Heilung erwarten wir zumeist mehr von außen, durch den Arzt oder das Medikament. Wir wissen aber auch, dass neben diesen äußeren Einflüssen immer auch unser eigenes Verhältnis zu unserer Umgebung eine wichtige Rolle spielt. Mit diesem Buch führt uns der Autor nun sehr nahe an die eigene Verantwortung für unser Leben heran und eröffnet uns Bewusstseinsansätze, wie wir durch eigenständige schöpferische Aktivität und Beziehungsaufnahme zu einer neuen Perspektive und Bewältigung der schwierigen Krankheitssituation finden können. Wie die Erfahrung zeigt, handelt es sich bei den vorliegenden Texten, Vorträgen und thematischen Ausführungen um eine ungewöhnlich heilsame Literatur. Schon das Lesen in den Zeilen besitzt eine unmittelbar stärkende Wirkung auf das Immunsystem und kann zur Prophylaxe dieser schweren Zeitkrankheit dienen.

Das Buch enthält Informationen zum tieferen Verständnis der Krankheit und es enthält Heilansätze, die zur Selbsterziehung und Selbsttherapie geeignet sind. Seinen besonderen Wert erhält es aber gerade durch die ungewöhnliche geistige Schau und seelische Wärme, die der Autor in die Worte hineingelegt hat. Die Inhalte stammen, wie der Autor selbst beschreibt, aus eigenständiger, tiefer Erfahrung. Sie sind einfach, lebensnah und doch ungewöhnlich. Sie müssen deshalb in der Regel auch mehrmals gelesen werden, damit sie im Gedächtnis behalten werden können. Nach den Erfahrungen und Berichten vieler Menschen, die Heinz Grill begegnet sind und Heilung erfahren haben, handelt es sich bei seinen Ausführungen nicht nur um eine Sammlung von Informationen und Therapiekonzepten, sondern um lebendige Gedanken, die auf sehr tiefe Weise zur Seele des Einzelnen sprechen und von dorther eine heilende und verwandelnde Kraft für das individuelle Leben entfalten können. Das Buch will nicht die Arbeit des Arztes oder Therapeuten ersetzen, es kann aber zu jeder Art Therapie als sinnvolle Ergänzung hinzugenommen werden. Es richtet sich gleichermaßen an Therapeuten wie auch Personen, die von der Krankheit betroffen sind, und deren Angehörige.

Im zweiten Teil des Buches erscheinen Vorträge, die 1998 an verschiedenen Orten öffentlich gehalten wurden. Diese Vorträge wurden vom Band mit nur wenigen Korrekturen abgenommen, um den lebendigen Fluss der freien Rede zu erhalten. Da die Vorträge vor verschiedenem Publikum gehalten wurden, ließen sich Wiederholungen von gleichartigen oder ähnlichen Themeninhalten nicht immer vermeiden. Es war zwar in Mühldorf ein zusammenhängender Zyklus von drei aufeinander aufbauenden Vorträgen geplant. Die Vorträge wurden jedoch von Seiten der katholischen Kirche so heftig boykottiert, dass sie nicht mehr in der geplanten Reihenfolge stattfinden konnten. Aus diesen Gründen erscheint hier jeder Vortrag thematisch für sich alleinstehend. Inhaltliche Wiederholungen, die sich dadurch ergeben haben, können aber dem Leser insofern wieder einen umfassenderen Zugang ermöglichen, als sie in der Wortwahl und Betrachtungsweise doch immer wieder neue Blickwinkel eröffnen.

Der Autor, Heinz Grill, der sich als spiritueller Lehrer und Heilpraktiker mit umfangreicher medizinischer und naturheilkundlicher Fachkenntnis einen Namen gemacht hat, besitzt eine jahrzehntelange Erfahrung in der Heilung und Betreuung von Menschen, die auch von schwerer Krankheit betroffen sind. Sein Anliegen ist nicht nur die Linderung und Bewältigung der mit der Krankheit einhergehenden Beschwerden, sondern er möchte auch zu einer seelisch-geistigen Entwicklung und Neuorientierung und damit zu einem Heilwerden in der Seele beitragen. Er schließt explizit das Heil der Seele nach dem Tod in all seine Betrachtungen mit ein.

Wir möchten allen, die an der Herausgabe dieses Buches mitgewirkt haben, danken, insbesondere auch den Personen, die trotz erheblicher Schwierigkeiten die Vorträge veranstaltet haben, und wünschen dem Buch eine breite, interessierte Öffentlichkeit.

Für den Verlag, Stephan Wunderlich
Zerf, im Januar 2002

Die Marginalien (Randbemerkungen) wurden als
Lesehilfe vom Verlag erstellt.

Inneres Fühlen der Seele
in der Krankheit

Lebt meine Seele
in der Berührtheit mit dem Erdenstoffe?

Oder atmet sie bereits
in der Freude des Himmelslichtes?

Nein, meine Seele
lebt weder hier noch drüben.

Meine Seele hat ihr Zuhause verloren,
und dies ist meine Krankheit im Leib geworden.

Finden muss meine Seele nun
die Realität beider Welten,

um heil zu werden mit dem kranken Leib
im wachen Geiste und in versöhnter Erdennähe.

TEIL I

Was ist die Krankheit Krebs?

Es gibt drei verschiedene große Gruppierungen von Krankheiten, die sich in ihrer Symptomatologie, Ätiologie und Pathogenese wesentlich voneinander unterscheiden. Das sind nach einer einfachen, nichtwissenschaftlichen, aber übersichtlichen Gliederung:

1. Entzündungskrankheiten, Infektionen, Allergien, Sklerotisierung als Endstadium
2. Krebskrankheiten oder allgemeine Geschwulstkrankheiten
3. Nervenkrankheiten (sogenannte Geisteskrankheiten)

Unter diesen drei großen Hauptgruppen nimmt die Tumorkrankheit eine eigene Sektion ein. Der Lokalisationsort eines Tumors kann fast überall im Körper auftreten. Besonders begünstigte Stellen sind die Haut, die Geschlechtsorgane, die Lunge, der Dickdarm, die Leber, die Lymphe oder auch das Blut in Form von Leukämie. In dem prädestinierten Bezirk treten Zelltypen auf, die sich in der Form (Morphologie) und in ihrem Verhalten, beispielsweise in ihrer Bewegung (Motilität) von den gesunden Zellen unterscheiden. Die Zellen entwickeln eine Art Eigenleben mit parasitärem Charakter, das sich auf Kosten des gesamten übrigen Organismus ein wucherndes, raumforderndes Eigenleben verschafft. Der klassische Tumor, der gutartig sein kann und keine Metastasen bildet oder der durch seine Neigung zur Metastasierung als bösartig gekennzeichnet wird, ist keine typische Entzündungskrankheit. Die Entzündungen verlaufen mit heftigen Abwehrreaktionen des gesamten Organismus, während die Krebskrankheit, die ohne größere Abwehrreaktionen meist im unbekannten Untergrund des Körpers beginnt, ein langsames, stilles Wachstum beschreibt. Im Anfangsstadium des Tumorwachstums bestehen keine Schmerzen, und bis die Geschwulst so hart und umfangreich geworden ist, beispielsweise so groß wie eine Nuss, gibt es von den äußeren Anzeichen meist nur wenige Hinweise auf das pathologische Geschehen.

Die Tumorkrankheit kann fast überall im Körper auftreten.

Der klassische Tumor ist keine typische Entzündungskrankheit.

Sehr auffällig bei der Krebskrankheit ist das gänzliche oder partielle Fehlen von gesunden Entzündungs- und Abwehrreaktionen. Wer sehr heftig entzündlich mit Fieber oder auch mit Allergien auf von außen eindringende Reize, auf Viren, Bakterien oder auf andere reizintensive Stoffe reagiert, ist für das Krankheitsbild Krebs nicht so sehr prädestiniert. Ängste, Psychosen, Krankheiten, die das Nervensystem betreffen, sind jedoch in den letzten Jahren häufiger im Zusammenhang mit der Krebskrankheit anzutreffen. Die Krebskrankheit unterscheidet sich jedoch von den Infektionskrankheiten und Allergien hauptsächlich durch ihren immunschwachen, stillen Verlauf und sie unterscheidet sich auch von den klassischen Nervenkrankheiten durch ihre eigene, eigenartige Zurückgezogenheit von psychischen Problemen und von emotionaler Betroffenheit. Die Cancerophobie, die panische Angst, Krebs zu bekommen, ist beispielsweise eine Äußerung der hysterischen oder manischen Angst und sie entspricht dem Hypochonder, dem überängstlichen, eingebildeten Kranken. Wer in allen kleinen Symptomen eine Krebserkrankung vermutet und nur alles Erdenkliche unternimmt, um nicht Krebs zu bekommen, hat in der Regel keinen Tumor. Der Kranke zieht sich im Stadium des Tumorwachstums eher zurück und spricht nicht über seine Probleme, Ängste und auch nicht über seine Krankheit.

Die Krebskrankheit unterscheidet sich von anderen Krankheiten durch ihren immunschwachen, stillen Verlauf.

In der Regel unterscheiden sich drei Stadien des Krankheitsverlaufes. Diese sind nach einer einfachen und leicht erfassbaren Gliederung:

Es können drei Stadien der Krebskrankheit unterschieden werden.

1. Präcancerose, das Vorstadium, mit Müdigkeit, Zurückgezogenheit oder auch mit einer gewissen Lebensresignation. Dieses Stadium kann unter Umständen von Monaten bis zu Jahren dauern und es führt ohne Behandlung und Lebensänderung dann meist zu einer tatsächlichen, nachzuweisenden Erkrankung.

2. Manifestation des Tumors an einer bestimmten Körperstelle. In der Regel ist es die schwächste Stelle des Körpers, an dem der Primärtumor beginnt. Häufig traten schon früher Entzündungen mit chronischem Charakter an dem Organ, an dem Hautareal oder an dem Gewebeteil auf. Die Colitis, die Entzündung im Dickdarm, ist bezeichnend für eine Präcancerose, in deren Verlauf sich die Immunreaktion leicht erschöpft und nachfolgend in eine manifeste Degeneration der Darmmucosa übergeht.

14

3. Je nach Art der Zelldegeneration, nach der Lokalisationsstelle, nach der Verfassung des Immunsystems, entsteht die dritte Phase der Metastasierung, die Streuungsphase, in der der Primärtumor Tochtergeschwülste in anderen Organen oder Geweben, wie beispielsweise im Knochen, bildet. Wenn diese Phase einmal eingetreten ist, bereitet diese erhebliche und ernste Komplikationen, die sowohl in schulmedizinischer wie auch naturheilkundlicher Therapie sehr schwer behebbar sind. Die Diagnose und Therapie sollte deshalb so früh wie möglich beginnen.

Die richtige und frühzeitige ärztliche Betreuung bietet, wie es in der Medizin bekannt ist, für die Lebenschance und Lebensqualitäterhaltung des Patienten die größten Möglichkeiten. Für die Frühdiagnose stehen einige gute Außenseiterverfahren zur Verfügung, wie beispielsweise die Kupfer-Chlorid-Methode[1], die Rudolf Steiner angeregt hat und die heute von fachkundigen Laboratorien bereits ausgeführt wird. Das Kristallisationsbild kann vor allem auf die Lokalisationsstelle des Krebses hinweisen und Anzeichen über den Grad der Präcancerose geben. Dort, wo das Bild durch Querlagerungen aus der natürlichen zentrifugal strebenden Nadelung unterbrochen ist, sind kritische Stellen. Die einzelnen Stellen lassen sich, ähnlich wie in der Augendiagnose, bestimmten Organen zuordnen. Das Kristallisationsbild kann, schon bevor ein Ultraschall einen verdächtigen Knoten ausfindig macht, gewisse Anzeichen zur frühzeitigen Diagnosefindung geben.

Neben der richtigen frühzeitigen ärztlichen Betreuung stehen auch sogenannte Außenseiterverfahren, z. B. die von R. Steiner angeregte Kupfer-Chlorid-Methode, zur Verfügung.

1 Das Prinzip dieser Methode beruht auf der naturwissenschaftlichen Tatsache, dass Salzlösungen durch unterschiedliche Zusätze bei der Kristallbildung verschiedene Formationen ausbilden. In Verbindung mit Blut modifiziert sich das Bild, je nachdem welche Störungen im Stoffwechsel vorliegen, da das Kupfer-Chlorid bereits auf feinste Veränderungen in der Blutbeschaffenheit mit charakteristischen und reproduzierbaren Kristallformen reagiert. So zeigen sich jeweils typische Zeichen für Entzündungsprozesse, Sklerotisierungen, Degenerationen und eine präcanceröse Situation.

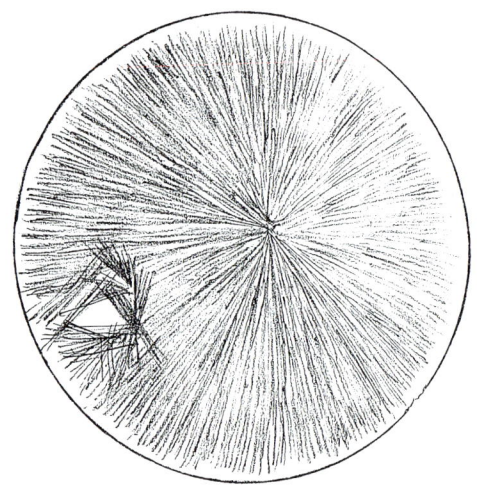

Querlagerung Stufe 4 (Einteilung nach Selawty):
hochgradige totale Unterbrechung der Kristallnadelung
mit Hohlraumbildung und Innenstrukturen

Die Betrachtung der Haut bietet auch für den Laien eine Möglichkeit zur Einschätzung der Gesundheit.

Eine auch für den Laien mögliche Orientierung zur Einschätzung der Gesundheit bietet die Betrachtung der Haut. Diese ist bei der Krebskrankheit meist schlaff, wie welk oder unnatürlich geglättet, meist schlecht durchblutet, sie ist häufig fleckenreich mit vielen Naevi. Sie strahlt aber nicht kontaktfreudig, sondern schirmt mit ihrer Mattigkeit das Außengeschehen ab. Sie wirkt wie ein zu eng zugeschnürtes Kleid. Manchmal erscheint die Haut auch wie grau oder schmutzig, dies ganz besonders am Rumpf, Rücken und Bauch. Würden wir die Haut sehr genau mikroskopisch untersuchen, so würden wir häufig parasitäre Kleinstlebewesen, die ein ungesehenes Schmarotzerdasein führen, finden. Die Haut kann mit ihrem Aussehen und ihrem kontaktfreudigen Gefühl, das sie ausstrahlt, einen ersten Anhaltspunkt für die Diagnoserichtung geben.

Interessant ist es, zu wissen, dass das Tier, das wir Krebs nennen, mit der besonderen Fähigkeit des geschickten Rückwärtsgehens begabt ist. Auch existiert der Begriff »Krebs« in der Musik. Eine Melodie, die der Musiker in der rückwärtigen Reihenfolge der Noten spielt, hat den Namen Krebs. Im Krankheitsbild ist die Rückzugstendenz, die Selbstregression, eines der auffälligsten Phänomene, das in der Psyche des Kranken zu beobachten ist und das sich meist somatisch in bestimmten Formen über den Körper ausdrückt.

Die Rückzugstendenz ist eines der auffälligsten Phänomene bei der Krebskrankheit.

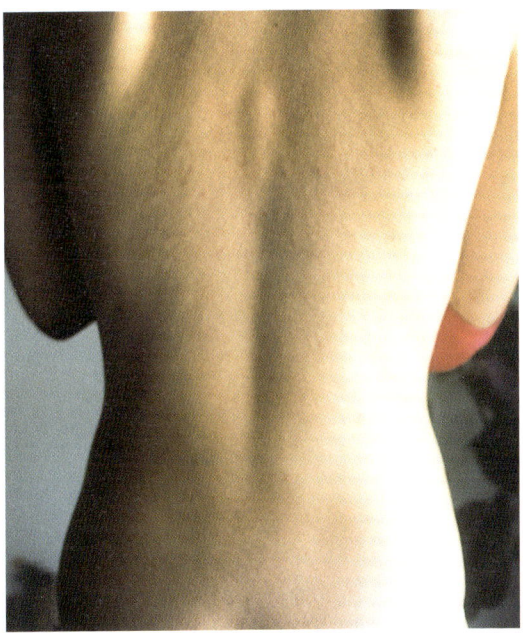

Das Bild äußert eine nervöse, sehr unruhige Haut mit vielen mehr entzündlichen Flecken. Die Haut selbst ist jedoch nicht mehr strahlungsaktiv. Auffallend ist die Blockade in der Brustwirbelsäule auf der Höhe des Herzens.

17

Ursachen der Krebskrankheit, Mut zu einem bewussten Neuanfang

Es lassen sich klare allgemein-gültige, selbst-therapeutische Möglichkeiten zur Unter-stützung aufzeigen.

Obwohl die Krebskrankheit durch verschiedene Ursachen entstehen kann, lassen sich jedoch sehr klare allgemeingültige Möglichkeiten aufzeigen, die jeder Erkrankte zur selbsttherapeutischen Unterstützung nützen kann. Die Ursachen für die Diagnose Krebs können beispielsweise durch die Lebensweise mitbedingt sein, wie beispielsweise durch das Rauchen oder auch durch einseitige, falsche Ernährungsformen, sie können durch schädliche Umwelteinflüsse wie kanzerogene Stoffe entstehen. Bei vielen Menschen aber imponieren die psychisch-seelischen Faktoren und stellen die offensichtlichste Begründung für die Krankheit dar. Manche Personen werden auch von der Tumorkrankheit heimgesucht, obwohl sie sehr gesund und solide leben, da sie sehr viele Kümmernisse, Schmerzen und Leiden im Leben tragen müssen. Wieder andere tragen traumatische Abhängigkeiten in ihrem inneren Herzen und können diese aufgrund der äußeren Lebenssituation und der Umweltmanipulationen nicht auflösen. Sie neigen dann zu Nikotin- und Alkoholabusus und kompensieren den Fortschritt in der Entwicklung mit diesen oder anderen Konsumformen. Wieder eine andere Ursache für die Entstehung des malignen Tumorwachstums liegt in der chronischen Erschöpfung durch einseitige Nervenüberlastungen oder psychische Konflikte, die aus zwischenmenschlichen Konstellationen entstehen. Aber es gibt auch zunehmende Kennzeichen dafür, dass Menschen an Krebs erkranken, die weder erschöpft sind noch Konflikte im Leben tragen und scheinbar auch gar nicht so sehr für ein allgemeines Kranksein anfällig sind. Das inhaltslose, beziehungsarme, unerfüllte Dasein, das viele Menschen wie ein Ausgesetztsein in die Langeweile der Tage erleben, dürfte ebenfalls für die Entstehung eines degenerativen Zellwachstums nicht ganz bedeutungslos sein. Die Ursachen jedoch sind tatsächlich vielseitig, und die Krebserkrankung ist in ihren psychischen und physischen Bildern wie ein multiples Mysterium. Die Krebskrankheit erscheint so vielseitig in ihren Äußerungen wie auch die gegenwärtige Zeit unendlich viele Gesichter der Degeneration und Disharmonie zeigt. Die Krebskrankheit ist die zeitbedingte Krankheit. Sie ist wie die Winterperiode in der gesamten Evolution.

Neben den vielschichtigen Ursachen, die das Krankheitsbild aufweist, lässt sich bei den Betroffenen fast einheitlich eine Immunschwäche oder zumindest ein nicht ausreichend ausgeprägtes und nicht wirklich funktionstüchtiges Immunsystem erkennen. All jene Menschen, die von der Diagnose Krebs oder auch von ernsten Anzeichen einer Präcancerose betroffen sind, sollten ihr Immunsystem besser unterstützen und durch geeignete Maßnahmen zum Eingreifen bringen. Ganz besonders die Naturheilkunde hatte in den letzten Jahren viele gute Versuche unternommen, das Immunsystem unterstützend zu beeinflussen und den Körper auch von den anfallenden Toxinen, die durch das Tumorwachstum oder allgemein durch eine Stoffwechselschwäche entstehen, zu reinigen. In den Vorstadien wie auch dann im tatsächlichen Krankheitsverlauf sollte deshalb unbedingt eine Behandlung von Seiten der Naturheilkunde erfolgen.

Das Immunsystem sollte bei der Krebskrankheit unterstützt werden.

Wie lässt sich das Immunsystem, das in ein humorales und ein zelluläres System gegliedert ist, besser zu einem Eingreifen bringen? Bei der Beantwortung dieser zentralen Frage, streifen wir einerseits die materiellen Möglichkeiten, die durch Medikamente und naturheilkundliche Maßnahmen erzielt werden können, und wir gelangen auch zu der Möglichkeit, durch die Kraft der Psyche eine geeignete und sinnvolle Unterstützung zu finden. Beide Maßnahmen, die naturheilkundliche Unterstützung durch Medikamente und besonders auch durch Darmsanierung und Fokalsanierung, wie auch die bewusste Aufnahme von gezielten Übungen die der Betroffene ausführt, sollten möglichst gut zusammenwirken. Der Patient hat deshalb sehr viele Möglichkeiten, wie er die aktiven Kräfte zur Selbstheilung nützen und sein Immunsystem durch gezielte Übungsansätze und Bewusstseinsschritte erbauen kann. Eine eigene Anstrengung ist oftmals lebenserhaltend und manchmal sogar lebensrettend.

Zusätzlich zur medikamentösen und naturheilkundlichen Behandlung kann auch die Psyche sinnvoll unterstützt werden.

Das große Problem, das mit der Erkrankung zusammenhängt, ist jenes, dass die Möglichkeiten, die selbstaktiv in der Erkrankung zu nützen sind, nicht bekannt sind und häufig der Mut wie auch das Wissen fehlen, mit der Diagnose auf richtige Weise umzugehen. Wer sich in einer Präcancerose oder gar in einer schon manifesten

Oft fehlen Mut und Wissen, um mit der Krankheit richtig umzugehen.

Erkrankung befindet, fühlt sich zudem zu der eigeninitiativen Handlungsentwicklung oftmals wie ohnmächtig oder auch unsicher. Es empfiehlt sich deshalb eine therapeutische Begleitung, die ihn im Willens- und Bewusstseinsleben stärkt und in den Handlungsschritten berät. Wie großartig können die Heilerfolge sein, wenn die Ängste um den Tod, der scheinbar mit der Krebskrankheit so mysteriös mitschwingt, zurückweichen und die eigenen schöpferischen Möglichkeiten der Gedanken und Empfindungen ausgenützt werden. Mut und Tatenkraft und den Geist der Selbstüberwindung erfordert das Leben immerfort, und nun, im Stadium des bevorstehenden oder bereits eingetretenen Krankseins, stellt sich noch einmal ganz besonders die Frage nach dem eigenen Willen und nach dem Mut zum Leben. Dieser Mut zum Leben erfordert ein Vorwärtsgehen, ein bewusstes und realistisches Blicken in die Weite der Zukunft, denn diese Schritte führen leichter in eine Heilung. Wie wir gesagt haben, ist der Krebs mit einer Rückzugstendenz in die eigene Reflexivität des Innenlebens gekennzeichnet. Diese muss durch eigene Anstrengung und durch die bewusste Neuformulierung von Möglichkeiten in mutiger Lebensbejahung begonnen werden.

Der Mut zum Leben erfordert ein Vorwärtsgehen – entgegen der Rückzugstendenz in der Krebskrankheit.

Die Krankheitssituation kann zu tieferen Gedanken über die bisherige Art und Weise des Lebens führen und mit der Auseinandersetzung schrittweise einen bewussteren Neuanfang eröffnen. Der Mut zu einem wirklichen Neuanfang stärkt auf entschiedene Weise das erschöpfte Immunsystem und bringt neue Energien für die Zukunft in ein Fließen. Die Entscheidung zu einem bewussteren Leben mit gezielteren Vorsätzen und größeren Idealen kann zu jeder Tageszeit und zu jeder Stunde durch den eigenen inneren Willen eintreten. Dieser eigene Wille tritt ohne Beeinflussung aus der bewussten und mutigen Aufmerksamkeit zum Hier und Jetzt und zu der Wirklichkeit des gegebenen, lebendigen Seins ein. Ohne Beeinflussung von außen, ohne Manipulation, ohne Überredungskünste von Ärzten und Therapeuten und ohne zwanghafte, ängstliche Lebenserwartungen kann jeder, gleich mit welcher Diagnose er behaftet ist, zu der Entscheidung eines Neuanfanges kommen und mit einer bewussten Beziehung zum Leben beginnen. Die folgende Methode, die zur Heilung der Krebskrankheit mit bewusstseinsunterstützenden Übungen angegeben wird, kann von jedem Menschen aufgegriffen werden. Sie ist am Anfang vielleicht etwas ungewöhnlich und erfordert vor allem einen gewissen freien

Eine etwas ungewöhnliche Methode mit bewusstseinsunterstützenden Übungen kann von jedem aufgegriffen werden.

20

Entscheidungsraum aus der unbeeinflussten inneren Mitte der Persönlichkeit. Sie kann aber von Männern wie von Frauen, von älteren wie auch jüngeren Personen zu einer wesentlichen heilkräftigen Unterstützung bei der Tumorkrankheit ergriffen werden.

Die im Folgenden beschriebenen Übungen erscheinen meistens für den Anfang etwas ungewöhnlich und sind noch nicht sogleich wie ein alternatives Rezept zu verwenden. Es ist aber nicht das Gewöhnliche, das Altbekannte, das Materielle oder die passive Erwartungshoffnung, die Konsumbereitschaft oder märtyrerhafte Hingabe, die ein Heil hervorrufen. Es ist vielmehr das Ungewöhnliche, das Ungeborene oder noch nicht Bekannte, das die Heilung im Inneren vollziehen kann. Aus diesen Gründen dürfen wir nicht mit einer rein konsumorientierten Einstellung an die Übungen zur Stärkung des Immunsystems herangehen. Wir müssen uns vielmehr immer wieder über einige Grenzen hinwegbewegen lernen und in das Angesicht von neuen Gedankengängen blicken lernen. In der eigenen Psyche finden sich für den Menschen die größten Möglichkeiten, sich selbst zu stärken und neue Quellen der Energie zu erschließen.

Die große Hürde, die jedoch am Anfang dieses vorgeschlagenen methodischen Weges zur Unterstützung des Immunsystems steht, ist jene der eigenen Ängste und der eigenen Gewohnheiten. Eine Selbstüberwindung am Anfang des Weges ist Voraussetzung, um zu den größeren Reservoires des überkommenden Selbst oder des sogenannten geistigen und lebenden Potentials in der Wirklichkeit des Seins zu gelangen. Wer diesen Übungsweg beschreitet, sollte sich deshalb nicht zu sehr von den äußeren Ängsten und Einflüssen der Umwelt abhängig machen, er sollte sich vielmehr die Ziele und die Übungen in einem genauen Maße vornehmen und mit Hilfe dieser eine neue Grundlage für das Leben schaffen. Der Übende sollte sich vor allen Dingen auch eine längere Zeit der Entwicklung einräumen, denn alle Übungen sind doch so ungewöhnlich und am Anfang ungreifbar in ihrer Art, dass sie nicht sofort zur Realisation gelangen. Die wiederholte Bereitschaft zum Üben und die ausdauernde Zielorientierung geben aber dem Leben bald eine größere Hoffnung und sie wirken in jedem Falle stärkend auf die eigene Widerstandskraft. Das Absolvierung von Übungen wirkt auch stärkend auf das Selbstvertrauen, denn es stärkt den eigenen Willen, das Denken und das Fühlen.

Eine große Hürde ist jene der eigenen Ängste und der eigenen Gewohnheiten.

Kurzer Umriss über die naturheilkundlichen Maßnahmen zur Unterstützung des Immunsystems

Eine der ersten wichtigsten Maßnahmen, die bei jeder schulmedizinischen wie naturheilkundlichen Behandlung erfolgt, ist die Sanierung von latenten chronischen Entzündungsherden. Es müssen deshalb alle Zahngranulome beseitigt werden und es sollten auch die toten Zähne eliminiert werden. Aus den toten Zähnen entsteht nachweislich Dimethylsulfid, das ist ein Stoff, der das Krebswachstum fördert. Auch bei rheumatischen Beschwerden sollte an die Eliminierung von toten Zähnen besonders gedacht werden.

Die Entfernung von toten Zähnen bei Krebs und Rheuma erscheint sinnvoll.

Eine der wichtigsten und hervorragendsten Behandlungsmöglichkeiten bietet aber die Darmreinigung. In den meisten Fällen genügt es, wenn durch entsprechende Einläufe unter fachlicher Betreuung die Colonschleimhaut gereinigt wird. Manchmal aber scheint es auch notwendig, den Dünndarm in die Reinigungskur miteinzubeziehen. Der Dünndarm ist durch den Einlauf nicht erreichbar, er wird durch die Ernährung im Allgemeinen wie auch durch salinische Salze wie Karlsbader Salz oder Glaubersalz erreicht. Eine Darmreinigungskur sollte ganz besonders im Anfangsstadium der Krankheit erfolgen, dann, wenn noch keine zu starke Gewichtsabnahme eingetreten ist. Eventuell muss die Darmreinigungskur mehrere Male im Laufe von einigen Jahren wiederholt werden. Im Buche von Erich Rauch[1] befinden sich verschiedenste diagnostische Hinweise und therapeutische Ratschläge, wie die pathologischen Darmpartien erkannt und wie ihnen entgegengewirkt werden kann. Die Heilung oder Linderung der manifesten Enteropathien, der chronischen, schleichenden Entzündungen im unteren Verdauungstrakt, würde eine Entlastung für die verausgabten Stoffwechselkräfte bringen und die Lebenskräfte zu einem neuen und vitalfreudigen Aufbau anregen. Mit der Behandlung der Dünn- und Dickdarmpathien sollte jedoch früh genug begonnen werden, denn wenn einmal

Eine Darmreinigung ist besonders im Anfangsstadium der Krankheit empfehlenswert.

1 Rauch, Erich: Diagnostik nach F. X. Mayr, Haug-Verlag

die Kachexie, die Auszehrung des Körpergewichtes, eingetreten ist und die Reserven der Mineralien und lebenswichtigen Stoffe schwinden, kann eine Reinigungskur nicht mehr so leicht entlastend wirken.

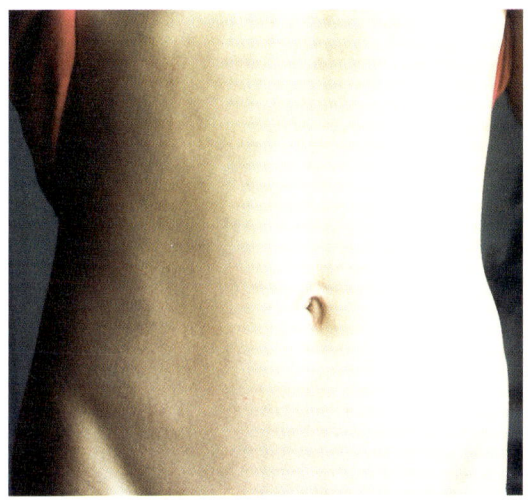

Dieses Foto zeigt einen chronisch entzündlichen Bauchtrakt. Das Relief des Bauches ist zu wenig erkenntlich, die Form ist überdehnt, die Haut besitzt keinen strahlkräftigen, schützenden Kieselmantel und keine gesunde Vitalität mehr.

Die größte Möglichkeit aber, die zur Heilung von materieller Seite gegen die Krebskrankheit eingesetzt werden kann, bietet die Ernährung. Auf dem Gebiet der Ernährung gab es immer wieder unterschiedliche Ansichten, durch die jener, der nach Gesundheit und Wohlergehen trachtet und die Ernährung dafür einsetzen möchte, verwirrt wird. Hildegard von Bingen spricht beispielsweise in ihren Ernährungsvorschlägen ganz anders als dies bei Dr. Bruker der Fall ist. Manche Ernährungslehrer empfehlen große Anteile an Rohkost, und andere, wie wir sie in der makrobiotischen Lehre finden, empfehlen nur gut gekochte Kost. Die konventionellen Ernährungsleitlinien sprechen von der Notwendigkeit eines

Die Ernährung ist ein wichtiger unterstützender Faktor.

Fleischkonsums, und die alternativen Ernährungslehren schlagen eine vegetarische Kost vor. Die einen lehnen Milchprodukte ab, und andere sehen die Milchprodukte, vor allem die gesäuerten Milchprodukte, als einen notwendigen Bestandteil einer jeden Ernährung. Wo liegen nun die Wahrheiten in diesen vielschichtigen Angeboten und Vorschlägen? Welche Wahl ist zu treffen?

Da es im Allgemeinen keine absolute Wahrheit auf dem großen Gebiet der Ernährungslehre gibt, ist es auch schwer, einen Kranken in eine bestimmte Richtung und ideologische Überzeugung zu drängen. Innerhalb der Ernährungslehren erscheint die anthroposophische günstig, weit und offen, sie wurde ganz besonders von Udo Renzenbrink[2] mit verschiedenen Büchern auf zeitgemäße Weise wiedergegeben. Diese Kost ist reich an Getreideanteilen, an gesäuerten Milchprodukten, an Gemüse und Salaten und erlaubt auch Außenseitersprünge in andere Ernährungsformen. Stärkend auf die Stoffwechselverhältnisse wirkt beispielsweise die Buttermilch, da sie außerordentlich kräftigend und harmonisierend auf die assimilierende und ausscheidende Tätigkeit der Nieren wirkt und stabilisierend in den Eiweißstoffwechsel eingreift. Buttermilch ist dabei besser als Joghurt. Sie ist das Getränk für den geschwächten, hageren Menschen. Gut zubereitetes Getreide, das gequollen und mit Gewürzen versehen ist, regt die Gedanken- und Bewusstseinskräfte an und hilft auf diese Weise dem Menschen, leichter zu einem höheren Ideal zu finden. Wer sehr viel Fleisch, Eier und schwere Produkte zu sich nimmt, belädt sich auch leichter mit Ängsten und haftet sich damit stärker an die Körperlichkeit. Es wäre vorteilhaft, wenn immer mehr Menschen zur vegetarischen Kost aus Überzeugung, aus Ästhetik und Liebe ein Ja-Wort geben könnten. Die Gesundheit und das Immunsystem werden durch gutes Gemüse, gut zubereitetes Getreide, harmonische Gewürzanteile und gesäuerte Milchprodukte wesentlich gefördert.

Buttermilch ist für den geschwächten, hageren Menschen förderlich. Getreide regt die Gedanken- und Bewusstseinskräfte an.

Sinnvoll ist auch das schlesische Nationalgericht, das mit Quark und Leinöl eine ideale Kombination sowohl für den Eiweiß- als auch für den Fettstoffwechsel bietet. Dieses Gericht fördert die Wärmebildung im Verdauungssystem und wirkt auf die Lebenskraft der Lunge förderlich. Ein anderes vorzügliches Heilmittel,

Quark mit Leinöl fördert die Wärmebildung im Verdauungssystem.

2 Renzenbrink, Udo: Diät bei Krebs, Arbeitskreis für Ernährungsforschung e.V., Bad Liebenzell-Unterlengenhardt

das Dr. Bernd Jürgens in seinem Buch »Hausrezepte der Naturheilkunde« erwähnt, ist der Honig. Der Honig ist die Essenz aller Blüten und bietet dem Menschen gewissermaßen einen Ersatz für das verlorengegangene oder geschwächte Ich. Die Süße des Honigs, eine Erinnerung an das weite Blütenmeer der Wiesen, schenkt dem Körper einen feinen Hauch der Freude. Der Honig öffnet den Menschen wieder erneut für den kosmischen Zusammenhang. Innerhalb der Krankheit sollte jeden Tag Honig im Bewusstsein und mit Interesse aufgenommen werden.

Honig ist ein vorzügliches Heilmittel.

Ein weiteres bekanntes Heilmittel sind die milchsauer vergorenen Säfte. Hier erweist sich ganz besonders der Rote-Beete-Saft als ein vorzügliches Therapeutikum, da er durch die sogenannten Anthozyane, die in dem roten Farbstoff enthalten sind, eine besondere Herausforderung an den Körper stellt und die Zellatmung förderlich beeinflusst. Der rote Traubensaft, der Holundersaft oder auch der Heidelbeersaft, die alle den roten Farbstoff beinhalten, sind weitere vorzügliche Heilmittel, auf die im Krankheitsverlauf nicht verzichtet werden sollte. Durch die Säfte wird weiterhin auch die Kalium-Komponente angeregt, die bei der Krebskrankheit meistens zu wenig Beachtung findet. Es darf jeden Tag bis zu einem Liter Saft getrunken werden. Der Weg der Ernährung und die Hinzunahme besonderer Säfte soll aber nicht konsumatorisch verstanden werden, er soll vielmehr ein Weg der Bewusstheit sein, die Aufnahme soll Freude bereiten und ein lebensnahes Fühlen hin in die Richtung zu dem Ursprung des Nahrungsmittels und zu der Natur eröffnen. Es ist deshalb günstig, wenn wir uns mit den Nahrungsmitteln, die wir zu uns nehmen, gedanklich und interessiert beschäftigen und eventuell die Naturprozesse der werdenden Frucht einstudieren. Wo und unter welchen Bedingungen wachsen beispielsweise die Trauben? Wir stellen uns verschiedenste, zur Nahrung ausgerichtete Fragen. Das Bewusstsein, das auf diese Weise entfacht wird und das sich nach außen zu neuen Eindrücken öffnet, verfügt über eine größere Heilkraft als die materielle Substanz.[3]

Die Anthozyane in roten Säften fördern die Zellatmung.

Eine bewusste Auseinandersetzung mit den Nahrungsmitteln fördert die Heilwirkung.

Neben einer möglichst vitaminreichen Kost erscheint es auf dem heutigen Stand der Entwicklung ganz besonders wichtig, auch auf

3 Grill, Heinz: Ernährung und die gebende Kraft des Menschen, Die geistige Bedeutung der Nahrungsmittel, Lammers-Koll-Verlag.

Es ist empfeh-
lenswert, auf
mineralstoff-
reiche Nahrung
wie Getreide und
biologisches Ge-
müse zu achten.

die mineralische Komponente der Nahrungsmittel zu achten. Wechselweise sollte kräftiges Getreide gegessen werden und gutes Gemüse eine Verwendung finden. Das biologische Gemüse ist mineralstoffhaltiger als das konventionell mit Dünger hochgezogene Gemüse. Gute Wurzeln, Blattgemüsesorten und auch Blüten sind für die Stoffwechselfreudigkeit vorteilhaft. Erwähnenswert ist auch der schwarze Rettich, der auf die Leber heilsam wirkt. Die Leber ist bei der Tumorkrankheit fast immer geschwächt, überlastet oder gar gestaut. Einen großen Wert hat weiterhin die rote Zwiebel, die in vielerlei Variationen mit dem Getreide, Gemüse und den Salaten verarbeitet werden kann. Schließlich ist die reichhaltige Verwendung von den verschiedensten Gewürzen wie Rosmarin, Basilikum, Thymian, Oregano, Majoran, Bohnenkraut, Liebstöckel, Schnittlauch, Petersilie und verschiedene andere äußerst wertvoll, da sie jede Ernährung dem Verdauungssystem leichter zugänglich machen und die Stoffwechselvorgänge bei guter Auswahl harmonisieren können. Die Gewürze können auch sehr reichhaltig verwendet werden, denn sie bewirken eine Intensivierung im Mineralhaushalt. Die fremdländischen Gewürze wie Curcuma, Pfeffer, das zusammengesetzte Curry-Gewürz oder ganz besonders der Ingwer sind ebenfalls für Getreide- und Gemüsespeisen eine wertvolle Bereicherung. Sie können in richtiger Verwendung wie Heilmittel wirken. Auf dem weiten und großen Gebiet der Gewürze kann durch ein interessiertes Bewusstsein eine größere Harmoniewirkung erzielt werden, und der Kranke kann sich mit den verschiedenen anregenden Substanzen einfühlsam vertraut machen. Die Gewürze im Übermaß oder im einseitigen Ungleichgewicht genossen, bewirken eine Unruhe im Stoffwechsel, während eine harmonische Verteilung der Gewürzkomponente mit durchaus auch reichlicher Gabe ein tieferes Eingreifen der Enzymleistung veranlasst und die Verdauungsvorgänge harmonisieren und beruhigen kann. Auf diesem Gebiet sollte der Harmoniesinn durch Bewusstseinsentwicklung und Einfühlungsvermögen entwickelt werden.

Gewürze sind
bei bewusster
Anwendung ein
wertvolles Heil-
mittel.

Eine begleitende Unterstützung können die Kräutertees, vor allem die Brennessel und die Schafgarbe, bewirken. Ein weiteres Heilmittel, das bei Krebs bisher noch wenig Beachtung gefunden hat, das aber jedoch durch seine mineralische und kalkhaltige Komponente immununterstützend eingreifen kann, ist die Eichenrinde, Cortex Quercus, die in pulverisierter Form in der Apotheke erhältlich ist.

Eichenrinde
unterstützt das
Immunsystem.

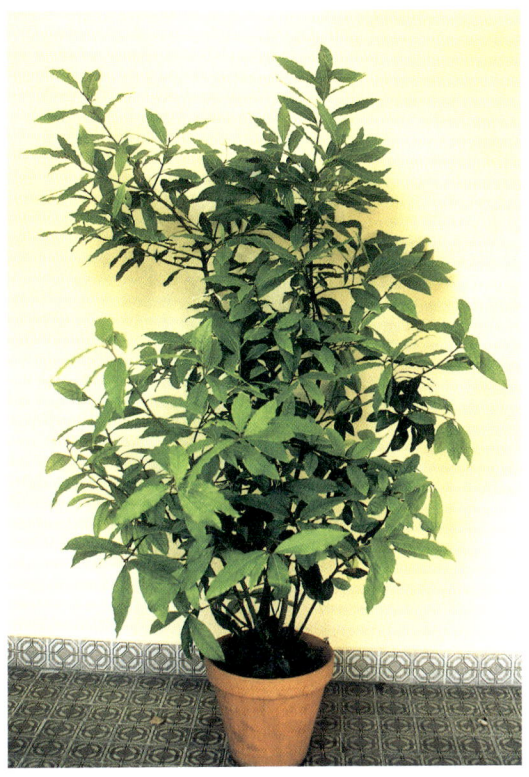

*Der Lorbeer ist eine empfehlenswerte und vielseitig
verwendbare Gewürzpflanze. Der Strauch zeigt bei näherer,
meditativer Betrachtung einen lichtvollen Schimmer.*

Einen großen Wert gibt die von Rudolf Steiner vorgeschlagene Misteltherapie, da diese Pflanze, die parasitär auf Bäumen wächst, von
ihrer inneren Wesensverwandtschaft her an die Krebskrankheit er-
innert. Die Misteltherapie wird heute mit großem Erfolg eingesetzt. Bei den Präparaten ist unter anderem Iscador bekannt geworden. Sie müssen in der Regel von einer fachlichen Betreuung
entsprechend der Krebslokalisation speziell ausgewählt werden.
Es gibt verschiedene Arten der Mistel, je nach den Wirtsbäumen,
auf denen sie wächst, wie beispielsweise der Apfelbaum, die Eiche
oder auch die Birke. Die Mistelinjektionen, die der Patient nach
einer ersten Anleitung dann selbst injizieren kann, bewirken eine

*Die Mistel-
therapie ist für
Prophylaxe und
die begleitende
Behandlung sehr
empfehlenswert.*

Temperatursteigerung und fordern das Immunsystem zur größeren aktiven Leistung heraus. Sowohl für die Prophylaxe als auch
für die begleitende naturheilkundliche Behandlung ist die Mistel
bestens geeignet. Sie kann auch in sehr schweren Fällen, nachdem
alle Behandlungsmöglichkeiten ausgeschöpft wurden, noch zur
Unterstützung des Patienten eingesetzt werden.

*Enzymsub-
stitution wirkt
unterstützend
im Ernährungs-
prozess.*

Ein weiteres, heute häufig angewandtes Glied innerhalb der naturheilkundlichen Behandlung bietet die Enzymsubstitution. Hierzu
stehen von der Firma Mucos verschiedene Präparate zur Verfügung, die zwar kostenaufwändig sind, aber in der Regel sehr hilfreich und unterstützend wirken. Da in den meisten Fällen einer
Behandlung die Ernährung nicht auf eine optimale Grundlage gebracht werden kann, ist diese Enzymtherapie ein geeignetes Mittel
der Wahl, das bei der Krebskrankheit eingesetzt werden kann. Die
Auswahl und Einnahme der Präparate ist hier durch die Konsul-
tierung eines kundigen Arztes oder erfahrenen Heilpraktikers
wichtig. Je besser, umfassender und sorgfältiger jedoch die Ernährung aufgebaut wird, um so mehr kann auf die letzten Endes doch
etwas bedenklichen Substitutionen verzichtet werden.

Als eine wichtige Maßnahme zur Immunstärkung kann weiterhin
die Entwicklung eines geeigneten Lebensrhythmus mit aufbauen-
der, aktiv körperlicher Betätigung gelten. Anstrengungen, die über
die Grenzen gehen, schwächen in der Regel das Willens- und Stoffwechselleben, während alle harmonisch gewählten körperlichen Anstrengungen zu einer besseren Zirkulation im Kreislaufleben führen

*Das Immun-
system wird
gestärkt bei
einem harmoni-
schen Gleich-
gewicht von
Atmung, körper-
licher Betätigung
und Gedanken-
tätigkeit.*

und die aufbauenden Kräfte des Körpers erhalten. Das Immunsystem gewinnt leichter die Widerstandskräfte, die es freisetzen kann
und die es auch gegen die degenerierenden, aus dem Zusammenhang fallenden Zellen einsetzen muss, wenn ein harmonisches
Gleichgewicht zwischen Atmung, körperlicher Betätigung und
Gedankentätigkeit entsteht. Sinnvolle Bewegungsformen sind das
Schwimmen oder das Bergsteigen und Bergwandern. Es ist günstig,
wenn sich der Kranke fordert, aber gleichzeitig darauf achtet, dass
er sich nicht überfordert. Die Atemtätigkeit sollte in einen lebendigen Zusammenhang mit der gesamten Umgebung gelangen. Sie
sollte sich weiten und intensivieren. Bei der Krebskrankheit ist die
Atmung nicht frei, bewegt und freudig mit den Empfindungssinnen
verbunden. Sie ist durch den untergründigen Willen oder durch unbewusste Kräfte fixiert und meist in bestimmten Regionen eng, ein-

geschnürt oder unbewusst sehr angespannt. Die Atmung fühlt und bewegt sich nicht mehr im gesamten Zusammenhang mit dem offenen Luftkreis. Nicht mehr die Bewegungen und Berührungen der Atmung mit dem gesamten Umfeld bestimmen das Gefühlsniveau, sondern die Atempausen, die Pausen nach der Einatmung und auch nach der Ausatmung dominieren über die tatsächliche naturgegebene Lebendigkeit der Rhythmen. Mit der qualitativen und eventuell rhythmischen Beeinträchtigung der funktionalen Atembewegung ist der Eiweißstoffwechsel in Verbindung. Die Unterstützung, Harmonisierung oder Korrektur des Atemrhythmus und der Atemqualität führt zu einer Verbesserung der gesunden Eiweißbildetätigkeit im Stoffwechsel. Der Sport in einem sinnvollen Maße kräftigt zunächst das körperliche Befinden und wirkt infolge seiner natürlichen Bewegungsrhythmen den Disharmonien, Einschnürungen und Fixierungen im Atemsystem entgegen.

Eine Harmonisierung und Korrektur des Atemrhythmus führt zu einer verbesserten Eiweißbildetätigkeit.

Die sportliche Betätigung aber wirkt lebendiger und wirkungsvoller auf das erschöpfte Immunsystem, wenn der Betroffene eine lebendige Beziehung zu seiner Tätigkeit und zu den Elementen seiner Betätigung herstellt. Die lebendige Beziehung zu einer Sache, einer Erscheinung, einer Person oder einem Interessensgebiet wirkt aufbauend auf das Bewusstsein, und dies ist gleich einem kräftigenden Einatmen in die Weite der Außenwelt. Die Beziehungsaufnahme kann die versiegelten Tore der Empfindungsinnenseite eröffnen und Freude in erbauender Weise freisetzen. Der Interessierte kann beim Schwimmen die Beziehung zu dem Wasserelement stärken, das Wasser erfühlen, die Qualität des Wassers wahrnehmen und die Empfindungen über das bewegte Strömen, Sprühen und Fließen entwickeln. Durch diese lebendige Beziehung begibt sich der Patient auch selbst tiefer mit seinen übrigen Sinnen, wie Tastsinn und Bewegungssinn, in die Materie hinein und er fühlt sich bald eingebettet in den Schoß der Natur. Ein anderes Beispiel kann das Reiten sein. Das Reiten ist mit dem Luftelement in Verbindung, denn der Reiter schwebt geradewegs mit dem Pferd durch die Lüfte. Er ist mit dem Atemelement viel mehr in Verbindung als wenn er nur am Boden gehen würde. Der Bezug zu dem Luftelement kann durch die Auseinandersetzung und das Interesse an weiteren Empfindungen intensiviert werden. Das Pferd selbst ist ein Ausdruck für das schwebende, leichte, luftige Sein. Es bewegt sich dynamisch, elegant und enthebt sich im Galopp dem Erdenelement, es fliegt mehr als es geht. Die Beziehung,

Eine lebendige Beziehung zu einer Sache oder Person wirkt aufbauend auf das Immunsystem.

die jemand zu den verschiedenen Elementen, zu den Erscheinungen, zu den Tieren, zu den Naturwesen und Offenbarungen erbaut, ist dann bald wie ein lebendiger Strom Lebenskraft, der ein Verbundensein zu der gesamten Schöpfung eröffnet. Diese Verbundenheit zu der Schöpfung gewährt eine harmonische Verteilung der Gedanken- und Willenskräfte und kann das Immunsystem stärkend beeinflussen. Der Patient muss sich jedoch diese Beziehung erarbeiten und dies muss er vor allem auch immer wieder mit neuen Variationen und Blickrichtungen im Erlebensfeld seiner Interessen tun. Er muss von sich aus zu den vielseitigen Erscheinungen der Naturschöpfung regsame Beziehungen knüpfen.

Aktive und passive Unterstützung des Immunsystems [1]

Die Unterscheidung in eine aktive und passive Unterstützung des Immunsystems erscheint für die weitere Klärung und Verständnisgrundlegung der verschiedenen Übungen von besonderer Wichtigkeit. Die passive Unterstützung des Immunsystems entsteht beispielsweise durch bestimmte suggestive Wortformeln, die, ähnlich wie beim autogenen Training, in Form einer Vorstellung oder eines klaren Befehles an das Unterbewusste gerichtet werden. Mit Hilfe verschiedenster Wortformeln kann sich beispielsweise der Patient auf positive Wirkungen, die ein Medikament auf die Tumormasse ausübt, ausrichten oder er kann sich einfache Vorstellungen aneignen, wie die Abwehrkräfte gegen einen unerwünschten Fremdkörper reagieren. Die Wortformeln können sehr vielseitig zur Anwendung gelangen. Sie können ganz einfach formuliert sein, wie beispielsweise »Ich bin gesund, mein Körper ist frei von Tumoren, mein Immunsystem arbeitet gut«, und damit eine positive Haltung gegenüber der Krankheit erzeugen. Sehr guten und weitreichenden Erfolg bei der psychologischen Unterstützung gegen Metastasierung und auch gegen die so schwerwiegenden Nebenwirkungen von Chemotherapeutika brachten verschiedene Techniken der Autosuggestion oder auch die Simonton-Methode. Diese Methoden erreichen mit Hilfe von verschiedenen positiven Wortsuggestionen eine bejahende Einstellung gegenüber den beängstigenden Nebenwirkungen, die die Operation, Strahlen- und Chemotherapie verursachen. Die Patienten gehen nicht mehr mit so großer Angst in die Therapie der Schulmedizin, sondern sehen mehr die positiven Wirkungen und konzentrieren sich auch gezielt auf die

Die Verwendung von Wortformeln entspricht einer mehr passiven Unterstützung des Immunsystems.

1   Bei den Impfungen gibt es eine sogenannte aktive und eine passive Immunisierung. Bei der aktiven Immunisierung wird der Körper durch Einimpfung von abgeschwächten Krankheitserregern zur spezifischen Antikörperbildung herausgefordert. Auf latente Weise macht das Immunsystem des Körpers die Krankheit durch. Bei der passiven Immunisierung werden bereits fertige Antikörper eingeimpft, die für einige Wochen oder Monate immunkräftig bleiben. Die Begrifflichkeit, die für den Artikel über aktive und passive Immunstärkung gewählt wurde, hat jedoch nur in einem sehr entfernten Sinne mit der Entwicklung von Antikörpern und den direkten medizinischen immunologischen Maßnahmen zu tun. Die Begrifflichkeit wurde hier zu der Erklärung eines übergeordneten geistigen Verhältnisses gewählt.

Möglichkeiten, die mit Hilfe dieser klassischen Methoden erreicht werden sollen. Da die Psyche im Allgemeinen von vielerlei Einflüssen, die aus dem eigenen Unterbewussten und auch aus den übernommenen kollektiven Vorstellungen hereinwirken, funktioniert, können die verschiedenen suggestiven Formeln eine Umstimulierung oder positive, offene und entkrampfte Bejahung bewirken. Die Psyche reagiert auf die Außen- und Inneneinflüsse, reflektiert diese und kreiert aus diesen ein leibliches und gemüthaftes Wohlbefinden. Die Suggestionen sind eine gute Hilfe, um sich von irrationalen Ängsten, die mit der Therapie verbunden sind, zu befreien und eine erste, bessere Grundeinstellung mit Bejahung und Offenheit zum Leben zu finden. Die positiven Wortformeln und Suggestionen können jedoch auch zu einer besseren Stimulierung der Immunabwehr führen, Schmerzen neutralisieren und den Gemütszustand heben. Die Methoden sind einfach und wohl für alle Menschen erlernbar. Sie sind aber noch sehr wenig durch die eigene Schöpferkraft und eigenständige Beziehungsfähigkeit geprägt, und deshalb dürfen wir sie im Großen und Ganzen einmal unter die Zuordnung einer passiven Unterstützung der Immunlage stellen.

Die hier angesprochene aktive Durchgestaltung und Entwicklung des Immunsystems geschieht nicht durch Wortformeln und Suggestionen, sondern durch die Entfaltung neuer, anderer, ungewohnter und uneigennütziger Gedanken, die vorerst gar nicht so sehr mit der Krankheit und mit den Leibproblemen zu tun haben. Dieser Weg ist naturgegeben weitaus schwieriger, aufwändiger und setzt sehr viel mehr Geduld voraus als der zuerst genannte. Der Übende beschäftigt sich dann nicht mehr mit seinem eigenen Immunsystem, mit seiner Gesundheitssituation, mit seinen Ängsten, Konflikten oder seinen Schmerzen, er bemüht sich vielmehr, die Leibsituation nach und nach in Ruhe zu lassen und sich auf ein geeignetes, neues Thema, das er noch nicht in seinem Gedächtnis kennt, auszurichten. Für diese aktive Aufbauleistung und Durchgestaltung und, wenn ich es so ausdrücke, für diese Durchseelung und Durchwärmung des Immunsystems ist eine nach außen gerichtete Objektbeziehung nötig. Diese Objektbeziehung ist in Form eines neuen Themas, eines neuen Zielpunktes oder eines neuen Interessengebietes möglich zu entwickeln. Je besser der Patient diese Objektbeziehung in Form eines Themas oder neuen Lebensinteresses findet, desto größer sind die Heilsmöglichkeiten, da

Die Entwicklung einer Objektbeziehung zu einem neuen Thema entspricht einer aktiven Aufbauleistung.

alles Neue, das sich nach innen hereingliedert, wie ein erhaltendes und belebendes Lebenselixier wirkt.

Während die suggestive Methode der Immunstimulation noch mehr mit den Mitteln der Psyche in der alten Konfiguration arbeitet, beginnt nun die aktive Durchgestaltung des Immunsystems den bisherigen Platz der Entwicklung zu verrücken und in ein ganz neues Lebensgebiet vorzustoßen. Wie die Entdeckung eines neuen Landes wirkt nun das neue Lebensinteresse oder das neue Thema, das sich der Patient selbst zum Zielpunkt und Lebensinhalt setzt. Aber die Schwierigkeit in dieser Bemühung um neue Erfahrungshorizonte, die zur Aufbauleistung des Immunsystems beitragen und eine Erfrischung in die erschöpfte Körperlichkeit bringen sollen, liegt in der Behäbigkeit und Zähigkeit alles Alten. Das Neue ist unbekannt und noch nicht geboren, es lebt noch nicht in der Phantasie. Die Gewohnheit der Gefühle wirkt wie ein schweres Paket an Unrast, das sich jeder Entsorgung entziehen möchte. Das Alte in emotionalen Bindungen und intellektuellen Fixierungen bindet uns in allen psychischen und physischen Strukturen, es will nicht losgelassen, nicht vergessen, nicht abgeschoben, nicht verdrängt oder beiseite gelassen werden. Es will der Kopf sein Recht behaupten, und das Herz in seinem alten Rhythmus schlagen, und der Körper, so leidlich wie er sich vielleicht schon fühlt, will dennoch mit seiner in ihm liegenden Angstqual ein Recht auf Beachtung und ein Wortrecht in den zukünftigen Planungen einnehmen. Das eigene Leben, jung oder alt, bescheiden oder stolz, wirkt hier innerhalb der eigenen Psyche wie eine ergreifende und mächtige Hand, die jeden freien Erfolgs- und Aufbauschritt zurückhält. Dadurch ist vorerst die passive Immunstimulierung leichter als die aktive. Gewinnt aber der Patient die Fähigkeit zum Loslassen von alten Strukturen und damit von sich selbst und seiner eigenen verhafteten Körperlichkeit, von der kleinlichen Sorge um die scheinbar bestehende Realität, überwindet er sich mit einiger Zeit und Mühe über sich selbst, überschreitet er seine Grenzen, transzendiert er seine Fähigkeiten, so kann er durchaus eine vollständige Heilung in der Psyche wie auch im Leiblichen erzielen. Die aktive Aufbauleistung des Immunsystems setzt aber eine gewisse Geduld und sorgfältige Kenntnisnahme der seelischen innerleiblichen Vorgänge voraus. Diese müssen von dem Übenden oder von dem Patienten erst einmal erlernt werden. Eine Vorbereitungszeit von mehreren Monaten ist für diesen Übungsweg zur

Eine aktive Aufbauleistung des Immunsystems erfordert Geduld, Ausdauer und einen täglichen Einsatz.

aktiven Stärkung des Immunsystems erforderlich. Eine Auseinandersetzung für jeweils eine Stunde pro Tag, und diese mit einem gesunden Ehrgeiz, führt aber mit Sicherheit zu einem gewissen ersten Erfolg.

Neben der Neuformulierung eines Lebensthemas oder einer geeigneten Beziehungsaufnahme in neuer Form zu den Mitmenschen und Außenverhältnissen benötigt der Übende die rechte Einstimmung des eigenen, verborgenen und in der Tiefe ruhenden Willenslebens. Das Willensleben ist mysteriös, weise, schaffend und bestimmend und es ist die stärkste Kraft, die im Menschen wurzelt. Wird dieses ganz im Inneren oder auch im freien Wesen liegende Willensleben auf geeignete Weise auf neue Fragen, Zielpunkte und Möglichkeiten ausgerichtet, so kann es auf vortrefflichste Weise den Immunstatus aufbauen und das gesamte erschöpfte Leib-Seele-Gleichgewicht neu regenerieren. Da aber gerade bei der Krebskrankheit das Willensleben meistens herabgeschwächt, überdeckt oder verschattet ist und somit sehr häufig das Selbstvertrauen gedämpft oder vielleicht sogar wie eingeschnürt erscheint, bedarf es in der gesamten Bemühung des weiteren Weges sehr sorgfältiger Schritte, damit dieses verschüttete Willensleben Stufe für Stufe in einen neuen und systematisch besseren Lebenszusammenhang gelangt. Durch geeignete Maßnahmen kann ein schwacher oder gelähmter Wille langsam in einen stärkeren verwandelt werden. Meist ist es nicht der äußere, uns bekannte und zugängliche Wille, der durch seine Zielrichtung zu der Krankheit führt. Meist sind es die Einschnürungen, die den Willen herablähmen und die im Inneren zu diffusen Verdrängungsprozessen führen und das eigene Leben nicht mehr atmen lassen. Es ist, wie im Folgenden beschrieben, möglich, einen eingeschnürten Willen oder eine gelähmte, abgelenkte, falsch dirigierte Handlungsinitiative systematisch von den Lasten und Ängsten freizulegen und der Abwehrkraft des eigenen Körpers einen neuen Raum anzubieten.

Das Willensleben ist bei der Krebskrankheit meist geschwächt.

Die aktive Immunsteigerung setzt deshalb die Neuorientierung zu geeigneten, meist höheren oder zumindest freudigeren Lebenszielen voraus. Sie weitet mit dem steigenden Interesse die aktive Freisetzung der eingeschnürten Willensenergie. Diese beiden großen bevorstehenden Schritte zur Willensentfaltung und Objektbeziehung in neuer Ausrichtung zum Leben bedürfen einer großen Sorgfalt, und der Patient, der sich diesem Neuanfang widmet,

34

sollte sich genügend Zeit zur Auseinandersetzung und Einübung vornehmen. Innerhalb einer kurzen Phase der Übung kann sich noch kein wirklicher Erfolg einstellen. Erst nach wiederholten Studien und Bemühungen zeigen sich die ersten positiven Resultate. Das Immunsystem wird aber dann nicht nur durch eine Wortformel von außen neu stimuliert, sondern es wird in seiner Bezugsrichtung, in seiner Abwehrdirektion neu gegründet, ausgestaltet und geweitet. Jener Mensch, der diese im Nachfolgenden beschriebenen Übungen mit Sorgfalt praktiziert und mit positiver Hoffnung auf ein Lebensziel blickt, gewinnt von innen heraus mehr Feuer und Lichtkraft. Das aufbauende, still begeisternde oder sensibel beziehungsfreudige Wärmewirken bewirkt dann bei ihm eine leise Stärkung in der Persönlichkeit, und das unmerkliche Licht der neuen Gedanken regt im Fühlen die feinsten Prozesse, die bis hinein in das Innere der Stoffwechselvorgänge wirken, an.[2] Es mag die gesamte Übungsweise vielleicht auch Spannungen oder Angst vor Neuem bewirken, aber in der Ausdauer der Mühe schafft sie schließlich doch eine Auflösung der angesammelten psychischen Verdrängungsprozesse. Die Heilung ist jedoch eher ein langsamer, progressiver Prozess, der mit einem Verstehen einhergeht.

Sorgfältig vorbereitete und langfristig angelegte Bemühungen gründen das Immunsystem neu.

Wir erinnern uns, dass die Krebskrankheit eine Krankheit der Zeit ist. Unsere Zeit selbst spiegelt sich durch Kälte, mechanisches Denken, Ängste und Abhängigkeiten gegenüber dem leiblichen Leben wider. Wir haben heute wenig Angst vor den fieberhaften Krankheiten, sondern viel mehr vor den degenerativ-kalten Krankheiten, wie es die Krebskrankheit oder auch manche andere Nervenkrankheiten sind. Zur allgemeinen Unterstützung der Gesundheitslage und zur Prävention beispielsweise von Degenerationen benötigen wir aktive, von innen, von der verborgenen Beziehungssehnsucht der Seele gewählte Leistungen, die nicht von außen dem Menschen auferlegt sind, sondern die aus der ganz unbekannten, ungewöhnlichen Tiefe heraus gewollt sind und die den Menschen schrittweise in einen weiteren Aufstieg seines Bewusstseins führen. Die langsame, solide und aktive Ausgestaltung des Immunsystems führt zu einer sensitiven Steigerung der inneren Wärmeverhältnisse und zu einer besseren Eingliederung der individuellen Fähigkeiten in das Leibinnere.

Degenerativkalte Krankheiten erfordern eine aktive, beziehungsvolle Neuorientierung.

2 Grill, Heinz: Die Entwicklung eines schöpferischen Denkens und Empfindens am Beispiel der Anatomie und Physiologie des Körpers, Lammers-Koll-Verlag, Vortrag vom 22. Juni 1996.

Aktive Immunstärkung
durch die Übungen des Yoga

Die Yogaübungen richten sich durch ihre eigenaktive und spann-kräftige Einsatzfreude an die Gesundheit des physischen Körpers, sie fördern aber darüber hinaus die psychische Entwicklung und eine gute Konzentrationsfähigkeit und bewirken daraus eine grö-ßere mentale Spannkraft. Der wichtigste und bedeutungsvollste Sinn der Yogaübungspraxis liegt aber in der Möglichkeit, durch eine bewusste körperbezogene und aufmerksame Tätigkeit der Sinne, das *Yogaübungen können das Leib-Seele-Verhältnis harmonisieren.* Leib-Seele-Verhältnis zu harmonisieren. Werden die Körperübungen mit einem gezielten Einsatz des eigenen Willens und mit geeigneten ausgewählten Inhalten praktiziert, so können sie auf relativ rasche Weise das Immunsystem stärkend beeinflussen und eine Krebstherapie durch eine eigenschöpferische Tätigkeit begleiten.

Es gibt viele Wege, wie Yogaübungen praktiziert werden können. Diese hier vorgeschlagene Übungsweise legt einen besonderen Wert auf die Entwicklung der eigenen Bewusstseinskräfte des Denkens, Fühlens und des Willens. Die Übungen heißen *āsana*, was im klassischen Sinn so viel wie ein andächtiges, aufmerksames und waches Sitzen gegenüber einer größeren Wirklichkeit bedeutet. Für den therapeutischen Weg zur Immunstärkung sollten die *āsana*, die Körperübungen des Yoga, mit einem sehr spezifischen Bewusstseinsinhalt praktiziert werden. Die Yogaübungen sind Bewusstseinsübungen, die lebendige Empfindungen, Energien und Erfahrungen freisetzen. Für die Praxis zur Therapie sollte aber ein sehr *Für die thera-peutische Arbeit mit āsana ist ein vorbereiteter Lehrplan günstig.* genauer Lernschritt bei der *āsana* Beachtung finden, und der Übende sollte nicht nach Zufall, Laune und Stimmung praktizieren, sondern er sollte nach einem vorbereiteten Lehrplan die einzelnen Übungen ausführen.[1]

---

1 Die Übungsweise dieses vorgeschlagenen Konzeptes unterscheidet sich von den bekannten Hatha-Yogaformen und energetisierenden Übungen, wie es beispielsweise »Die fünf Tibeter« sind, darin, dass sie mehr Gewicht auf das seelische, sehr feinfühlige Erleben legt und die Gedanken- und Empfindungskräfte der Seele auf höhere Stufen anhebt. Da das Denken und Fühlen nicht herabgemindert und nicht vorzeitig in ein »Schweigen in der Stille« gebracht wird, wie es meist in Yogawegen üblich ist, sondern die Denk- und Gefühlstätigkeit gezielt angeregt wird, ist es günstig, wenn der Weg nicht zu sehr mit anderen meditativen Disziplinen vermischt und kombiniert wird.

Grundsätzlich sind die Übungen auch für ältere Menschen noch zum Teil praktizierbar und sie empfehlen sich auch noch dann, wenn gewisse Einschränkungen durch Krankheit gegeben sind. Es ist jedoch günstig, wenn der Erkrankte, der diese Übungen zu seiner eigenen Heilsunterstützung praktizieren möchte, sich mit einem erfahrenen Arzt bespricht oder zumindest mit einem Lehrer oder Therapeuten genau abstimmt, welche Schritte geeignet und welche ungeeignet sind. Grundsätzlich sind diese Übungen nicht an eine besondere Beweglichkeit des Körpers gebunden, und da sie in erster Linie durch die Konzentrationsentwicklung und durch die eigene Bewusstheit, die ihnen zugrunde gelegt wird, wirken, können sie in der Zeitdauer, in der Spannweite und Intensität sehr vielseitig variiert werden.

Der Lehrplan sollte mit einem Arzt oder Therapeuten abgestimmt werden.

Die Übungen schenken für die erste Empfindung ein sehr angenehmes, befreiendes und waches Bewusstsein und sie wirken bereits durch die körperliche, spannkräftige Komponente, die im Wechsel mit Entspannungspausen praktiziert wird, sehr heilsam auf das Wohlbefinden. Im Allgemeinen werden die Muskeln, die Sehnen, die Bänder und Gelenke gestärkt, und vor allem wird der Rücken in seinen verschiedenen Teilpartien besser durchgearbeitet. Der Körper kann sich nach anfänglicher gezielter und unter Konzentration vollbrachter Anspannung in der nachfolgenden Entspannungsphase erholen. Die Blutzirkulation, die auch ganz besonders durch die intensivierte und geweitete Atemtätigkeit lebendiger pulsiert, führt im Nachhinein zu einer beruhigenden und regenerierenden Harmonisierung. Stauungen, die in verschiedenen Körperbezirken, in den Lymphwegen oder im Bindegewebe bestehen, lösen sich leichter auf, und die heilsame Frische einer Neubelebung findet in die Körperzonen. Die *āsana* bringen verschiedene anregende, entspannende und regenerative Wirkungen hervor. Es gibt sehr viele verschiedene Übungen, die in der Intensität und Schwierigkeit sowie auch in ihrer Wirkungsdimension variieren.[2]

Die āsana bringt verschiedene anregende, entspannende und regenerative Wirkungen hervor.

Für die therapeutische Begleitung sollte die *āsana*-Praxis mit sehr speziellen Inhalten, die zu einem bewussteren Beobachten, unterscheidenden Erkennen und schließlich zu einer neu herangebildeten Erfahrung führen, genützt werden, damit vor allem durch die

Die bewusste Beobachtung in der āsana fördert das Gedanken- und Empfindungsleben.

---

2   Grill, Heinz: Die Angst als eine jenseitige Krankheit, Praktische und spirituelle Grundlagen aus dem Yoga zur Überwindung von Depressionen und Ängsten, Lammers-Koll-Verlag.

bildende Gedanken- und Empfindungstätigkeit ein positiv steigender Affekt auf das Immunsystem entsteht. Es sollte durch die Übungen der eigene Wille in den Zusammenhang mit der Außenwelt kommen. Und es sollte möglichst ein harmonischer Kreis, eine Art psychischer Meridian-Kreis, ein vermittelnder Kreis, entstehen, der das innere Unbewusste einen Schritt erhebt, entfesselt, aber auch beruhigt und erdet und die neu gewonnene Willenssituation mit den äußeren gegebenen Verhältnissen der Umwelt verbindet. Das Immunsystem gewinnt seine Stärkung, wenn der verborgene innere Wille, der im Unbewussten ruht, aus Einschnürungen und Fixierungen dynamisch erwacht und sich nun harmonisch mit dem Empfindungsleben und Gedankenleben unseres Daseins verbindet. Auch gewinnt das Immunsystem seine positive Energie, wenn das Innere mit dem Äußeren eine natürliche Nähe und freudvolle Einheit erlebt. Diese Einheit von innen nach außen, oder diese innere Verbindung des individuellen Daseins mit den großen kollektiven und verschiedenartigen Mächten der Außenwelt geschieht jedoch nicht durch vorzeitige, schnelle, emotionale freudige Erlebnisse, sondern durch eine gezielte Arbeit an dem eigenen Wesen wie auch an den Beziehungsverhältnissen nach außen. Die *āsana* zeigt das Verhältnis zum eigenen Körper und sie zeigt weiterhin für uns selbst die Beziehungsebene, die wir zur Außenheit einnehmen. Wir lernen uns selbst besser kennen und wir lernen weiterhin unsere eigenen schöpferischen Kräfte, die im Verborgenen ruhen und meist unterentwickelt sind, besser zu nützen und sie durch gezielte Lernschritte in einen größeren Gesamtzusammenhang zu stellen. Je besser wir diese verschiedenen Beziehungsverhältnisse gegenüber uns selbst und gegenüber der Außenwelt studieren, um so mehr gelingt es uns, das Leib-Seele-Verhältnis zu harmonisieren. Der Prozess ist progressiver Art und stärkt auf aktive Weise das Immunsystem. Wir müssen jedoch für diese Arbeit sehr viel Geduld, Ausdauer und ein ruhiges Einfühlungsvermögen in die Verschiedenheiten der psychischen Umstände entfalten.

Die āsana ist ein Ausdruck von uns und wie wir mit der Außenwelt in Beziehung stehen.

1. Übungsbeispiel

Als eine erste Übung, die ganz besonders zur Prophylaxe der Krebskrankheit eingesetzt werden kann, dient die Mobilisierung der Wirbelsäule. Da die Wirbelsäule bei nahezu allen Menschen gewisse steifere und weniger energetisierte Abschnitte besitzt, ist es günstig, diese genauer kennenzulernen und mit Hilfe einer gezielten Konzentrationsentwicklung nach und nach aufzulösen. Die Mobilisierungsübungen für die Wirbelsäule können ganz besonders von jüngeren Menschen sehr gut praktiziert werden. In langsameren und leichteren Formen können sie jedoch auch von älteren Menschen, das heißt, von Menschen, die über dem 60. Lebensjahr stehen, noch zu einem gewissen Grade mit genützt werden. Bestehen jedoch schon sehr starke Metastasierungen und vor allem Metastasenbildungen in den Wirbeln oder Knochen, oder andere Schäden an den Wirbelkörpern, so zeigen sich je nach Schweregrad zunehmende Kontraindikationen für diese Übungen.

Übungen zur Mobilisierung der Wirbelsäule sind eine gute vorbeugende Maßnahme.

Nehmen Sie beispielsweise den Halbmondstand, mit einem Fuß nach vorne aufgesetzt und mit dem anderen Bein nach hinten ausgestreckt, ein und richten Sie den Körper gerade nach vorne und die Wirbelsäule möglichst exakt auf. Die Arme bleiben entspannt nach unten hängen. In dieser Standposition können die Hüften weiter Richtung Boden sinken. Die Haltung sollte stets durch die Entspannung mit gleichbleibend ruhiger Dehnentwicklung zur Ruhe gelangen. Achten Sie ganz besonders auf die Wirbelsäule und beobachten Sie entlangspürend an den verschiedenen Wirbelkörpern die Verhältnisse. Sie werden sicher bestimmte Partien als steifer, undurchlässiger, blockierter und verspannter erleben und andere wieder als lockerer, mobiler oder auch als empfindsamer. Häufig ist der Schulter- und Nackenbereich sehr verspannt, und häufig ist auch die Brustwirbelsäule in ihrer Mitte, etwa auf Höhe des Herzens, blockiert. Indem Sie sich in der Stellung diese Regionen bewusst machen, gewinnen Sie bereits eine Übersicht und Wachheit gegenüber den eigenen Verspannungen und Blockaden.

Im Halbmondstand kann die Dynamik der Wirbelsäule aufmerksam beobachtet werden.

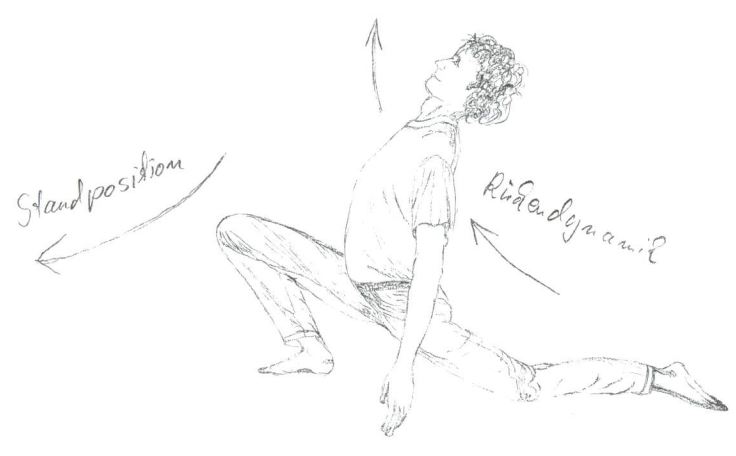

Standposition

Rückendynamik

Bei einer *āsana* sollte niemals mit Gewalt oder mit zu großem Willenseifer eine Mobilisation erzwungen werden. Die Arbeit geschieht in erster Linie durch wache, geduldige Beobachtung, empfindsame Bewusstheit und eine gezielte Führung, die aus einem konkreten und übergeordneten Gedankenvorsatz entsteht. Sie können für eine zweite Phase bei der Ausführung des Halbmondstandes die Hände über den Kopf führen, die Schultern ganz bewusst entspannen und nach und nach die Wirbelsäule im Brustbereich und unterhalb der Halswirbelsäule durchstrecken.

Die Bewegung sollte aber stets mit gelöstem Atem und mit entspanntem Nacken und gelösten Schultern stattfinden. Das Zurückkippen in ein Hohlkreuz, in die Lordose des unteren Rückens, muss bei dieser wie auch bei anderen rückwärtsbeugenden Übungen auf jeden Fall vermieden werden. Die Durchstreckung geschieht in der Brustwirbelsäule bei gleichzeitig freien Atembewegungen und bei entspannter und einfühlsamer Übersicht des Bewusstseins.

40

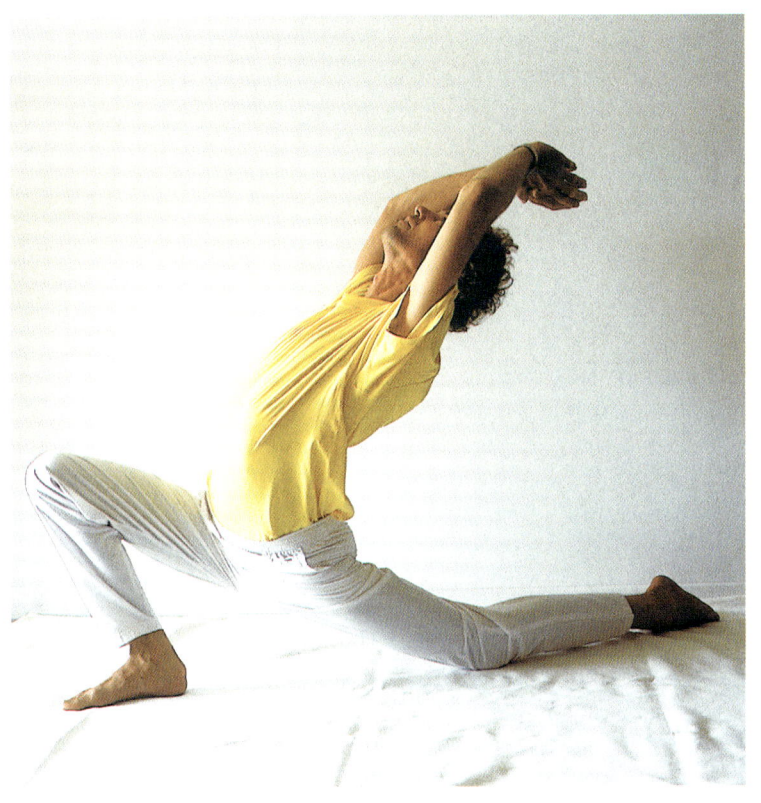

Der Halbmond

Im Halbmond sinkt die Hüfte zu Boden,
während sich in sanfter Dynamik die Brustwirbelsäule
in die Durchwölbung gebiert.

Die blockierten Abschnitte, die meist in der Brustwirbelsäule oder unterhalb des siebten Halswirbels bestehen, entwickelten sich meistens aufgrund von vielen Verletzungen, die im Leben zu ertragen waren, und sie stellen gewissermaßen Schutzbereiche dar, in denen das Bewusstsein nicht mehr aktiv fließen möchte. Während der Übung können diese blockierten Abschnitte in das Licht der eigenen Betrachtung kommen, und es kann eine Vorstellung im Gedanken entstehen, dass diese Abschnitte nun weiter durch die Ruhe der Beobachtung mehr mit Energie und neuer Dynamik versorgt werden. Ganz lebendig sollten wir uns dieser Vorstellung hingeben, dass wir im oberen Teil, das heißt, direkt im Kopf, Nacken und in der Schulterregion entspannt bleiben und in der Mitte der Brustwirbelsäule oder unterhalb der Halswirbelsäule mit neuer Kraft und Frische versorgt werden. Diese Vorstellung sollte jedoch gar nicht so sehr suggestiver Art sein, sie sollte viel mehr in der Ruhephase der *āsana* mit einer ganz lebendigen, verstehenden und achtsamen Präsenz zum eigenen Erleben entfaltet werden. Denken Sie sich in der Ruhephase sehr genau in die blockierten Abschnitte hinein, zentrieren Sie die Aufmerksamkeit auf einige wenige Wirbel und mobilisieren Sie diese aus der Einschnürung und Festigkeit. In unserer eigenen Mitte oder in unserem verborgenen Bewusstsein besteht immerfort der Drang nach Wachstum. Die Wirbelsäule selbst möchte durch ihren verborgenen Willen in eine Dynamik wachsen. Sie will ihren Stoffwechsel in die Weite und Dehnung entfalten. Wenn wir uns in Geduld und Ruhe, mit Beobachtung und mit gleichzeitiger Wachheit und Entspannung dieser Übung widmen, so gelingt es uns, nach und nach in kleinen Schritten die blockierten Abschnitte aufzulösen und schließlich eine freudigere Energie in der gesamten eigenen Schöpferkraft zu erleben. Wir müssen uns wiederholt dieser konzentrierten und sanften Mobilisierung der Wirbelsäule im Brust- und untersten Halsbereich hingeben.

Bei vielen Formen der Krebskrankheit sind verschiedene Teile des Empfindungslebens eingeschnürt oder blockiert. Auf der körperlichen Ebene ergeben sich dann meist mehr oder weniger deutliche Nachweise von Blockaden im Brustbereich, denn dieser ist fast immer ausschlaggebend für die Gefühlsregion des Menschen. Die Mobilisierung der Brustwirbelsäule bringt eine erste Abhilfe bei Präcancerosen und bei beginnenden Krebsleiden. Ganz besonders sollte die Brustwirbelsäule bei bestehendem Mammakarzinom dieser Mobilisierungsübung unterstellt werden. Aber es ist für viele

Menschen zur Prophylaxe wertvoll, wenn sie auf ihre Brustwirbelsäule achten und sich nach und nach ein Bewusstsein über die
blockierten Abschnitte aneignen und diese Blockaden schließlich
auch auflösen lernen.

Der Halbmondstand kann wechselweise mit verschiedenen Seiten
der Beine und er kann auch eventuell, wenn er zu schwierig erscheint, im Kniestand praktiziert werden. Für die Übung benötigt
man in der Regel mehrere Versuche, etwa drei bis vier, und insgesamt etwa 10 bis 15 Minuten Zeit. Es ist nach der Übung eine Ent-
spannungspause von wenigen Minuten sinnvoll. Der Atem sollte
in allen Phasen der Praxis so fließend wie möglich, lebendig und
frei bleiben. Mit der Bewegung wird der Atem nicht eingeschnürt
oder zurückgehalten. Jede Bewegung ist ein gewisses Lebendig-
werden des Atems und ein Sich-Hineinleben in eine intensivere
Innerlichkeit und gleichzeitige Fülle des luftigen Elementes.

Der Atem sollte in der āsana frei und lebendig fließen.

2. Übungsbeispiel

Eine andere Stellung, die zum aktiven Immunaufbau und zur
Durchgestaltung der Persönlichkeit wie auch zur Entwicklung eines
erdnahen Empfindungslebens beiträgt, ist die klassische Kopf-Knie-
Stellung, *paścimottanāsana*. Diese Stellung ist eine außerordentlich
spannkräftige Übung, die einen lebendigen Einsatz fordert. Sie ist
ganz besonders für instabile Menschen, die einen schwachen eigenen Standpunkt und wenig eigene Initiative besitzen, geeignet. Mit
einer richtigen Spannungsverteilung, das heißt, mit einer optimalen
Anspannung aus der Wirbelsäulenmitte, und das ist etwa auf der
Höhe der unteren Brustwirbelsäule, heraus praktiziert, kann diese
Position sehr günstige Prozesse für die aktiven, feurigen Stoffwechselvorgänge freisetzen. Sie regt die Pankreasenzymbildung
auf harmonische Weise an. Da bei nahezu allen Krebskrankheiten
die Pankreasleistung und auch die Verdauung gestört ist, und da
fast immer die Region im unteren Brustwirbelsäulenbereich zu
wenig Energie freisetzen kann, (es ist dies nach dem Yoga das
maṇipūra-cakra oder das Sonnengeflechtzentrum), entwickelt sich
durch die einsatzfreudige Dehnung in zentrierter Form mehr Ener-
gieleistung und vor allem mehr Bewusstheit. Indem für diese

Die Kopf-Knie-Stellung fördert die Stoffwechsel-vorgänge und eignet sich besonders für instabile Men-schen mit einem schwachen eigenen Stand-punkt.

Region eine zunehmende Aufmerksamkeit entsteht, weitet sich die Atmung in den tieferen Brustkorbraum und in die Flanken, und es entsteht naturgemäß eine Anziehung für die notwendigen psychischen Strukturen, die der Übende in seinem Leben meistern muss. Die Kopf-Knie-Stellung ist eine wertvolle Übung, die einen sehr günstigen Heileffekt auf die Stoffwechsellage und eine beruhigende Wirkung auf den Tonus der Nerven hat.

Manche Personen, vor allem Frauen, können sich in die Kopf-Knie-Stellung recht leicht hineindehnen. Bei dieser Stellung sollte aber die Dehnweite nicht im Vordergrund stehen, denn die Dehnweite sagt nur einmal aus, ob der Körper weicher oder insgesamt fester und härter ist. Die Qualität der Anspannung, das Überschreiten einer Grenze und die bewusste Konzentration aus dem wachen, überschauenden Gedanken, eine eigene, planende, entscheidende und bewusst leitende Ich-Organisation, die sich dem eigenen Körper gegenüberstellt, sind für die Übungsentwicklung von größter Wichtigkeit. Der Übende sollte sich keinesfalls in die Dehnung enthusiastisch hineinfallen lassen und subjektiv in der Übung ohne Klarheit des Verstandes verweilen. Der Übungsansatz erfordert eine weitaus größere Aufmerksamkeit als dies auf den ersten Blick ersichtlich ist. Die Anspannung erfolgt ganz genau im Bereich der unteren Brustwirbelsäule, etwa auf Höhe des Magens. Aus diesem mittleren Wirbelsäulenabschnitt entwickelt sich die aktive, nach vorne ausholende Bewegung. Die Schultern und der Nacken bleiben dabei relativ gelöst. Mit dieser aktiven Bewegungsleistung aus dem sogenannten Sonnengeflecht oder aus der Mitte der Wirbelsäule heraus entsteht sogleich auch das körperliche Zentrum, auf das die Aufmerksamkeit der Konzentration gelenkt wird. Die Bewegung verströmt sich verjüngend und fließend bis hinein in die Arme, und der Atem bleibt naturgegeben in einem ständigen freien, ungebundenen Strömen.

Die Bewegung beginnt aus einer Anspannung im Bereich der unteren Brustwirbelsäule (Sonnengeflecht).

44

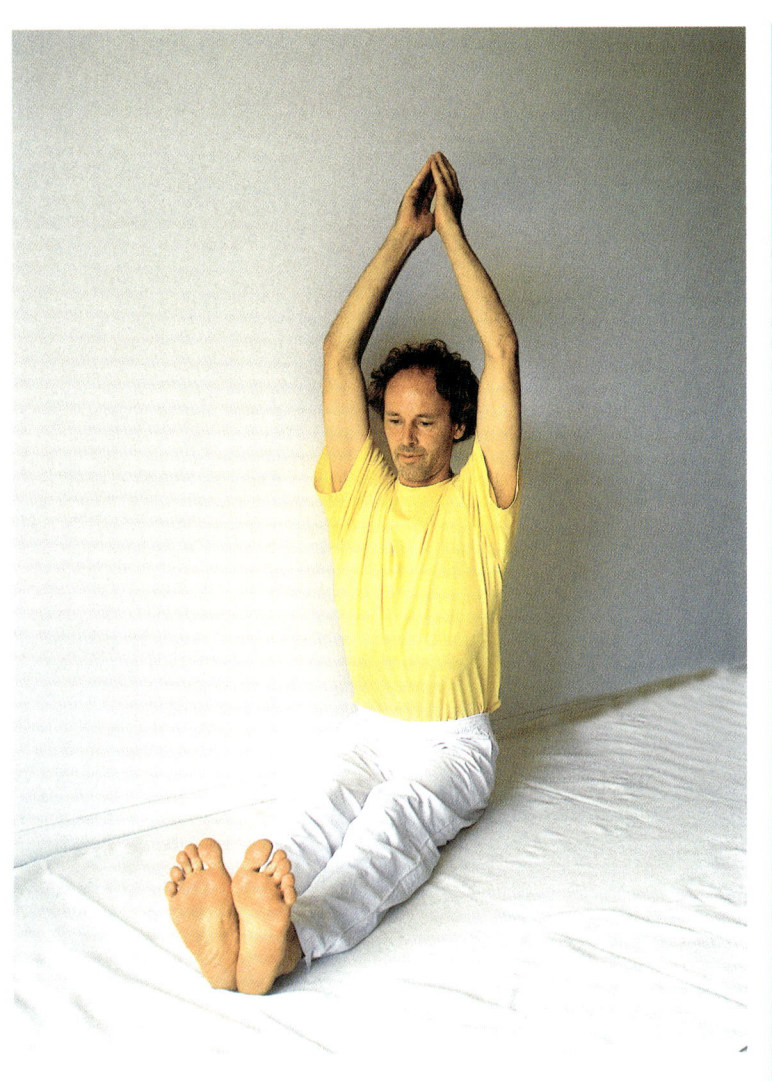

Die Kopf-Knie-Stellung I

In der ersten Phase der Übung richtet sich die
Wirbelsäule in allen Teilbereichen nach oben auf.
Der Nacken und die Schultern bleiben jedoch
möglichst entspannt.

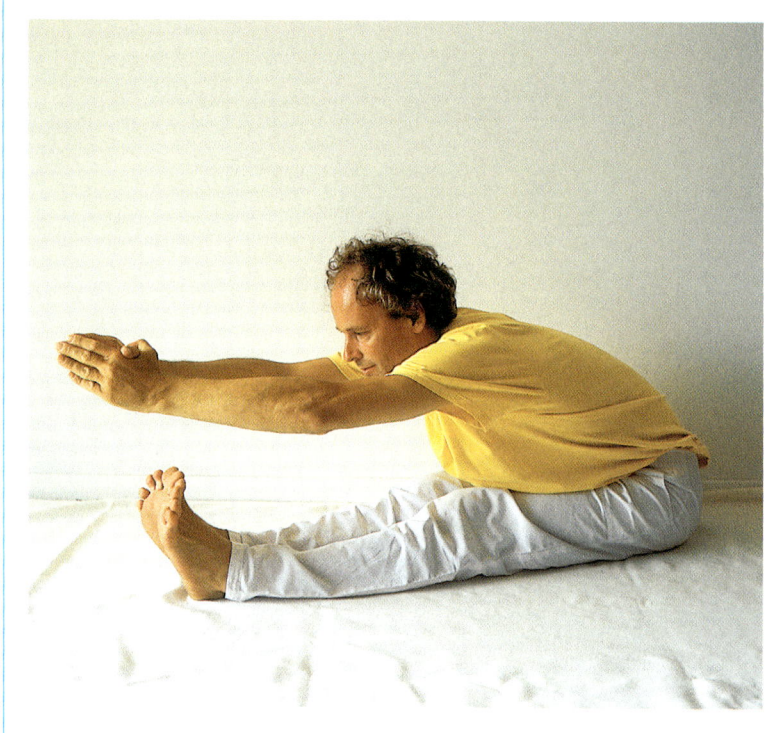

Die Kopf-Knie-Stellung II

*In der zweiten Phase gleitet die Wirbelsäule aus der Mitte
weit nach vorne hinaus. Die Arme setzen die Bewegung
des Körpers fort. Sie sind entspannt und von der
Körperdynamik mitgetragen. Der Oberkörper formt sein
eigenes, neues Verhältnis zu den Beinen. Eine gewisse
bis zur Schmerzgrenze auflebende Spannung ist
in der Kniekehle spürbar und sollte ertragen werden.*

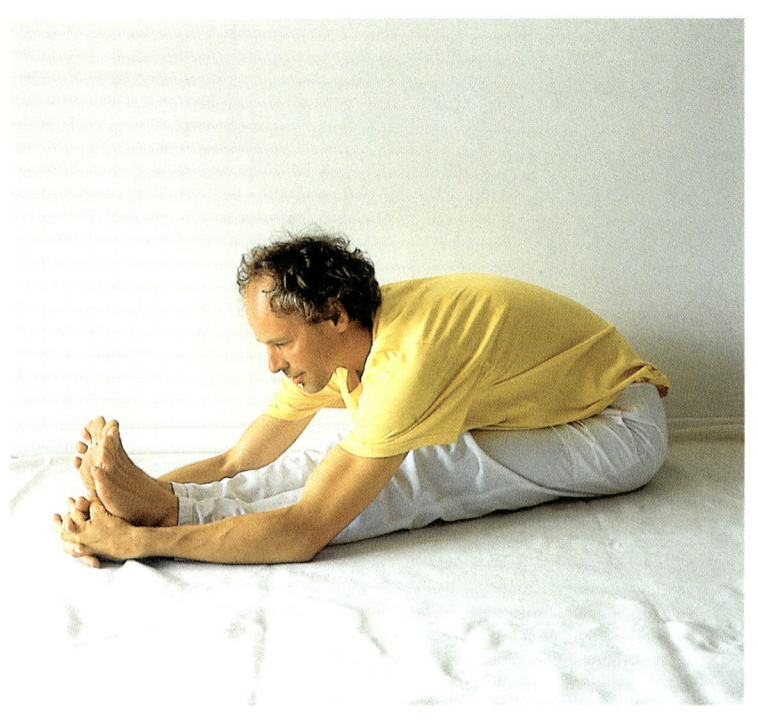

Die Kopf-Knie-Stellung III

*In der dritten Phase schließt sich der Oberkörper
zunehmend mit den Beinen. Der Kopf kann erhoben
bleiben, denn dies ermöglicht eine wache Übersicht
der Sinne. Systematisch formt der Übende die weite
Streckung und die Geschlossenheit in der Übung,
bis der Körper schließlich nach 1 bis 2 Minuten zu einer
bewussten Bewegungslosigkeit in der Stellung übergeht.
Die Übung setzt mit der dynamischen und statischen Phase
5 bis 10 Minuten Zeitdauer voraus.*

Wenn der Übende die Spannungsverteilung als wesentlichen Bestandteil der Ausführung beachtet, beginnt er bereits die Formgestalt mehr aus der Konzentration heraus in den Körper bei sich selbst hineinzuentfalten. Er bringt eine gezielte Spannungsverteilung mit Anspannung und Entspannung in die Übung hinein, beachtet diese im weiteren Verlauf und hält dann für einige Minuten in einer Ruhephase das Verhältnis aufrecht. Die Übung entwickelt Aktivität und einen eigenen Gestaltungssinn und sie schenkt eine Bereitschaft zur Objektivität. Diese Bereitschaft zur Objektivität, zu einer Sichtweise, die nicht gänzlich den subjektiven Neigungen und Gemütsreaktionen folgt, sondern die in Betrachtungen gegenüber dem eigenen Wesen wie auch gegenüber der Außenwelt freier entsteht, ist für jede Heilsentwicklung förderlich. In der objektiven Betrachtungsweise kann sich das wahre Selbstbewusstsein gründen. Die Kopf-Knie-Stellung kann durch den gezielten Einsatz, der in genauer Spannungsverteilung geleistet und der immer wieder neu bei jedem Praktizieren geformt werden muss, die Erfahrung zur Objektivierung unterstützen. Sie schenkt darüber hinaus eine Steigerung der Konzentrationsbildung, der Wachheit in Gedanken und gibt den Willenskräften eine günstigere Formung.

Die Kopf-Knie-Stellung kann die Entwicklung einer objektiven Sichtweise fördern.

Die meisten Menschen praktizieren die Kopf-Knie-Stellung nicht aus der Mitte des Sonnengeflechtes, sondern mehr aus der Kreuzbein- und Lendenregion heraus. Sie dehnen sich nicht im aktiven, tragenden Einsatz aus dem unteren Brustwirbelsäulenbereich heraus, sondern sie knicken gewissermaßen entsprechend ihrer Anlage und Beweglichkeit nach vorne. Der Spannungsansatz, der zu tief im Rücken beginnt, wäre nicht unbedingt falsch, hier in diesem Heilsansatz sollte er jedoch unbedingt eine Korrektur erfahren. Die Übung gewinnt erst ihren formgebenden Charakter und ihre naturgegebene Weite, wenn sie tatsächlich im unteren Brustwirbelsäulenansatz zentriert ist und die Bewegung aus diesem heraus in die Weite fließt. Ein Grenzüberschreiten der Möglichkeiten in Form einer aktiven Spannung, die bis zum Schwitzen und lebendigen Dehnen und damit zu einem elementaren, körperbezogenen Ausweiten der eigenen Möglichkeiten führt, ist bei dieser Stellung erwünscht.

Der Spannungsansatz sollte nicht aus der Kreuzbein- und Lendenregion beginnen.

Die seelisch-geistige Bedeutung der Kopf-Knie-Stellung ist das Wesen des »Zur-Erde-Gehens«. In dieser Wesenssignatur der Bewegungsform liegt eine sehr tiefe Empfindungskraft. Innerhalb

48

verschiedener Krankheiten, ganz besonders bei den degenerativen Zellkrankheiten, ist jenes Bewusstsein, das zur Nähe des eigenen Körpers und Nähe zu dem Mutterboden der Erde ausgerichtet ist, beeinträchtigt. In der Anamnese berichten viele Patienten von Erfahrungen, die sie aus der natürlichen Integration des Lebens entfernten und ihnen ein entfremdetes Bewusstsein eröffneten. Die empfindsame Berührung mit den Elementen der Erde ist nicht mehr gegeben. Fast immer ist jene Region im aktiven Stoffwechselbereich um den Magen, das Pankreas und die Leberregion gestört. Diese Region ist meist schon von Jugend an zu wenig energetisiert. Die Kopf-Knie-Stellung beschäftigt sich gerade mit dem Problem des »Hingehens zu der Materie« oder sogar, wenn wir es ganz genau ausdrücken, des »Hineingehens in die Materie«. Alle intensiveren Bemühungen, die ein wirkliches Hineingehen in den Mutterboden der Erde oder, wie in der Übung ausgedrückt, in den eigenen Spannungsbezug zum Körper eröffnen, wirken auf das Krankheitsbild Krebs sehr heilsam und immunstärkend. Die Übung sollte aber nicht in subjektiver, sportlicher oder gemütshafter Formung geschehen, sondern mit sehr sorgfältig gewählten gedanklichen Ansätzen, beispielsweise mit einer Vorstellung über die Region des Sonnengeflechtes, und mit einem konkreten Sinn für die objektiv wache Beobachtung der Sinne. Während der aktiven Phasen der Ausführung sollten sich die eigenen Schleier, die meist wie eine Hülle über das Gemüt gestülpt sind, durch eine wachere Konzentration und solide willentliche Formung aus der lebendig überschreitenden Anspannung auflösen. Die Kopf-Knie-Stellung beschreibt im Ausdruck und im Erleben eine formbildende, aktivierende Arbeit am eigenen Körper und Wesen.

Durch eine wache, konzentrierte Aufmerksamkeit in der Übung fördert die āsana die Empfindungskraft zum eigenen Körper und zur Umgebung.

Bestehen bereits Metastasierungen im Knochensystem, so sollte diese Übung nur unter Anleitung einer ärztlichen Aufsicht mit sehr sanften Einsätzen erfolgen.

Vorsicht bei Metastasen im Knochensystem.

Es gibt weiterhin zahlreiche Übungen, die bestimmte Regionen des Körpers in das Bewusstsein rücken. Beispielsweise kann durch die Übung des Drehsitzes, die in verschiedenen Variationen praktiziert werden kann, das Kreuzbein im Verhältnis zum Haupte erlebt werden. Der Drehsitz ist eine psychisch stabilisierende Übung, die ebenfalls, aber mehr vom Haupte ausgehend, ein formgestaltendes Prinzip schenkt. Die Beschreibungen dieser verschiedensten Übungen sind aus der entsprechenden Literatur von mir zu entnehmen. Der Bogen beispielsweise, *dhanurāsana*, lässt das Sonnengeflecht oder die Mitte der Wirbelsäule während des Rückwärtsbeugens in das Bewusstsein rücken. Der Schulterstand lässt durch Innerlichkeit und Ruhe den Herzbereich in die Erfahrung gelangen. Das Dreieck, *trikonāsana* (siehe Bild Seite 132), zeigt die Weite in der Atmung auf, und die Standwaage, *tūladaṇḍāsana*, schenkt ein angenehmes Bewusstsein über das Fließen von Energie in der Wirbelsäule und gibt eine erhöhte Spannkraft im gesamten Rücken. Viele Positionen mit unterschiedlichsten Aspekten, Aussagen und Bedeutungen existieren im Yoga, und es erscheint sinnvoll, wenn wir unter der Anleitung eines erfahrenen Lehrers die Wirbelsäule von innen heraus aktivieren lernen und eingeschnürte Regionen mit mangelnder Energie in das Bewusstsein rücken und Schritte zur Neuorientierung und Neuaktivierung entfalten, damit wir diese energetisch minder versorgten Abschnitte unseres Körpers neu beleben und damit das Immunsystem zu einem Eingreifen führen.

Viele weitere Übungen fördern ein Bewusstsein für die verschiedenen, teilweise eingeschnürten, Regionen des Körpers.

3. Übungsbeispiel

In der gewöhnlichen Lebenssituation und ganz besonders in den Tagen des Geschwächtseins durch Krankheit oder Erschöpfung wissen wir in der Regel nicht, welche Einflüsse, Probleme, Konflikte, Spannungen und Lasten von außen, von den Mitmenschen oder der umliegenden Situation kommen und welche Einflüsse, Tendenzen und Wirkungen aus uns selbst, aus unseren Fehlern oder eigenen Unvollkommenheiten resultieren. Wir gehen beispielsweise zu einer Familie auf Besuch und fühlen uns dort nicht wohl oder sogar kränklich. Es stellt sich sogleich die kritische Frage, ob die Ursache für das fehlende Wohlbefinden an uns liegt oder ob wir von Seiten der besuchten Familie eine fremde, unsichtbare und unausgesprochene Problematik übernehmen. Oder wir gehen auf eine Veranstaltung, ein Seminar oder einen Vortrag und bekommen dort Depressionen und Ängste. Sind diese Ängste nur unsere eigenen, sind es unsere Widerstände oder übernehmen wir von den anderen Menschen beziehungsweise von dem Seminarleiter gewisse Projektionen, die sich in Form von Ängsten und Depressionen ausdrücken? Diese Fragen verunsichern ganz besonders in kranken und erschöpften Tagen die eigene Standortsituation des Daseins.

Welche Einflüsse wirken von außen auf unser Leben und welche sind ein Resultat von uns selbst?

50

Wir besitzen ein leibliches Innenleben und wir besitzen weiterhin ein nach außen gekehrtes Wahrnehmen und auch feine Rezeptoren, die ein Empfangen der Außenwelt gewährleisten. Die innere Gefühlswelt, die tief in uns selbst lebt, ist in der Regel eine sehr unbekannte, aber in allen Teilen gewohnte, subjektive Realität, während die äußeren rezeptiven und kommunikativen Verhältnisse in korrelativem, genau bemessenem Austausch zu dieser stehen. Eine jede Krankheit, ganz besonders auffällig aber auch die Krebskrankheit, äußert sich psychisch im Inneren wie auch im Niveau des Äußeren, denn wir sind für bestimmte psychische Einflüsse von außen sehr empfänglich und im Inneren des eigenen Standpunktes verunsichert. Aber wo liegen unsere eigenen Fehler, und wann und für welche Formen des Lebens öffnen wir uns zu weit und ungeschützt für die Einflüsse der Außenwelt?

Mit gewissen Übungen kann das verborgene Innen- wie auch das fast immer auch unbewusst ablaufende Außenerleben mit einem sensibleren und differenzierteren Wahrnehmen begleitet werden. Wenn dieses Innen- und Außenerleben aus seinem gewohnheitsmäßigen, hypnotisierten und programmierten Ablauf zum Bewusstsein heraufdringt, dann kann sich das Immunsystem leichter in den Gesamtzusammenhang des Körpers lokalisieren und seine Arbeit im gezielten Einsatz gestalten. Es ist das Ich, das eigenständige, freie Glied unserer Persönlichkeit, das sich an den richtigen Ort und in die Mitte der Innen- und Außenbeziehungen eingliedert. Bei der Krebskrankheit ist jedoch sehr häufig eine unbewusste Blockade wirksam, aus der sich eine Art Umkehrung der Innen- und Außenverhältnisse ergibt. Das Außenerleben wird nach innen abgedrängt, und das Innenerleben wird plötzlich zur Hülle über das gegebene Persönlichkeitssein gestülpt. Die Angst ist es in erster Linie, die dieses eigenartige Hüllenverhältnis von innen nach außen bewirkt. Gleichzeitig sehen wir auch eine oftmals groteske Umkehrung in der Art, wie eine Standposition im Inneren wie auch ein Beziehungsverhältnis nach außen gelebt wird. In der Situation der Krankheit sagen die Patienten ein Ja-Wort und denken in Wirklichkeit ein Nein, und wenn sie umgekehrt ein Nein-Wort sagen, so denken sie in Wirklichkeit ein Ja-Wort. Diese eigenartigen Umkehrungen, die in der Psyche auftreten, spiegeln sich im innerleiblichen Erleben wider. Auf dieser Grundlage entstehen einerseits Opferleistungen, die gerne in eine falsche Richtung tendieren, und auf der anderen Seite aber entwickeln sich notgedrungene, eigenbezogene

Verhaltensweisen, die manchmal sehr eng und ängstlich erscheinen und die Entwicklung sehr an das eigene körperliche Befinden fixieren. Es ist die Angst vor dem Tode, die in zunehmendem Maße alle natürlichen Reaktionsformen in die Verhüllung und Umkehrung bringt, und deshalb bestehen meistens Aufopferungen bis hin zur Selbstaufgabe nach außen, und nach innen sehr enge Fixierungen an das leibliche Wohlbefinden und ein Festhalten an bestimmten Lebensgefühlen und emotionalen Bindungen.

Die Umkehrungen zeigen sich häufig in einer unbewussten Suche nach Autoritäten.

In der therapeutischen Praxis zeigen sich die Umkehrungen und Verhüllungen der Psyche beispielsweise in der Tendenz der Kranken, die sich auf bestimmte Weise auf gewöhnliche Verhältnisse nicht einlassen können. Sie wollen kein wirkliches Ja-Wort zu guten Beziehungen geben, aus Sympathiegefühlen und einer untergründigen Verlustangst geben sie aber ihre Zustimmung gerade zu jenen Personen, die sie autoritär bestimmen. Auch folgen viele leichter jenen Ärzten und Therapeuten, die mit massiver Autorität und Angstsuggestion arbeiten, als jenen, die ihren freien Willen fördern wollen. Manchmal sind diese Kranken in Therapien aufopfernd und nehmen jede schulmedizinische Maßnahme als Haltegriff für das Leben an und vermeiden die eigenständige Entwicklung einer Urteilsbildung wie auch selbstaktive Schritte zur Therapiebegleitung. Sie suchen gerne in Autoritäten einen Halt und klammern sich an Menschen, die ihnen ein Heilsversprechen geben.

Durch die Umkehrungen verschafft sich die Krankheit einen geeigneten Nährboden im Leibe.

Es ist wichtig die Innenwelt und die äußeren Beziehungen neu zu ordnen.

Die auffälligste Erscheinung der Umkehrung ist aber jene, dass sie in der Form der Selbstkritik und Umweltkritik all jene Formen, die sie abweisen müssten, nach innen nehmen und sich in Selbstvorwürfen, Zwängen, Schuldgefühlen oder falschen Mitgefühlen an das eigene körperliche Dasein fesseln. Gerade aber für jene Verhaltensformen, die im eigenen Inneren korrekturbedürftig sind, besitzen sie keine Wahrnehmung. Die Umkehrung scheint aber eine besondere Spielart des Lebens zu sein, und die Krankheit will sich gerade auf diesen Verkehrungen einen geeigneten Nährboden im Leibe verschaffen.

Jene Menschen, die an Krebs erkrankt sind oder die sich in einer Disposition zu dieser Krankheit durch ihre Anlage befinden, sollten unbedingt den inneren, subjektiven Standpunkt in einer günstigen Beziehungsrichtung zu der überkommenen Außenheit ordnen. Hierzu können die Fragen in folgendem Maße hilfreich sein:

52

Welche Einflüsse übernehme ich von der Außenwelt, und welche unbewussten Konflikte und Probleme liegen in mir?

Da in diesen Bezugsrichtungen sehr häufig Schwierigkeiten vorliegen, können diese Fragen über längere Zeit eine Beachtung erhalten, und es können bessere Entscheidungen zum eigenen Standpunkt getroffen werden. Die Auseinandersetzung muss jedoch über längere Zeit erfolgen, denn die Muster des Verhaltens sind meist sehr tief, oftmals schon seit der Kindheit in das innere Gemüt eingegraben, und sie müssen über die langanhaltende Bewusstseinsarbeit Schritt für Schritt in die Auflösung kommen. Ein geordneter Innenbezug und Selbstkritik wie auch ein geordneter Bezug nach außen mit guter Umweltkritik sind wertvolle Schritte zur Stabilisierung der Persönlichkeit und zur Neuaufnahme von wichtigen Lebenskräften. Je mehr wir im Leben kleinlich an uns selbst mit Vorwürfen, Verkrampfungen und Neurosen und an unserem Körper haften, um so mehr verausgaben wir infolge der Ängste unser eigenes Potential. Je mehr wir auf der anderen Seite auch einen Autoritätsgehorsam, eine Dienstleistung oder ein ungewolltes Ja-Wort infolge von emotionalen Bindungen den Mitmenschen entgegenbringen oder, wie es häufig bei religiösen Naturen der Fall ist, uns auf einseitige Weise Ideologien hingeben und von Gott oder von einer größeren Wirklichkeit Erwartungen erhoffen, um so mehr erschöpfen wir unser innerstes seelisches Potential und machen uns für die hereinbrechenden Mächte einer Krankheit empfänglich. Wir dürfen im richtigen Sinne egoistisch sein und wir dürfen oder müssen sogar im Leben einen geordneten und auch kritischen Standpunkt gegenüber uns selbst und gegenüber der Außenwelt beziehen. Alle Beziehungen, Begegnungen, Maßnahmen und Dienstleistungen können dann durch eine gezieltere und freiere Entscheidung erfolgen. Das Denken und Handeln ist dann nicht mehr an ein emotionales, inneres Verhaltensmuster gebunden, und es kann somit zu einer rechten Berührung und freien Durchatmung in der Beziehungsebene mit der Außenwelt kommen. Dieser Bewusstseins- und Erkenntnisschritt, der in der Persönlichkeit vollzogen wird, bedarf einer längeren Auseinandersetzung.

Die Innen- und Außenbezugsrichtung kann sehr eindrucksvoll in Form von bestimmten Übungen in die Erlebensmitte rücken. Hierzu sind alle Übungen des Yoga geeignet, da sie die freie Beobachtungsfähigkeit, die Wahrnehmung und schließlich die eigenständige

Ein geordneter und auch kritischer Standpunkt gegenüber sich selbst und der Außenwelt stabilisiert die Persönlichkeit.

53

Gedankenformbildung stärken. Ganz besonders anschaulich aber zeigen diese die verschiedenen Gleichgewichtsübungen. Die Zehenspitzstellung auf beiden Beinen ist einfach in der Praxis erlernbar und schenkt eine bemerkenswerte Empfindung von der inneren Ruhe, die im Verhältnis zu der überkommenden Außenheit erlebt werden kann. Begeben Sie sich hierfür in die Hockestellung im geschlossenen Zehenspitzstand und mit aufgerichtetem Rücken. Lassen Sie die Schultern entspannt und heben Sie die Arme über den Kopf nach oben. Mit den Armen, die über den Kopf gerichtet sind, lässt sich schließlich innerhalb der Balancehaltung ein großer, weiter Kreis formen. Die Handflächen sind dabei nach vorne gekehrt. Dieser große, weite Kreis beschreibt die Außenheit.

Das Erleben des Innen- und Außenverhält-nisses in Yogaübungen wirkt ordnend.

Im Gegensatz zu dieser Außenheit befindet sich die innere Ruhe des Herzens, die durch das Bewahren der Balance im Inneren erspürt wird. Innerhalb der Übung zeigt sich die freie, gelöste Welt des Außens und die zentrierte Welt des Inneren. Das Erleben in der Balancehaltung wirkt ordnend.

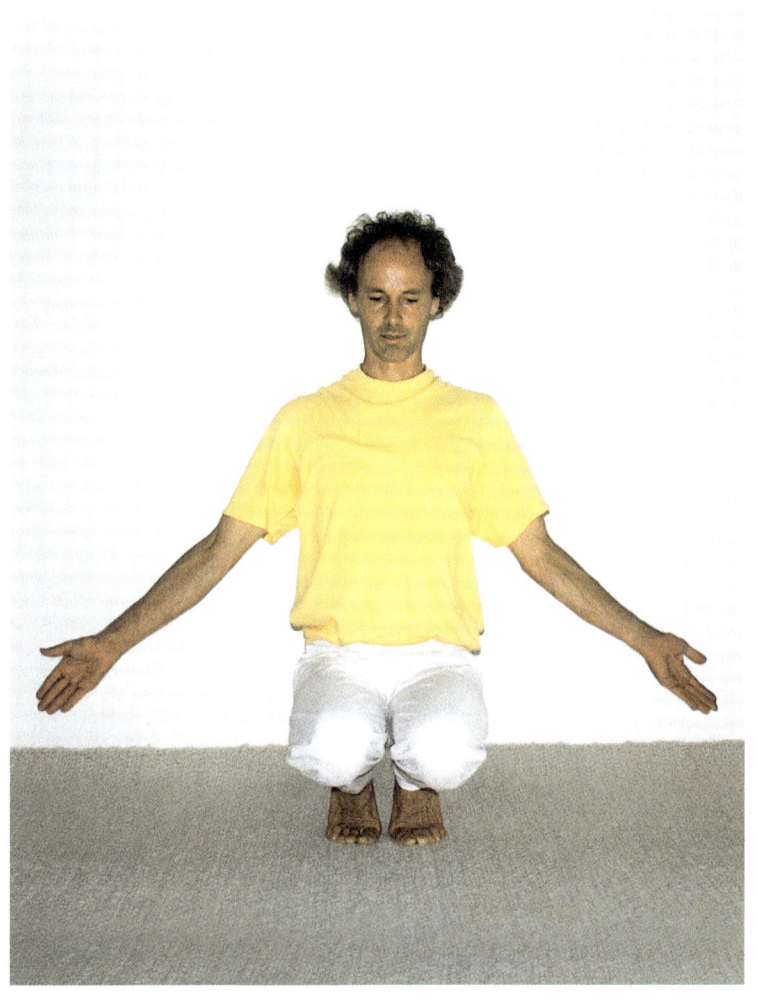

Die Zehenspitzenstellung

Diese einfache Stellung
äußert die Empfindung von einem
manifesten Herzmittelpunkt.

In einer nächsten sich anschließenden Stellung, dem Andreaskreuz, kann noch einmal der Außen- wie auch der Innenbezug in das innere Erlebensfeld eintauchen. Der Kreuzpunkt beim Andreaskreuz ist genau zwischen dem Herzen und dem Sonnengeflecht beziehungsweise dem unteren Brustkorb, oder dem sogenannten vierten und dritten *cakra* gelagert.

Die Gliedmaßen beschreiben die Außenheit oder die Orientierung des Willens im Äußeren. Diese Außenheit sollte möglichst frei, lebendig und entspannt bleiben, während das Innere, der Kreuzpunkt oder das Zentrum nahe dem Herzen, im Lichte des Erlebens den eigenen existentiellen Raum der Persönlichkeit beschreibt.

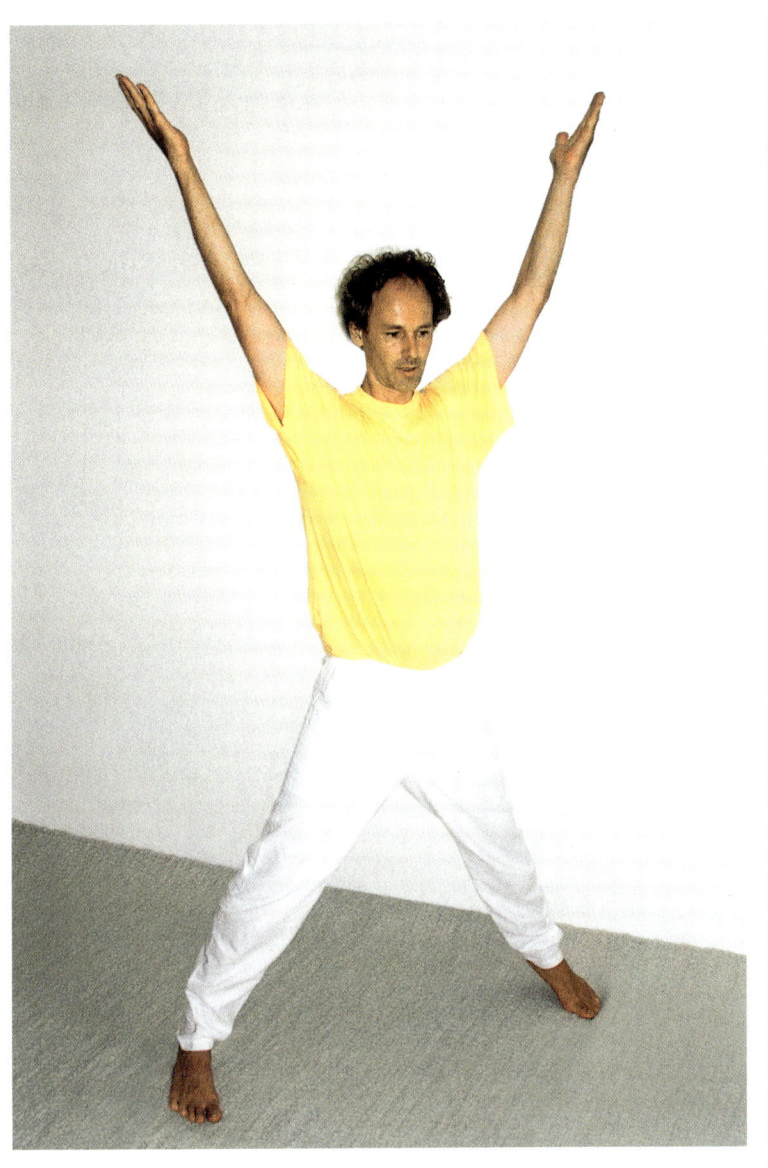

Das Andreaskreuz

Die Arme und Beine beschreiben die Peripherie, während der
Kreuzpunkt der Gliedmaßen die Mitte im Inneren darstellt.

Beide Übungen hintereinander praktiziert geben eine Anregung zur bewussteren Empfindung im Herzmittelpunkt und gleichzeitig eröffnen sie ein feines Gewahrsein für die außenstehende Welt der kosmisch-geistigen Einflüsse. Der innere Raum im Herzen fühlt sich statisch an, er symbolisiert die Erde, er symbolisiert die Materie und die Ruhe in der Welt. Der weite, außenstehende Bezirk, in dem die Gliedmaßen und Hände kreisen, ist eine dynamische Weltenregion, die immer bewegt, immer verändernd, immer neu erschaffend wirksam ist. Das Dynamische tritt in Beziehung zum Statischen, und das Statische in sich und seine Bewusstheit des Herzens erlebt wieder rückwirkend die dynamische Ordnung der Umwelt. Beide aber gehören in einer inneren Einheit zusammen.

Indem wir innerhalb der Übung auf die Gliedmaßen und auf die freie Ausgespanntheit oder auf das dynamische Wesen einer Bewegung, die im Raume sich vollzieht, blicken, bemerken wir die lichte, leichte und losgelöste Ebene, in der sich das Wesen aller Aktion vollbringt. Wir erkennen darin das wirkliche Tätigsein. Das Tätigsein ist in Wirklichkeit ein geistiger Vollzug und nicht so sehr eine irdische Angelegenheit, die wir aus dem äußeren Wollen vollziehen. Zu sehr sind wir in der Geschäftigkeit des Wollens, ohne dass wir einen Sinn besitzen, was wir eigentlich wollen. Das Tätigsein und auch das sogenannte Dienen ist in Wirklichkeit aus den geistigen Hierarchien gegeben. Gott dient dem Menschen mit seinen engelhaften Hierarchien. Der Dienst und die Tätigkeit ist eine immerwährende Realität in den geistigen Welten. Die Aktivität ist jede Minute, jeden Augenblick gegeben. Wir selbst beziehen einen Standpunkt zu diesem Tätigsein, indem wir uns gewahr werden, wie die geistige Welt um uns herum zu unermüdlichem Dienst und Opferbereitschaft ausgerichtet ist. In unserem eigenen Inneren des Herzens lebt das individuelle Ich, oder wie es in Sanskrit genannt ist, der sogenannte *jīva*. In der Umgebung aber atmet das andere, nach außen gehende und universale Ich oder der sogenannte *ātman*, das höchste Ich im Willen, das aber noch ungeboren ist. Wir selbst müssen uns zunächst einmal im irdischen Ich gründen und von diesem auf das universale Ich blicken lernen.

Innerhalb der Krebserkrankung ist die philosophische Fragestellung über das Ich, das sich aufgeben, verlieren und unterwerfen und das sich aber auch selbst in der Ordnung des Universums finden kann, sehr wichtig. Das Erkennen, welche Kräfte, Einflüsse und Wirkungen in der Außenwelt auf uns und allgemein auf das Leben herniederrieseln, macht uns im Ich von diesen freier. Wir sollen, müssen und dürfen zu einem gewissen Grad mit einer persönlich gediegenen Ehrlichkeit egoistisch leben. Der Egoismus ist eine existentielle Notwendigkeit, und wir müssen ihn mit einer guten eigenständigen Beurteilung gegenüber uns selbst an die rechte Stelle des Daseins bringen. Lernen wir deshalb einen richtigen Standpunkt durch die Auseinandersetzung, durch Fragen und durch rechte Reflektionen zu gewinnen. Lernen wir auch diesen Standpunkt innerhalb der *āsana*, der bewusst eingenommenen Haltung, zu konstruieren, wie es im nachfolgenden Beispiel skizziert ist.

Die Entwicklung eines rechten Egoismus ist notwendig.

4. Übungsbeispiel

Eine *āsana* in Gedanken und in der praktischen Ausführung zu konstruieren, ist eine aktive schöpferische Tätigkeit, die im Gegensatz zu der mehr passiven Nachahmung steht. Der Kranke ist in der Regel in seinen Schöpferkräften geschwächt und er neigt daher mehr zu einem passiven Nachahmen oder zu einem Hilfegesuch an den Arzt, einen Lehrer oder an eine vorbildliche Person. Indem der Kranke die Übungen nicht nur nachahmt, sie treu nach den Angaben eines Lehrers übt, sie regelmäßig nach therapeutischen schematischen Vorgaben in den Tagesplan eingliedert, sondern indem er sie in eigenen Gedanken ersinnt, entwickelt, mit Fragen ergründet, sie mit bewussten Formen, ästhetischen Eindrücken und feinsinnigen Unterschieden belegt und sie selbst schaffend erlebt, ist er aktiv tätig. Er wird regsam, gleichsam wie jemand, der eine eigenständige Unternehmung plant und ausführt. Er fühlt sich selbst inmitten der Tätigkeit und des Schaffens integriert und aus diesem Gefühl erlebt er eine bewusstere Nähe, fühlt die eigene progressive Entwicklung mit leidenschaftlicher Freude und ordnet seine eigene produktive Ich-Stellung.

Ein eigenständiges, bewusstes und hinterfragendes Praktizieren von āsana stärkt die schöpferischen Kräfte.

Am Beispiel einer Übung ist diese aktive, schaffende, konstruierende Tätigkeit sehr leicht nachvollziehbar. Der Übende widmet sich, sagen wir, der Waage, *tūladaṇḍāsana*, und will sie selbst in

Gedanken und Empfindungen konstruieren. Zunächst benötigt er eine Beschreibung oder ein Bild, das ihm die richtige Information zu der Stellung vermittelt. Dann aber beginnt der eigene konstruierende Prozess, in dem eine rege und intensive Vorstellung über den Ausdruck der Stellung erfolgt. Setzen Sie sich vor der Ausführung bewusst für einige Minuten in eine ruhige Stellung und entwickeln sie bildhafte und konkrete Gedanken und Vorstellungen, wie sie etwa nachfolgend beschrieben sind, zu der vorgenommenen Stellung. Auf diese regsame Weise bilden Sie die Stellung in ihrem Bewusstsein. Sie konstruieren die Übung genau in ihren verschiedenen körperlichen und seelischen Ausdrucksarten. Die Waage besitzt ihr Zentrum der Spannung im unteren und mittleren Rücken und fließt mit der Bewegung nach beiden Richtungen, kopfwärts und beinwärts. Sie nimmt einen großen Raum der Ausdehnung an. Der Nacken und die Schultern bleiben entspannt. Das Ausdehnen in die horizontale Linie ist wagemutig und geschieht im unfixierten fließenden Atem. Von den Expressionen, die in Gedanken gesammelt werden, folgen schließlich die einfühlsamen, zu den Empfindungen der Übung gehörenden Impressionen. Die Empfindung von einem weiten, in den Raum getragenen Körper, der sich in seiner Spannung nach der Peripherie verjüngt, kennzeichnet die Stellung. Es ist die Empfindung von Freiheit und Wagemut, und die Stellung weist eine nahe Zukunftsvision an, die in der Aktivität sehr mutig neue Möglichkeiten eröffnet.

Die Praxis ist wie die eines selbständigen Künstlers, der seinen Gegenstand, in diesem Fall die Körperübung, konstruiert, erschafft und im Ebenbildnis der idealen Form und des seelischen Ausdruckes demonstriert. Er wirkt aktiv, er bildet und will dem Idealbild objektiv im Ausdruck und in der Perfektion nahekommen.

Diese aktive gedankliche und empfindungsreiche bildende Tätigkeit ist eine allgemein ordnende, stärkende und förderliche Arbeit zur Entwicklung eines besseren Standpunktes in der Welt und in der Spiritualität. Sie wird allgemein mit Hilfe eines erfahrenen Yogalehrers sehr vielseitig praktiziert. Diese Praxis brachte eine sehr gute Resonanz, und ich trainiere sie mit den verschiedenen Studiengruppen auch auf anderen Gebieten. Nicht nur nachzuahmen, passiv einem Übungsweg zu folgen, sondern Übungen aktiv

Vor der Ausführung einer āsana ist es günstig, bildhafte und konkrete Gedanken zu der Stellung zu entwickeln.

in Gedanken und Empfindungen auszugestalten und diese dem übergeordneten Idealbild oder einer intensiveren Form der Ästhetik und Wahrheit näherzubringen, führt zu einer innersten Stärkung der Ich-Kräfte.

Die gedankliche und empfindungsmäßige Aufbereitung der Übungen stärkt die Ich-Kräfte.

5. Übungsbeispiel

Die verschiedenen Yogastellungen sind sehr wertvolle Übungen, denn sie zeigen die Ruhe des Innenraumes, das In-sich-Ruhen in Innerlichkeit, und sie geben gleichzeitig ein feines Gewahrsein für die existente Außenwelt. Das Innen wie auch das Außen sollte in einem rechten Zueinander stehen. Diese Ordnung können wir bezeichnen als die richtige Standortfindung im Leben. Wenn die richtige Standortpositionierung im Leben stattgefunden hat, so sagen wir entsprechend zu den Verhältnissen, die wir tatsächlich in der Seele verneinen, ein Nein-Wort und zu jenen Verhältnissen, die wir der Entwicklung gemäß bejahen müssen, ein Ja-Wort. Das Ja ist dann an seiner befreienden und weitenden Position angekommen, und das Nein ist ebenfalls in Form einer rechten Abgrenzung und Klarheit gegeben.

Die Yogaübungen führen zu einem Gewahrsein der Außen- und Innenverhältnisse und tragen somit zu einer besseren Standposition im Leben bei.

Bei der Krebskrankheit besteht ein gesteigerter Lebensprozess an einer falschen Stelle im Körper. Dieser falsche Lebensprozess schirmt sich von dem gesamten Kreislauf des gewöhnlichen und gesunden Gesamtzusammenhanges ab. Der Prozess, der im Körper mit einem degenerativen Zellwachstum sichtbar ist, zeigt sich in seinen Spiegelungen weiterhin in der Psyche, die nicht mehr zu lebendigen und natürlichen Berührungen mit der Außenwelt imstande ist. Ein gewisses subjektives Gefühl überwiegt über ein naturgegebenes, objektives Empfindungsleben. Wie wir schon erwähnt hatten, ist es eine Hülle, die den Krebskranken umkleidet, die ihn von der Berührung mit den Objekten der Außenwelt abhält. Viele Erkrankte können den Zeitpunkt einer Wesensveränderung im Inneren feststellen und sie bemerken, wie sie sich selbst und auch der Außenwelt plötzlich fremder gegenüberstehen. Es ist dieses Gefühl wie ein Verlust, der im Stillen des Inneren stattfindet und eine psychische kompensatorische Reaktion mit Verdrängungen oder mit einem nach innen verlagerten depressiven Lebensgefühl auslöst. Die natürliche, freudige Wachheit, die in der Berührung mit der Welt empfunden werden kann, fehlt, und es zeigen sich ganz eigenartige Verhältnisse einer sogenannten Selbstregression. Die lebendige Zielorientierung weicht einem subjektiven Rückzugsgefühl nach innen. Dieses Rückzugsgefühl nach innen verhindert schließlich eine weitere progressive Aufbauleistung innerhalb der gesamten Beziehungsverhältnisse zu der Außenwelt. Das Leben wird meist stiller, es wird passiver hingenommen, und die großen Wogen des emotionalen Auf und Nieders verlieren ihr eigentliches Feuer. Die Feuerkraft wie auch die lichte, freudige Gedankenkraft verlagern sich plötzlich aus ihrer naturgegebenen, ausstrahlenden und kommunikativen Lebendigkeit nach innen in die abgeschiedene Welt des Passivseins. Licht und Feuer brennen und fluten nicht mehr nach außen, sondern erlöschen und geben dem inneren Wesen der körpereigenen Lebenskräfte einen unkontrollierten Raum zum Wachsen.

Der Übende muss sich aus dieser regressiven Selbsthaltung zu einer klareren und direkteren Objektbeziehung nach außen öffnen. Jene Kräfte, die nach innen zurück in die leibliche Welt der Lebenskräfte fallen, müssen nun nach außen in eine klarere Organisationsstruktur und somit in eine belebtere, berührende Kontaktaufnahme nach außen kommen. Der Prozess kann wiederum an bestimmten Übungen, und hier am Beispiel genannt, auch an einer *āsana* einstudiert werden. Die *āsana* selbst bietet sich als ein Beobachtungsobjekt und als ein Instrument zur direkten Praxis an. Zu dieser *āsana* sollte eine sehr klare Beziehung auf gefühlsmäßiger und gedanklicher Ebene hergestellt werden.

Sie können für die Art der Betrachtung jede beliebige *āsana* wählen. Am besten sind diejenigen *āsana* geeignet, die eine gute Interpretation und Darstellung gemäß ihrem seelischen Bild besitzen. Eine Objektbeziehung aufzunehmen bedeutet, eine Sache, die außenstehend und die noch nicht im eigenen Innenraum durch Gewohnheit oder äußerliche Anteilnahme bekannt ist, zu betrachten und zu beurteilen. Die Beurteilung einer außenstehenden Sache und einer Übung kann sehr lebendige Erkenntnisse erzeugen und somit zu einer harmonischen Belebung der falsch lokalisierten Lebenskräfteverhältnisse beitragen. Das Wesentliche bei der Objektbeziehung nach außen ist jedoch die objektive Anteilnahme an dem Wirklichkeitssinn für diese Außenheit. Wir sollten nicht

Bei der Krebskrankheit ist eine natürliche, freudige Wachheit in der Beziehung zur Außenwelt einem subjektiven Rückzugsgefühl gewichen.

Durch die āsana kann wieder eine lebendige und klare Beziehung zu einem Objekt hergestellt werden.

Wichtig ist eine objektive Beziehungsaufnahme zur Außenwelt.

beliebig nach unseren eigenen Gefühlen, nach unserem subjektiven Wahrnehmungsvermögen eine Übung oder eine Angelegenheit beurteilen, sondern wir sollten uns gezielt in Betrachtungen und Anschauungen mit Hilfe von gedanklich orientierten Fragen und wiederholten Begutachtungen auseinandersetzen, bis wir das äußere Objekt in uns zu einer klaren Vorstellung erheben. Eine wertvolle Hilfe zu dieser Art der Auseinandersetzung bietet die objektbezogene Beschreibung, die der Betrachter am besten mit Zuhilfenahme von Bildern und Texten meistert. Diese Ausrichtung in der Übung geschieht sehr ähnlich wie im Vorhergehenden: Der Übende betrachtet in einem Buch das Bild einer Stellung und lässt dieses Bild mit verschiedenen Detaileindrücken gezielt auf sich selbst wirken. Dann schließt er das Buch und beginnt, in sich die *āsana* gedanklich nachzukonstruieren, sie in der Erinnerungstätigkeit aus dem Gedächtnis wiederzugeben, sie zu beschreiben und sie auf diese Weise so originalgetreu wie möglich nachzuerleben. Schließlich kann sie auch genau im Spannungsverhältnis, wie es sich im Bilde ausdrückt, zu der Umsetzung in der Praxis kommen. Wichtig ist jedenfalls, dass der Blick so frei und direkt an das Objekt gerichtet wird, dass jenes Nacherleben und Nachkonstruieren aus dem Gedächtnis möglichst nach der originalen *āsana* eintritt. Der Übende praktiziert dann nicht mehr so sehr aus seinem eingehüllten Innenraum, sondern beginnt sich lebendig für die Außenheit und für das Objekt, das in der Außenheit betrachtet wurde, zu öffnen. Er nimmt das äußere Objekt in seine eigene Innenwelt hinein. Auf diese Weise wird die Aufmerksamkeit in Wachheit und die objektive Beziehungsentwicklung zu einer Übung gefördert.

Eine möglichst genaue Rekonstruktion eines zuvor betrachteten Objekts fördert eine objektive Beziehungsaufnahme.

Eine weitere Steigerung zu dieser Auseinandersetzung kann schließlich auf der seelischen Ebene mit Hilfe von Texten und Textinterpretationen erfolgen. Der Übende beginnt sich nun über die Sinnesbedeutung der *āsana* Gedanken zu bilden. Er geht dabei von jenen Gedanken aus, dass jede Form der Bewegung eine bestimmte innere Empfindung in der Seele symbolisiert und in direkter Hinsicht eine kosmische Bedeutung bezeichnet. Mit den Rückwärtsbeugen ist beispielsweise eine ganz andere Empfindung verbunden als mit den Vorwärtsbeugen. Mit den Umkehrhaltungen, wie im Kopfstand oder im Schulterstand, sind unterschiedliche Wesenswelten angesprochen. Der Kopfstand beispielsweise trägt das Zeichen der Männlichkeit, indem er das vertikale und stabile Prinzip

Jede Form der Bewegung symbolisiert eine bestimmte innere Empfindung in der Seele.

darstellt, während die Position *sarvāṅgāsana*, der Schulterstand, mehr das erdverbundene, herzensnahe und empfindungstiefe, verinnerlichende Wesenselement darstellt. Jede Stellung trägt Empfindungen und lässt sich innerhalb dieser Empfindungen charakterisieren. Der Übende kann sich nun mit diesen verschiedenen Eindrücken und Empfindungen auseinandersetzen, sie in geeignete Worte fassen und sie schließlich dann mit den Texten, die zu den *āsana* verfasst sind, vergleichen. Er vergleicht seine eigene Interpretation mit der vorgegebenen. Bei diesen Textvergleichen sollten nun die Unterschiede in der Art der Wortwahl und in der Gewichtung oder Erfühlung der Worte unbedingt gesehen werden. Wie groß sind oftmals die Interpretationsunterschiede, und wie groß sind auch die Unterschiede in der Art und Weise, wie Wörter verstanden, erfühlt und in den Sinnzusammenhang gestellt werden. Diese Unterschiede sollten ganz bewusst erlebt und erfühlt werden, und aus diesen Unterschieden heraus sollte schließlich ein immer stärkeres Aufmerksamwerden auf die den *āsana* zugrunde liegenden Texte erfolgen. Je klarer, lebendiger und direkter dieses vergleichende Studium erfolgt, und je mehr eigene Schöpferkräfte zum Versuch einer rechten Interpretationsentwicklung hin zu den Objekten entwickelt werden, um so mehr erlebt der Übende seine eigene, ihn abschirmende Hülle der Subjektivität. Indem die eigene Hülle der Subjektivität erlebt wird, entsteht eine leichtere Öffnung nach außen und eine bessere und im Konkreten gehaltene Objektbeziehung tritt in den wachen Raum des Bewusstseins herein. Die freie Objektbeziehung ist innerhalb der Krebskrankheit die größte Chance zur Stärkung des gesamten Persönlichkeitslebens. Je lebendiger die Berührungen mit den Objekten der Außenwelt stattfinden, desto mehr beginnt das Immunsystem seine vermittelnde, verteilende und integrative Arbeit an der richtigen Stelle anzusiedeln.

Die Entwicklung einer freien Objektbeziehung fördert das Immunsystem und stärkt die Persönlichkeit.

64

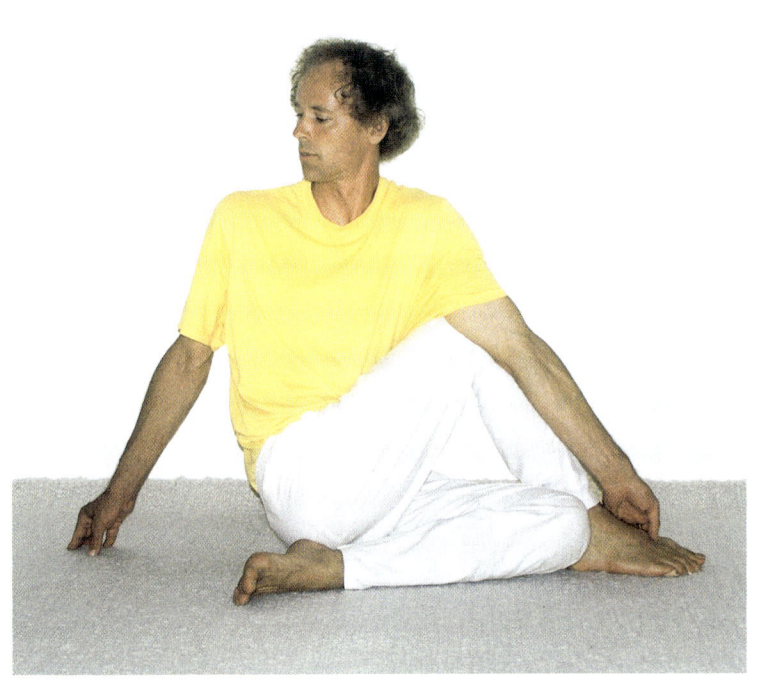

Der Drehsitz

*Bei dieser Stellung, die auch in verschiedenen
leichteren Variationen praktiziert werden kann,
richtet sich das Kreuzbein zum Haupt aus.
Die Wirbelsäule ist von unten heraus gut ausgerichtet
und gedreht.*

Diese Objektbeziehung kann mit den verschiedensten Erscheinungen des Lebens stattfinden. Da sich jedoch zu den *āsana* sehr viele Beschreibungen von mir gesammelt haben, eignet sich die Aufmerksamkeit in dieser Richtung besonders gut. Zugleich besitzen die Gedanken, die über die *āsana* beschrieben sind, einen hohen therapeutischen Wert, da sie sehr tief und rein an das Empfindungsleben appellieren. Allgemein sind die *āsana* in Text und Bild, so, wie sie von mir dargestellt sind, für den Menschen unserer Zeit immunstärkend. Sie öffnen ihn für die seelische Tiefe einer Erscheinungsform und regen die ästhetische Zielsetzung zu einer geistigen Entwicklung an. All diese Anregungen sind ebenfalls mit der Betrachtungsweise und der Praxis wertvollste Hilfen, damit jenes erschöpfte Verhältnis im Innersten der Lebenskräfte und im Innersten des Immunsystems neu belebt wird.

Die Gedanken, die über die āsana geschrieben sind, besitzen einen hohen therapeutischen Wert, da sie sehr tief und rein an das Empfindungsleben appellieren.

Die wichtigste Voraussetzung für die Therapie der Krankheit ist es, aus einer unspezifischen, mehr durch das verlorene Selbst entstandenen Hülle herauszukommen und in eine konkrete, objektive Beziehungsaufnahme nach außen zu treten. Im Sinne einer Meditationsschulung oder allgemeiner Bewusstseinsarbeit sind konkrete Schritte der Übung und der Auseinandersetzung erforderlich. Alle unkonkreten, esoterischen Formen, alle nur auf Wahrnehmung und nicht auf Gedankenklarheit beruhenden Meditationen sollen unbedingt innerhalb einer Krebstherapie gemieden werden. Der Übende erlebt sich selbst als Akteur in seiner eigenen Denktätigkeit und Wahrnehmungsfähigkeit. Er soll nicht in die eigenen Hüllen der Innenwelt zurücksinken. Jede Meditation oder jede *āsana* erfordert eine gewisse Auseinandersetzung mit geeigneten, bewusst erworbenen und betrachteten Gedanken. Indem diese Auseinandersetzung mit bestimmten Gedanken, die der Analogie oder dem Seinszustand der Übung entsprechen, erfolgt, entwickelt sich die schöpferische Selbstkraft, die eine Anregung im Wärme- und Lichtstoffwechsel des Menschen ergibt. Der Übende achtet auf diesem Weg ganz besonders in Hinblick auf Meditations- oder Körperübungsformen auf dieses konkrete Element in der Ausstrahlung einer Person. Die klaren Konturen, die sich im Lichte der Betrachtung ergeben, äußern ein sehr schönes, ästhetisches Bild. Es ist dies das Bild der Gesundheit, das Bild der Wachheit und Ordnung. Sind aber die Konturen nicht klar voneinander abgehoben, und ist das Licht wie wolkenartig oder einhüllend, so zeigt dieses eine unklare Selbstposition mit einem fehlenden oder verlorenen Standpunkt an.

Das Studium von inspirativen Gedanken fördert die schöpferische Selbstkraft und regt den Wärme- und Lichtstoffwechsel im Menschen an.

Freilich sind diese Eindrücke mehr feinerer Art und sie bedürfen einer Übung. Aber gerade der Krebskranke sollte sich in den Außeneindrücken, so gut wie es ihm möglich ist, einüben und sollte klare Konturen von unklaren unterscheiden lernen. Er sollte jene gesunde Ästhetik in seinem Gegenüber empfinden und sollte diese vor allem auch innerhalb von Meditations- oder Übungsweisen entdecken lernen, denn indem er auf die gesunde Lebensseite aufmerksam wird, entwickelt er ganz naturgemäß sein eigenes Ideal in diese Richtung. Aus diesen Gründen sind die Beobachtungen zu den verschiedenen Übungen sehr wertvolle Hilfen auf dem Weg zur Entwicklung eines Neubeginns. Ein überhastetes, überzogenes Üben, ein Übereifer im Erreichenwollen von Zielen ist hinderlich für den gesunden Erfolg, denn es ist für den Kranken wichtiger, seine eigene Position zu erkennen und sich selbst im Lichte der nächststehenden Möglichkeiten Entscheidungen und Ziele vorzunehmen. Die Erkenntnis und rechte Beurteilung der Zielvorstellungen stehen vor dem Wege der Übung und Realisation.

Vor dem Üben ist es hilfreich, zunächst die eigene Position zu erkennen und sich Ziele vorzunehmen.

Langsam und ruhig, mit wacher Übersicht und dem Bedürfnis nach rechter Beurteilung, sollten diese Übungen zu einem neuen Lebenssinn und Lebensziel hinführen. Aber es sind nicht die Übungen, die dieses neue Lebensziel eröffnen, sondern es ist die eigene schöpferische Auseinandersetzung mit diesen, die schließlich zu einer größeren Selbstkraft, zu einer Feuer- und Lichtentwicklung im Inneren führt und die zu einer Steigerung des gesundheitlichen Wohlbefindens und psychischen Bewusstseins leitet. Die Übungen sind die Instrumente und sie geben die rechten Anregungen für die eigene, schöpferische Selbsttätigkeit. Es ist die Aktivität, die im richtigen Maß und im richtigen Zielpunkt den Menschen heilt. Die Materie selbst und eine außenstehende Möglichkeit, eine Methode oder eine Übung können nur eine Hilfe auf diesem Weg darstellen. Die Heilung selbst aber beginnt in der dynamischen Erweiterung der inneren Möglichkeiten und der Realisierung der eigenen produktiven Kräfte des Denkens, Fühlens und Willens.

Nicht die Übung an sich, sondern die Aktivität in der Übung heilt.

Die Heilung von entstandenen psychischen Verletzungen

*Psychische Ver-
letzungen führen
zu einem Rück-
zug des Immun-
systems aus ge-
wissen Körper-
regionen.*

Bei der Krebskrankheit ist fast immer eine wesentliche Ursache gegeben: das sind psychische und moralische Verletzungen, die zu Kraftverlusten in den verschiedensten jungen wie auch älteren Lebensabschnitten führten und die im späteren Verlauf des Lebens nicht mehr wieder gut zu machen sind. Verletzungen aus fehlgeleiteten Erziehungsformen, aus Gewalttaten oder durch Unterdrückung führen zu einem Verlust der Lebenskräfte, und das Immunsystem zieht sich daher in seiner Tätigkeit und Abwehrbereitschaft aus gewissen Regionen des Körpers zurück. Der Körper selbst wird von Seiten der gestaltenden und organisierenden Schöpferkräfte nicht mehr in allen Gliedern und Teilen durchorganisiert, und es entwickeln sich auf feinerer Ebene gesehen eine Art von Hohlkanälen [1], in denen sich ein karzinogenes Wachstum ansiedeln kann. Die Kranken hatten vielfach eine sehr schwere Kindheit, sie mussten Einbußen in der Jugend erleiden und konnten sich auch im weiteren Erwachsenenalter meist nicht mehr von diesen energetischen Defiziten erholen. Verletzungen und psychische Traumen führten zu existentiellen Disharmonien im innersten Lebensgleichgewicht, und die Selbstkraft, die weise, hohe Macht des höchsten Gliedes unseres Menschseins, zieht sich naturgegeben in sich selbst, in den Raum des Unbewussten, zurück.

Die einzelnen, in allgemeiner, nichtmethodischer Form niedergeschriebenen Punkte können eine Psychotherapie oder eine konventionelle Therapie unterstützen. Die Inhalte sind allgemein und können in einer rechten Selbstanalyse auch in jeder anderen Krankheitssituation genützt werden.

---

1 Siehe Vortrag vom 1. September 1998 in Mühldorf, »Die Erklärung der Krebskrankheit aus der Wesensschau des Geistes«, Seite 191 bis 193 und Seite 199 bis 201.

Die einzelnen Schritte lauten:

1. Bewusstwerdung über die heimtückische Kraft, die eine psychische Verletzung auf das Unterbewusste auslöst
2. Objektivierung der Vergangenheit und deren Einflüsse auf das Unbewusste
3. Charakterisierung der Art und Weise der Verletzungen
4. Sorgfältige Wahrung einer Distanz zu Abhängigkeitsverhältnissen
5. Annehmen der neuen Standposition
6. Erkenntnis des spirituellen Bedeutungssinnes
7. Planung und Entwicklung höherer Zielvorstellungen

Wir sind beispielsweise gegenüber einer Persönlichkeit, die uns zu nahe tritt, die uns beleidigt, schlägt, erniedrigt oder uns Schaden zufügt, ärgerlich und reagieren mit einem natürlichen Abwehrwall des Zornes. In den Tagen des Kindseins oder auch in verschiedenen Situationen des Lebens, ganz besonders innerhalb partnerschaftlicher Beziehungen, können wir uns manchmal nicht mehr mit einer natürlichen Abwehrhaltung, mit Zorn oder mit einem klaren Nein-Wort schützen und abgrenzen und deshalb müssen wir uns mit Kompensationen nach innen in die subjektive Welt zurückziehen. Dieser Rückzug, diese Art Selbstregression, ist ein Zeichen des Verlustes von Lebenskraft und kann für die späteren Phasen der Entwicklung verschiedene Krankheiten, vor allem jene Krankheiten, die auf einem degenerativen Zellwachstum beruhen, mitverursachen. Eine äußere Gewalttat, wie beispielsweise ein Messerstich, verletzt den physischen Leib, eine Beleidigung, Erniedrigung, eine Lüge oder Machtausübung aber verletzt den Lebens- oder Ätherleib[2] und hinterlässt dort lang andauernde Wunden. Psychische Verletzungen sind die intensivsten Störeinflüsse, die das natürliche Strömen der Lebensenergie beeinflussen und diese für lange Zeit in eine unphysiologische Richtung ablenken. Wir sollten deshalb

Werden psychische Verletzungen verdrängt, so führt dies zu einem Verlust von Lebenskraft.

2   »Die Ätherwelt liegt tiefer, aber hinter der astralen Welt und beschreibt das Leben in allen unterschiedlichen Seinsaspekten. Zu diesem Leben gehören die Wärme und das Licht sowie die keimende Kraft der Erde und die Fortpflanzung. In dem Gefüge des Lebens existiert die Seele aus ihrem Feuer und Licht. Sie äußert die Art und Weise des Denkens und bestimmt die inneren Beziehungsebenen. Die Ätherwelt besitzt im Gegensatz zur sichtbaren Physis eine Art Bewegungsumkehr und strahlt durch ihre Anlage im ursprünglichen Sinn des Lebens von innen heraus. Sie ist die im Anfang allen Werdens und Wachsens erbauende Entität.« (Heinz Grill, Yoga und Christentum, Seite 282).

Der erste Schritt ist ein Sich-Bewusstmachen aller erlittenen Verletzungen.

alle Verletzungen, die wir im Leben erhalten haben, die uns schmerzlich aufgesucht haben und die wir vielleicht zu einem hohen Grade auch nach innen abgedrängt haben, zur Objektivierung und klaren Ansicht bringen. Je besser eine Beurteilung und Einschätzung der vorangegangenen Verletzungen erfolgt, desto leichter kann das Leben unabhängig von diesen zu einem Neuanfang kommen. Sind jedoch diese Verletzungen zu tief in das Unbewusste hinuntergeglitten, lassen sie sich nicht in das wirkliche Bewusstsein emporheben, folgen sie aus Gründen der Angst und Verzagtheit dem illusionären und arglistigen Mechanismus der Verdrängung, so rauben sie für die Entfaltung der so wesentlichen gesundheitsförderlichen Schöpferkräfte jede Perspektive. Eine gute Objektivierung der verschiedenen stattgefundenen Verletzungen ist deshalb ein erster wichtiger therapeutischer Schritt zur Entfaltung der neuen und freieren Lebensperspektive. Das Unbewusste bindet nur so lange den Menschen an seinen Körper, so lange es noch nicht durch das Licht des Erkennens und Bewusstwerdens erleuchtet ist.

Die Bewusstmachung geschieht am günstigsten in einer schriftlichen, chronologischen Rückschau aller wesentlichen Begegnungen und innerer Reaktion auf diese Personen.

Die Objektivierung und Bewusstmachung von vergangenen Lebenseindrücken und belastenden Lebensgefühlen, von psychischen Traumen oder unerkannten Beeinflussungen geschieht am günstigsten in einer chronologischen Rückschau, die Jahr für Jahr von dem Zeitpunkt der Gegenwart zurück in das frühe Erwachsenenalter, in die Jugend und Kindheit führt. Diese Retrospektive geschieht Jahr für Jahr systematisch vom Erwachsenenalter zurück zur Zeit des Daseins frühkindlicher Erinnerungen. Günstig bei dieser Rückschau der verschiedenen Lebensereignisse ist es, wenn wir in jedem Jahr zumindest skizzenhaft in der Erinnerungstätigkeit einige bestimmte Ereignisse entdecken. Die Hilfe von schriftlichen Aufzeichnungen ist sehr wertvoll. Wir sollten unbedingt die wesentlichsten Begegnungen, die im Leben eingetreten sind, festhalten und uns in der Rückschau eine Vorstellung aneignen, wie wir auf die verschiedenen Personen im Begegnungsaustausch reagiert haben. Brachten einzelne Begegnungen eine Weite, eine Zukunftsperspektive, eine Stabilisierung der gesundheitlichen Verhältnisse, oder bewirkten manche Begegnungen Enge, Verlust der Lebenshoffnung, gerieten wir in Abhängigkeiten, in unlösbare Konflikte, in autoritäre Zwänge, in Depressionen oder Einseitigkeiten mit Isolationen und dem Gefühl des Verlustes wertvoller Ideale?

In einer praktischen Form geschieht diese Rückerinnerung mit Aufzeichnungen, die Jahr für Jahr in rückwärtiger Reihenfolge stattfinden. Wir beginnen mit dem gegenwärtigen Jahr, 2001, dann mit dem Jahr 2000, schließlich 1999, 1998, 1997 usw. Viele, vielleicht recht wichtige und einschneidende Begegnungserlebnisse werden eventuell in das Dunkle des Unbewussten hinabgeglitten sein und dort ein unklares, wesenhaftes Belastungstableau zeichnen. Wir gewinnen die Erinnerungen weniger durch ein verkrampftes, angespanntes, druckbeladenes Denken, sondern durch die gezielte gedankliche Nachkonstruierung von jenen Lebensereignissen, die uns zunächst einmal leicht zugänglich sind. Nach und nach konstruieren wir dann die Situationen, die unklarer, verschlossener und vielleicht von den wirklichen Gefühlen verdrängt sind. Wir erschaffen die Vorstellungen über die vergangenen Lebensereignisse so lebendig, gefühlvoll, farbig, in klaren Konturen, in geeigneten trefflichen Begriffen beschrieben, wie wenn wir sie im gegenwärtigen Moment miterleben würden. Diese erinnernde Konstruierung der verflossenen Ereignisse in bildenden Gedanken und Vorstellungen, bewirkt eine zunehmende produktive Wachheit und erlaubt bald eine erste Objektivierung der im Unbewussten gehaltenen verdrängten Gefühle.

Die Lebensereignisse sollten in lebendigen Gedanken und Vorstellungen rekonstruiert werden.

Für die objektivierende Rückerinnerung benötigen wir meist einige wenige Wochen wiederholter Übung. Die Begleitung von einem Arzt oder guten Therapeuten ist sehr wertvoll und anzuraten. Wenn wir eine traumatische Handlung, die beispielsweise in der frühen Jugend unser Leben aufsuchte, in klaren Gedanken mit Benennung der schmeichelnden, mächtigen oder lähmenden Gefühle nachkonstruieren, sie selbst in Gedanken wie in einem erinnernden authentischen Bild erschaffen, erheben wir unser Ich aus diesen Traumen und wir müssen die verletzten Gefühle nicht mehr länger im Unbewussten abspalten. Das Bild und die vergangene Erfahrung werden in dieser sehr lebendigen Gedankenarbeit und rekonstruierenden Erinnerungsvision neu geschaffen, noch einmal in den Gefühlen erlebt und mit dem bewussten Ich-Erleben als ein zugehöriger Teil der Vergangenheit integriert. Das Erleben der vergangenen Ereignisse durch bewusste Erinnerungstätigkeit und Rekonstruierung in klaren Gedanken bewirkt eine rechte Identifikation der stattgefundenen und erlebten Gefühle, und diese können so aus ihrem halbfertigen, halbbewussten und kaum verarbeiteten Zustand nun ein ganzer und zugehöriger Teil des

Die Begleitung durch einen Arzt oder Therapeuten ist empfehlenswert.

Verdrängte und unbewusste Ereignisse werden ins Bewusstsein gerückt. Das Ich wird dadurch gestärkt.

Bewusstseins werden. Das Ich wird auf diese Weise tätig und befreit sich von den indifferenten, obskuren und verdrängten Gefühlen, indem es sich diese in das Bewusstsein rückt und sie als einen vergangenen Erfahrungsteil integriert.

Die Charakterisierung der Art und Weise der Verletzungen.

Ein nächster, recht günstiger Schritt in der Klärungsarbeit und objektiven Aufdeckung von psychischen Verletzungen, die in das Unbewusste hinabgesunken sind und von dort aus die Lebenskräfte in eine falsche Richtung lenken, ist die Charakterisierung, welcher Art und Weise die Verletzungen gewesen sind. Bei diesem Versuch der Charakterisierung ist es jedoch nicht notwendig, dass wir in eine feste Begrifflichkeit steuern, es ist nur einmal notwendig, eine rechte Beschreibung über den Sachverhalt, wie er stattgefunden hat, wie er empfindungsgemäß erlebt wurde und wie die Schutzreaktion eingetreten ist, zur möglichst guten Anschauung zu heben. In diesem zweiten Schritt werden wir wieder möglichst authentische Vorstellungen in die Erinnerung heben und nachkonstruieren. Wir werden aber nun die Außenwelt, die andere Person, die Eltern oder die Einflüsse, wie sie uns von anderen entgegenkamen, genauer betrachten. In festen Begriffen sprechen wir fachlich beispielsweise von einem Ödipus-Komplex[3], der charakteristisch in Verbindung mit verschiedenen nahestehenden Autoritäten einhergeht, oder von Todeskonflikten oder Konflikten in partnerschaftlicher Hinsicht infolge von Erniedrigung, Lüge, Manipulation, Gewalt oder gar von Vergewaltigung. Wichtig ist es aber bei diesen Charakterisierungen der Art und Weise der Verletzung, dass wir nicht bei einem Begriff stehenbleiben und den Begriff wie schlagwortartig zur Erklärung eines bestehenden Energiedefizits verwenden. Es muss die Beschreibung offen und anschaulich werden und die innere Situation, die sich aus dem Bewusstsein entzogen hat, zur Darstellung gelangen. Bei dieser Forschungsarbeit und beschreibenden Darstellungstätigkeit, die möglichst wertfrei und objektivierend sein soll, ist es günstig, wenn wir oder auch der Therapeut auf die Vater- und Mutterbeziehung oder auf die allernächsten erziehenden Verwandten und Angehörigen achten. In

---

3 Ödipus (griech. Mythos), König von Theben, tötete, ohne von seiner wahren Herkunft zu wissen, seinen Vater und heiratete seine Mutter, wie das Delphische Orakel vorausgesagt hatte. Sigmund Freud bezeichnete mit dem Ödipus-Komplex eine unnatürliche libidinöse Bindung des Knaben an die Mutter oder des Mädchens an den Vater, die aber verdrängt oder ungenügend bewältigt ist und damit die Gesundheit und Natürlichkeit des Bewusstseins beeinträchtigt.

der Regel ist das Verhältnis der erziehenden Eltern so tief in das Wesen des heranwachsenden Kindes eingeschrieben, dass es für die gesamte spätere Entwicklungszeit von Bedeutung ist. Vielfach wiederholen sich ähnliche Strukturen in den partnerschaftlichen Verhältnissen genau gemäß den vorhergegangenen Einflüssen des Vaters oder von Seiten der Mutter. Indem wir beispielsweise die Geschehnisse, die in der Kindheit und Jugend eingetreten sind, möglichst deutlich und objektiv klarlegen lernen, gewinnen wir einen Eindruck über das determinierende Lebenstableau für die ganze weitere Entwicklungsspanne der Zukunft. Wir studieren gewissermaßen die angelegte Genetik und machen sie in Bildern, Beschreibungen und Darstellungen nach außen hin praktisch zugänglich. Die Verletzungen, die in der Erziehung eingetreten sind und die sich meistens im menschlichen Zueinander auf ähnliche Weise wiederholen, können dann von dem überschauenden Bewusstsein besser in eine rechte Verarbeitung und Annahme mit positiver Akzeptanz kommen. Wir müssen diese inneren, verborgenen Strukturen aufdecken, sie kennenlernen und einmal als äußerliche, zum Körper oder zur Lebenssituation zugehörige Teile unseres Daseins werten. Wir dürfen sie nicht in das Unbewusste hinunterdrängen, denn dort, in diesem Unbewussten, rauben sie nur die Möglichkeit zur Neuorientierung einer Lebensperspektive.

Die Vater- und Mutterbeziehung ist meist für die gesamte spätere Entwicklungszeit von Bedeutung. Sie determiniert häufig die partnerschaftlichen Verhältnisse.

Nachdem wir die verschiedensten Verletzungen, die uns zu einem Leben mit einem Rückzug nach innen gedrängt haben, aufgedeckt haben, sollten wir nun nicht dem Fehler verfallen, gegen diese bereits abgelaufenen Einflüsse zu revolutionieren. Alle Geschehnisse, die an uns stattgefunden haben, negative wie positive, Erschütterungen, Gewaltanwendungen wie auch Glückserlebnisse und Protektionen, sollten nicht einer moralischen Bewertung unterliegen, und wir sollten auch nicht unsere Eltern oder Personen, die uns verletzt haben, mit negativen Projektionen verwünschen. Obwohl uns im Leben Lebenskraft verloren gegangen ist und obwohl wir das Selbst, unsere eigene Licht- und Feuerkraft[4] im Kampfe mit dem Leben geschwächt, eingebüßt und vermindert haben, ist es nicht gut, wenn wir das gesamte Unduldsame oder Ungerechte mit einer revolutionierenden Gewalt von uns werfen wollen.

Vergangene Ereignisse sollten wir nicht moralisieren und verursachende Personen nicht nachträglich verwerfen.

4 Grill, Heinz: Die Entwicklung eines schöpferischen Denkens und Empfindens am Beispiel der Anatomie und Physiologie des Körpers, Lammers-Koll-Verlag, Vortrag vom 15. August 1996, »Die maligne Tumorbildung«.

73

Ein gewisser Zorn, der sich gegenüber Verletzungen zeigt, die von Personen stammen, die Entwicklungsfehler an uns begangen haben, ist naturgegeben sinnvoll. Wir sollten aber auf keinen Fall dem äußerlich emanzipatorischen Gegenimpuls verfallen, nun durch eine größere Selbstbehauptung und künstlich aufgesetzte, demonstrative Haltung das gute und bessere Leben beweisen zu wollen. Wir würden uns nur äußerlich, auf emotionale Weise von den bestehenden Verstrickungen befreien und könnten aber niemals aus dem Kreislauf der Determinationen, die aus Verletzungen resultieren, ausbrechen. Psychische Verletzungen bewirken einen unterirdischen Graben, in dem die guten Lebensqualitäten beständig versickern. Wie sollen wir auch aus dem Verlust, der durch Lebenskräfte entstanden ist, durch Gegenprojektionen heil werden? Wir müssen mit der in uns entstandenen und nun dem Leben zugrunde liegenden Struktur eine neue Perspektive aufbauen. An dem alten Dasein, an den verflossenen Beeinträchtigungen der Vergangenheit können wir nach getaner Objektivierung und Bewusstwerdung nun nichts mehr ändern. Wir sind tatsächlich mit der Summe unserer eigenen Lebensrhythmen konfrontiert. Dieser Standpunkt ist jedoch genau angemessen, und wir sollten ihn mit dem Gedanken annehmen, dass wir ein Leben nicht haben und besitzen können, jedoch wir uns in diesem Leben in der Freiheit des Seins und der besitzlosen Gegenwart für eine bestimmte Zeit aufhalten.

Die Vergangenheit lässt sich nicht ändern, aber für die Zukunft können wir neue Perspektiven entwickeln.

Es ist jedoch sehr hilfreich, wenn wir uns von jenen Personen distanzieren, die uns im Leben Schaden zugefügt haben. Und wir sollten ganz besonders sogar gegenüber den Personen, zu denen eine emotionale Bindung besteht, mit größtmöglicher, konsequenter und uneingeschränkter Distanz oder mit sorgfältigster Umgangsweise verbleiben, damit wir im gesamten weiteren Dasein nicht immer wieder in die alten Strukturen und Verhältnisse hineingedrängt werden. Ein Therapeut, der seinen Klienten in der Krankheit begleitet, darf deshalb den Patienten zu einer Distanz gegenüber den kritischen Personen auffordern. Jene Patienten, die sich zu diesem Weg und zu einem Neubeginn im Leben entscheiden, müssen sich nicht sogleich von der Familie lossagen und einen Weg in ganz neue Beziehungsverhältnisse beginnen. Sie müssen aber dennoch mit ganz bestimmten Personen, die im rückschauenden Skript eine Problematik der Bindung bringen, sehr distanziert oder sehr sorgfältig und bewusst umgehen, damit sie nicht durch

Es ist meist hilfreich, sich von Personen die einem im Leben Schaden zugefügt haben, zu distanzieren.

74

alte Muster immer wieder in die verschweißten Bande der Symbiose geraten und wiederholt den gleichen Verlust der Lebenskräfte
erfahren.

Ein kleines Beispiel kann die Intensität und Wirkung einer Begegnung zeigen, wie sie sich auf tragische, man möchte sagen sogar
magische Weise in die alte unbewusste Struktur des Innenlebens
zurückspiegelt. Eine Frau hatte einmal in jungen Jahren eine unge-
wollte sexuelle Affäre. Das Erlebnis musste sie infolge der Verletzungen, die durch die Affektivität und beherrschende Macht des
Mannes entstand, aus dem Bewusstsein verdrängen. Der Mann
hatte sie mit einer heimtückischen Lüge auf ein Zimmer gelockt,
ihre naive Bereitschaft ausgenutzt und sie zur Sexualität gegen ihren Willen überredet. Er erweckte falsche Mitgefühle bei der Frau,
gab sich als einsam und verlassen aus. Erst später erfuhr die Frau,
dass er verheiratet war und nur ein Abenteuer gesucht hatte. Zehn
Jahre nach dieser Affäre hatten beide keinen Kontakt mehr. Dann
begegneten sie sich unter ganz anderen Bedingungen einmal auf
der Straße. Nach einem kurzen oberflächlichen Wortwechsel, der
normalerweise sehr unbedeutend gewesen wäre, kamen die un-
verarbeiteten Ereignisse wieder erneut in die bewusste Wahrnehmung, und die Frau fiel daraufhin in eine depressive Krise.

Unverarbeitete Ereignisse wirken lange nach.

Die Erfahrung in der Praxis zeigte, dass bei schwierigen Konstellationen zwischen Menschen oftmals schon ein Telefonanruf aus-
reicht, um eine psychische Krise und eine Konfliktsituation zu
entfachen. Die alten Bande der Abhängigkeit flammen mit der Begegnung aus ihrer verborgenen Glut wieder auf, da sich die früher
bestandenen Motive noch immer im Inneren befinden und diese
gewissermaßen die Lebenskräfte in den Graben des Leidens fesseln. Aus diesem Grunde können bereits kurze Kontakte erneute
Krisen und Krankheiten auslösen. Manchmal genügt ein Brief, ein
Telefonanruf oder ein kurzer Blickkontakt, um jenes alte gebundene Motiv im Inneren zu einem Konflikt zu entzünden.

Auch kurze Kontakte können Auslöser für Kri-sen und Krank-heiten sein.

Eine Distanzierung muss ganz besonders auch von kollektiven
Religionsformen geschehen. Ganz besonders die Kirche und die
mit ihr verwandten Religionsformen bringen für die Menschheit
eine dramatische Verletzung mit sich, da sie sich mit Hilfe von
Lüge und äußerer Machtbehauptung den Energien des Volkes
bedient. Viele Erfahrungen zeigen, dass eine weisheitsvolle und

Eine Distanzie-rung sollte auch von kollektiven Religionsformen geschehen.

75

Verpflichtungen, die zu Verletzungen führen, sollten gelöst werden.

urteilsbewusste Ablösung von Kirchenstrukturen, sowohl innerlich als auch äußerlich, sogleich bessere Fortschritte auf dem Heilsweg eröffnet. Aber auch Verpflichtungen, die Menschen eingegangen sind und die zu immer wiederkehrenden Verletzungen führen, Verpflichtungen beispielsweise in einem Arbeitsverhältnis, müssen unter Umständen eine Auflösung finden, damit eine rechte Heilsfindung für die Zukunft eintreten kann. Patienten, die sich schwer mit diesen Distanzierungen tun, müssen bedenken, dass eine Distanzierung nicht wirklich im Geiste eintreten kann und sie deshalb nur einmal auf der rein irdischen Ebene im Sinne der äußeren Verhältnisse stattfindet. Gerne haften sich aber Menschen an ihr Verantwortungs- und Pflichtgefühl und wollen bestimmte Verpflichtungen aus Gründen des Sympathieverlustes, des Autoritätsgehorsams oder aus Existenzangst nicht wirklich loslassen. Die Überlegungen, die in dem gesamten Prozess notwendig sind, sollen natürlich nicht unbedingt uneingeschränkter, hysterischer und überzogener Art sein und Menschen vollkommen unverständig konfrontieren, sondern es sollten weise Entschlüsse mit klaren Überlegungen sowohl die eigene als auch die fremde Seite berücksichtigen. Eine Distanzierung ist nicht Egoismus oder Hysterie. Sie beruht auf Wahrung und Wertschätzung der Unversehrtheit der Individualität. Bei wirklichen Überlegungen über die kritischen Situationen entsteht meist der Eindruck, dass beispielsweise ein Dienstverhältnis, das jemand angetreten hat und das nur aus äußerer Verpflichtung weitergeführt wird, nicht mehr wirklich produktive Ergebnisse sowohl für den Arbeitgeber als auch für die eigene Entwicklung bringen kann. Der Wechsel und der Neubeginn im Äußeren, das rechte Absagen von falschen oder einseitigen menschlichen Verpflichtungen sind manchmal notwendige Schritte, die eine befreiende Erleichterung im Innenraum verschaffen.

Eine Distanzierung muss vom Patienten gewollt sein.

Die Erfahrung der weisheitsvollen und wohlüberlegten konsequenten Distanzierung brachte ganz besonders in der Krebstherapie erstaunliche Erfolge, und dies ganz besonders, wenn die Personen von sich aus, aus einem inneren Ehrgefühl heraus, diese Distanzierung wünschten. Der Therapeut kann ohnehin nur Vorschläge erteilen, denn eine konsequente Distanzierung von bestimmten Personen kann nur dann sinnvoll zu einem Neubeginn überleiten, wenn diese ganz von innen, aus freier Motivation des Patienten gewollt ist.

Zwischen Menschen sind manchmal so tiefgründig Abhängigkeiten eingraviert, dass diese wie ein unzertrennbares Band jede neue, aufbauende Entwicklung verhindern. Indem sich eine Distanzierung über vier, fünf oder mehr Jahre entwickelt hat, können die neuen Entwicklungsschritte leichter in die Geburt finden, und die Menschen können sich schließlich in freierer Beziehungsaufnahme dann wieder leichter begegnen. Sie kommen dann nicht mehr mit den alten Mustern, Motiven und symbiotischen Abhängigkeiten zueinander, sondern sie sehen sich in Achtsamkeit und schätzen sich als freie Individuen. Zwischen Verwandten, zwischen geschiedenen Ehepartnern und zwischen Eltern und Kindern ist das oftmals eine notwendige Maßnahme, die für die Therapie unbedingt eine Berücksichtigung finden sollte. Die rechte Distanzierung in vernünftigem Maße bringt eine neue Möglichkeit der Sammlung ungenützter und bisher durch Angst zurückgehaltener Schöpferkräfte mit sich.

Nach zeitweiliger Distanzierung ist eine freiere Beziehungsaufnahme meist wieder möglich.

Die Verletzungen durch Beleidigung, Gewalt, Erniedrigung oder Lüge, Manipulation und Angstsuggestion wirken immer beeinträchtigend auf die schöpferischen Fähigkeiten des Menschen und schwächen das Selbstbewusstsein in seinem werdenden Ringen um Freiheit und Liebe. Große Beeinträchtigungen in der Erziehung und starke Lähmungen von Seiten dieser Beeinträchtigungen lassen sich jedoch im späteren Leben nicht mehr rehabilitieren. Wir müssen lernen, mit den Verletzungen, die uns einmal widerfahren sind, zu leben. Wir können die Selbstkraft, die sich in einer feinen und vornehmen Feuer- und Lichtkraft in der Persönlichkeit ausdrückt, nicht sofort auf das gewünschte Maß aufrichten und somit müssen wir uns dem Leben mehr in der weisheitsvollen Tiefe hingeben. Die Verletzungen brachten eine neue persönliche Standortsituation, die vielleicht von Einsamkeit und Alleinsein geprägt ist, die jedoch ein Bewusstsein und ein wirkliches persönliches Identitätsgefühl ermöglicht. Das Sehen und Erkennen dieser neuen persönlichen Standposition befreit von trügerischen Illusionen und falschen Gefühlen, die aus gewohnten Abhängigkeitsverhältnissen entstehen. Dieses tiefe Hingeben oder das Hingeneigt-Sein zu dem eigenen Schicksal, zu der Standposition, ohne Trost und eitlem Rückhalt, verbirgt in sich durch sein bejahendes Wort großartige Heilsquellen. Von diesem nüchternen Hingegeben-Sein spricht tatsächlich auch das Evangelium, wenn es die andere Wange erwähnt, die jener hinhalten soll, der auf die linke geschlagen wird. Die Verletzungen sind

Ein Bejahen der Lebenssituation birgt eine Heilkraft in sich.

tatsächlich die Schläge, die das Schicksal austeilt und denen wir im gesamten Lebensprozess nicht ganz entrinnen können. Kämpfen wir nun gegen die Schläge, die das Leben uns erteilt, an, so sind wir unter Umständen unendliche Zeiten nur mit Abwehrreaktionen und der Suche nach eigener Rechtfertigung beschäftigt. Die Schläge müssen wir einmal hinnehmen, und wenn wir viele Schläge im Leben bereits erhalten haben, so müssen wir auch für die Zukunft rechnen, dass diese immer wieder auf uns herniederrieseln. Aber all diese Schicksalshiebe sprechen ihre verborgene Sprache.

Gerade aber in diesem Schritt der Bejahung und des Annehmens, des Erkennens und des bewussten Erfahrens des wirklichkeitsgetreuen Standpunktes, benötigen wir eine reale und konkrete Sicht zu uns selbst. Hier dürfen wir nicht mehr in Mystizismus, in Glaubensformeln, in passiven Erwartungen und ängstlicher Verzagtheit verzweifeln. Mit diesem weisheitsvollen, vom Geiste und seiner verborgenen Absicht verstandenen Annehmen kann sich das Leben neu regenerieren, und es können sich die eigenen Nerven, die durch Angst und Schrecken belastet sind, plötzlich wieder entspannen. Das Leben selbst ist, von einem äußeren Blickwinkel betrachtet, oftmals grausam und fordert seine Verletzungen und Erniedrigungen ein. Diese verbleiben auf der körperlichen oder äußeren psychischen Ebene. Von einem inneren, mehr übergeordneten geistigen Blickwinkel jedoch bewirken gerade diese Einflüsse eine Neuorientierung für das Leben und möchten der Seele eine Möglichkeit zu einer sinnvollen Weiterentwicklung und wahren Identität eröffnen. Sie bewirken das weisheitsvolle Alter, das sich in der Leistung und Kapazität des humoralen Immunsystems ausdrückt. In diesem System, in den Lymphen und dem Blut liegen die Informationen der Vergangenheit. All die Strapazen, die wir durchlebt und durchschritten haben, sind ein Schatz, der sich im humoralen Abwehrsystem durch die dort befindlichen spezifischen Lymphozyten angesammelt hat.

Verletzende Einflüsse bewirken eine Neuorientierung für das Leben.

Vergangene Erfahrungen speichern sich in den Lymphen und im Blut.

Menschen, die immer wieder verletzt werden und durch die Verletzung beispielsweise der Macht der Ausgrenzung aus dem Gesellschaftsleben unterliegen, Menschen, die Schmach, Hohn und Verleumdungen ertragen müssen, entwickeln jedoch, wenn sie nicht müde werden, auf der anderen Seite eine ungemein große Selbständigkeit und Selbstkraft. Wenn die Eltern schon früh dem Kinde Liebe entzogen haben und es frühzeitig in die Arbeit hinaussendeten, dann hat aber das Kind, besonders wenn eine spirituelle Orientierung besteht, die bestmöglichen Chancen zu einer beginnenden Selbständigkeit und kann mit der rechten Bejahung und Hingabe bald großartige Pionierleistungen im Leben vollbringen. Die so Betroffenen müssen nun ein wirkliches Annehmen erlernen und dürfen sich in der Zukunft gegenüber den sich immer wiederholenden Einflüssen nicht kämpferisch aussetzen. Oder nehmen wir an, eine andere Person wird in der Kindheit von Seiten der Eltern festgehalten und darf nicht in das Leben freizügig und gemäß den Bedingungen einer naturgegebenen Entwicklung hinaustreten. Die Eltern halten das Kind noch nach dem 20. Lebensjahr eng an sich gebunden und haben Angst, dieses Kind zu verlieren. Sie halten es gewissermaßen als Lebensinhalt für ihre gescheiterte Beziehung fest. Viele Belastungen ruhen auf jenem Leben, das von den Eltern festgehalten ist, denn das Festhalten führt zur Beeinträchtigung der normalen, gewöhnlichen Lebensweite und hinterlässt viele Spuren der Ängstlichkeit im Gemüt des jungen Menschen. Vielfach scheitern dann, aufgrund von diesem Festhalten, die nächstfolgenden Partnerschaftsbeziehungen. Wenn sich aber jene Person immer klarer über die Verletzungen, die in der Kindheit, Jugend und im frühen Erwachsenenalter eingetreten sind, ein Bewusstsein verschafft und einen weiten Objektivierungsprozess mit Charakterisierung der Art der Verletzung beginnt, so kann aus der bestehenden Situation durch Übung, Ausdauer, Auseinandersetzung und Mühe ein viel tieferes, treuherziges und weises Gemeinschaftsleben oder eine tiefe Nähe zu einem anderen Menschen entstehen. Die Angst darf jedoch nicht zum Maßstab der Entwicklung dienen. Es muss eine innere Weisheit und tiefere Erkenntniskraft das Leben nach getaner Vorarbeit begleiten und es muss dann der Mut zu neuen Lebenszielen die Atmung weiten.

Werden erlittene Verletzungen objektiv erkannt und angenommen, so können große Tugenden entwickelt werden.

Wenn die Verletzungen den Menschen tief in die Selbstregression hineindrücken und unbewusste, klaffende Wunden im vegetativen Leben und im Zellleib selbst hinterlassen, müssen wir in unserem eigenen Denken, in unserem eigenen Gemüte und in unseren eigenen Verhaltensmustern eine weisheitsvolle, emotionsfreiere und vornehme Neuorientierung beginnen. Diese erscheint zunächst einmal schwer und ungewöhnlich. Mit Hilfe eines guten Therapeuten jedoch können wir die einzelnen Lebensschritte genau in ihrem systematischen Verlauf besprechen und vorausplanen, so dass wir aus den Verletzungen, die uns widerfahren sind, schließlich einen

Erlittene Verletzungen erfordern eine Neuorientierung im Leben.

ungezwungeneren, freieren und dem Ideal des Lebens gerechteren Standpunkt formen.

Die Verletzungen, die ein Menschenleben ertragen muss, spalten sich aber häufig von dem Oberbewusstsein ab und werden dann nach innen verdrängt. Innerhalb der Verdrängung aber lenken sie das Leben dennoch weiter und sie führen fortwährend wie eine eigene Wesensmacht unbewusst zu Schicksalsneigungen und weiteren Abhängigkeiten. Erst wenn die Art und Weise der Verletzung charakterisiert ist und ein Objektivierungsprozess eingetreten ist, kann diese falsche, das Leben fixierende oder lenkende Macht des Willens, die im Allerinnersten des Unbewussten ihren Sitz einnimmt, eine Auflösung erhalten. Ein tiefes Band von Abhängigkeiten wird mit jeder Verletzung geschnürt und im Leibinneren festgeknotet. Der Graben bleibt im Untergrund offen. Die psychotherapeutische Begleitung in der Krebstherapie deckt in der Regel viele dieser unbewussten Einflüsse, die einmal stattgefunden haben, auf. Wir müssen aber neben diesen Bewusstwerdeprozessen und Objektivierungen weiterhin einen spirituellen Bedeutungssinn in unseren Biographien und Schicksalen erkennen, denn erst durch diesen wird der tiefere Sinn allen Geschehens deutlich.

Wir müssen in den Vorgängen auch einen spirituellen Bedeutungssinn erkennen.

Neue Lebens-aufgaben wirken stärkend.

Der Mut zum Leben, der Mut zu neuen Zielen und zu einer freieren Objektbeziehung nach außen, zu einer neuen, interessierten, lebendigen Anteilnahme an Lebensaufgaben und Lebensgestaltungen kann das gesamte Dasein reichhaltig stärken und die Gesundheit erhalten. Das Alte löst sich mit der Objektivierung auf, und das Neue steht vor dem Tore unserer eigenen Möglichkeiten der Gestaltung.

Drei Grundsätze für ein neues, freieres Leben:

So wollen wir jene Grundsätze möglichst klar in Gedanken und Vorstellungen pflegen und uns darüber ein gutes Urteil aneignen, wie wir in der Zukunft das Leben freier, umfassender und phantasiereicher entwickeln können. Ein spirituelles Ziel, ein höheres ethisch-moralisches Bewusstsein und ein lebendiges Lebensinteresse sollten wir auch in älteren Jahren immer wieder aufsuchen. Wenn wir die Verletzungen, die sich in uns tief bis in das Unterbewusste hinunter eingegraben haben, entdecken und objektivieren, so wollen wir nicht mit dreifacher Gewalt gegen diese Verletzungen zurückschlagen, sondern wir wollen die Resultate, die sich im Körper spiegeln, annehmen und unsere Lebenschancen mit dreifachen Möglichkeiten für die Zukunft aufbereiten. Jede Situation trägt eine Aussage für die Zukunft mit sich. Es kann nun sein, dass wir diese Aussage, die sich in die Zukunft hineinschreiben möchte, aus Gründen des Versiegens der Lebenskraft und aus Gründen des Krankseins tatsächlich nicht mehr nützen können. Dennoch aber ist der Weg, den wir beschreiten und den wir selbst noch eine Woche vor dem Tode beginnen können, ein wertvoller Baustein für das zukünftige Leben und für das harmonische Wohlbefinden im Nachtodlichen. Wir dürfen nicht davon ausgehen, dass das Leben mit dem Tod zu Ende ist. Dieser Gedanke würde uns unendlich an die Materie und an das Glück in der Materie fesseln. Er würde uns abhängig machen, und wir könnten nicht die Weisheit, die uns das Leben selbst offenbaren möchte, entdecken. Nicht mit dreifacher Gewalt wollen wir gegen die Verletzungen zurückschlagen, sondern mit dreifachen Möglichkeiten wollen wir das Lebensinteresse, das ethisch-moralische Lebensziel und die spirituelle, glorreiche Entwicklung des Geistes anstreben. Der Mut zu uns selbst ist auch der Mut zu einem rechten Begegnen mit dem Tod, der unerschrocken jede Minute vor unserem Angesicht stehen kann.

Für die Auflösung der Verletzungen, die in uns einmal eingedrungen sind, ist eine spirituelle Wegorientierung von entscheidender Bedeutung. Durch die Spiritualität erkennen wir bald, dass es niemals eine fremde Macht sein kann, die uns im Laufe des Lebens als eine Ungerechtigkeit begegnet ist und uns in Schmerz und Verdammnis hineinstürzen möchte. Vielmehr ist es die eigene, weise Fügung und Vorsehung des inneliegenden Willens, der göttlichen Ursprungs ist und der ganz aus dem innersten Lebensgeschick unserer tiefsten Seele seine Steuerungen entfacht und uns sowohl zu gesunden als auch zu kranken Tagen führt. Wir selbst suchen gewissermaßen die Verletzungen, die uns das Leben durch bestimmte Erniedrigungen, Ungerechtigkeiten oder Gewalttaten bietet, auf. Es ist nicht ein fremdes Schicksal, es ist der tiefste Lebensatem in uns selbst, der diese eigenartigen und widersprüchlichen Mächte des Krankseins und Darniederliegens aufsucht. Eine fremde Macht, die Ungerechtigkeit im Leben entzündet, gibt es in der Wirklichkeit des gesamten Lebensplanes der Menschheit nicht.

Die Krebskrankheit ist unter anderem auch häufig gekennzeichnet durch eine tiefste innerste Lebensverneinung, die aus dem Unbewussten und aus den Verletzungen, die einmal im Leben eingetreten sind, entsteht. Diese Lebensverneinung drückt sich paradoxerweise in einem gesteigerten Lebensprozess oder in einem Wachstum eines nicht eingegliederten Zellverbandes aus. Die größte Schwierigkeit, die in der Heilung der Krebskrankheit besteht, liegt darin, aus den engen Schranken der subjektiven Eingeschlossenheit des determinierenden Leibes herauszukommen, das Geschehen, das sich in Form von Verletzungen bis in die Tiefe des Leibes eingegraben hat, anzunehmen, zu objektivieren und aufzulösen und schließlich aus der gegebenen Situation neue Perspektiven mit reineren Zielen und klareren, konkreteren Gedanken zu entwickeln. Der ganze Mensch ist in seiner Heilstherapie zur Bewusstseinsarbeit an sich selbst und an der Situation aufgefordert. Die Therapien, die nötig sind, wie Operation, Strahlen- oder Chemotherapie, können unter Umständen auf notgedrungene Weise dem Körper helfen. Sie sind aber noch nicht die wirklichen Möglichkeiten, eine Heilung herbeizuführen. Erst wenn der Neubeginn eintreten kann und das Lebensinteresse sich auf neue Wogen begibt, kann das Alte mit seinen Wunden und Beeinträchtigungen zurückweichen. Sowohl der Patient als auch der Therapeut ist zu dieser Arbeit auf das höchste Maß herausgefordert. Die Krebskrankheit stellt ein ungemein anspruchsvolles Anliegen an die Therapie und an die Entwicklung einer rechten Planung der Lebensperspektive dar.

Vergangenes muss erkannt und angenommen werden.

Neue Lebensinteressen sind notwendig.

Das Immunsystem
aus geistiger Sichtweise

Für die weitere Betrachtung des Immunsystems wollen wir uns auf einen Denkvorgang stützen, der aus einer geistigen Sichtweise gewonnen ist. Es ist bekannt, dass das Immunsystem über den ganzen Körper verteilt mit spezifischen und unspezifischen Abwehrzellen das Eindringen von Fremdkörpern oder unerwünschten Toxinen verhindert. Hierzu zählen im Allgemeinen die Blutlymphozyten als spezifische Antikörper, dann die Makrophagen, die Monozyten, die Lymphozyten, Granulozyten und vor allem auch die Thymuslymphozyten. Dringen Mikroorganismen wie Viren oder Bakterien in die Blutbahn oder in das Gewebe ein, so reagiert in der Regel der Körper mit einer spezifischen oder unspezifischen Immunantwort auf das von diesen gebildete artfremde Eiweiß. Wenn nun ein Degenerationsherd von Zellen besteht, ein Krebsherd also, eine maligne Entartung der Zellformen, entwickelt sich ebenfalls ein Fremdkörper, der wie fremdes Eiweiß oder nicht artgerechtes Eiweiß erscheint und der normalerweise vom Immunsystem angegriffen werden müsste. Die tragische Reaktionsweise, die sich jedoch abspielt, ist jene, dass das eigene Immunsystem den karzinomatösen Herd nicht oder zu wenig als wirklichen Fremdkörper identifiziert und ihn deshalb auch nicht im ausreichenden Maße abwehrt. Das Immunsystem ist entweder erschöpft oder erhält nicht die richtigen Informationen, die es benötigt, um gegen den malignen Prozess vorzugehen.

Der Krebsherd wird vom Immunsystem nicht als Fremdkörper erkannt.

Der Virus, das Bakterium, das Toxin oder die maligne Zelle sind die typischen Feinde, die das Immunsystem fernhalten sollte und durch Phagozytose beseitigen muss. Das Immunsystem will den Körper freihalten und in der ureigenen Funktionalität bewahren. Diese Ansicht von den Abwehrmechanismen, die das Immunsystem freisetzt, sind allgemein durch unsere wissenschaftliche Forschung über die verschiedenen Antikörper, Immunglobuline und Makrophagen geprägt. Wir denken deshalb in vorgegebenen Schienen mit einer gewissen Angst gegenüber diesen feindlichen Mikroorganismen und Zellformen. Der Virus ist der Fremdkörper, der bekämpft werden muss. Die degenerierte Zelle ist das bedrohliche Übel, das wir möglichst schnell aus unserem Körper verbannen müssen. Wir denken entsprechend der vorgegebenen Maßstäbe überdurchschnittlich immunologisch und übersehen dabei die unzähligen Ängste, die sich mit diesem Denken unserem eigenen Bewusstsein bemächtigen. Durch die Darstellungen des Immunsystems in Schul- und Lehrbüchern müssen wir unweigerlich die Krankheit als bedrohlich erleben und die Gesundheit als einen materiellen Schatz für uns behüten. Für die Zukunft aber benötigen wir erweiterte Denkvorgänge, die uns nicht so sehr in ein feindseliges, furchtbeladenes Fühlen gegenüber den so schwer einschätzbaren Erscheinungsformen des Krankseins führen, sondern wir benötigen Wege der Auseinandersetzung, die uns mehr in die innere Natur der tatsächlichen Geschehnisse hineinführen. Wir müssen das Immunsystem einmal von einer tieferen geistigen Bedeutung erkennen.

Von einer geistigen Warte ist das Immunsystem nicht ein tatsächliches, reines Abwehrsystem, sondern es ist viel mehr ein integrativ wirkendes, weises, programmierendes, ordnendes, verteilendes, klärendes Resorptionssystem, das neben der Ausscheidung auch einbindend, einordnend, hinzunehmend und assimilierend arbeitet. Das resorbierende und assimilierende Wirken dieses Systems ist jedoch innerhalb der Schulmedizin nicht wirklich bekannt, denn diese Vorgänge sind mehr im feineren Leibe des körperlichen Daseins sichtbar. Äußerlich sehen wir im Immunsystem nur die Abwehrtätigkeit, aber wenn wir innerlich auf die tiefere Bedeutung der Abwehrreaktionen blicken, so erkennen wir eine viel weisere, integrative, assimilierende Tätigkeit in diesen Vorgängen, die im retikulären Bindegewebe stattfinden. In diesem retikulären Bindegewebe, in dem die Immunitätsleistung am meisten lokalisiert ist, erbaut und gliedert sich der geistige Mensch mehr in die Erfahrung des irdischen Daseins hinein. Das Äußere der Abwehrtätigkeit besitzt im Geiste ein tieferes, inneres Gegenbild. Wenn wir dieses innere Gegenbild im Geiste lesen lernen, so erkennen wir die wahre Tätigkeit des Immunsystems. Die wahre Tätigkeit verbirgt sich hinter allen äußeren Reaktionen.

Die Immuntätigkeit findet im Unbewussten statt. Sie entzieht sich unserem äußeren, wachen Erkennen, denn die Reaktionen, die in den Blutlymphozyten oder die im retikuloendothelialen System mit den verschiedenen Globulinen, Makrophagen, Monozyten oder Granulozyten eintreten, liegen tief unter der Schwelle des erkennenden Bewusstseins. Die Abwehrreaktion, die in unseren inneren Blutbewegungen und Zellen stattfindet, deutet aber nur auf einen Versuch hin, der zunächst so aussieht, wie wenn wir uns selbst von einem fremden Wesen, von einem eindringenden Bakterium oder ansteckenden Virus befreien wollten. In Wirklichkeit des inneren Geschehens aber wollen wir nicht nur von einem äußeren eindringenden Wesen frei werden, sondern wir wollen eine neue Stufe der Entwicklung in uns erschließen und diese auch in uns zu einer größeren zugehörigen Gesamtstruktur erbauen. Groß ist das Bedürfnis der Seele nach einer Lebenserweiterung. Wir wollen in Wirklichkeit nicht ständig Krankheiten und Eindringlinge fremder Art abwehren, sondern wir wollen in Wirklichkeit ein neues Bewusstsein in uns hineingliedern. Da wir aber das neue Bewusstsein noch nicht erkennen und da wir auch uns selbst und den Entwicklungsverlauf nicht einschätzen können, wehren wir uns gegen die Außenwelt und reagieren entweder mit überdurchschnittlichen Immunantworten, wie dies bei Allergien der Fall ist, oder mit zu schwachen Immunantworten, wie dies beispielsweise bei der Krebskrankheit gegeben ist. Eine innere Disharmonie ist jedoch in unserem Unbewussten eingetreten, und der Virus, das Bakterium oder die maligne Zelle sind nur Äußerlichkeiten, die diese Reaktionen auf einem für die Wissenschaft sichtbaren, körperlichen Sektor hervorrufen.

Wenn wir das Immunsystem auf bildhaft geistige Weise beschreiben wollen, so ist es die Trägerkraft der unterschiedlichen Motive. Wir tragen selbst in uns bestimmte Ziele und Zielvorstellungen, wir tragen in uns selbst eine Motivation zum Leben und wir müssen von dieser Motivation aus in Beziehung treten zu den verschiedenen Motivgründen der Außenwelt. Wenn sich beispielsweise zwei Menschen begegnen, so tragen diese beiden Menschen unterschiedliche Motive in ihrem Innersten. Wenn die Motive gleich sind, wenn sie von ihrer Zielrichtung einen gemeinsamen Zweck verfolgen, so entsteht in der Regel eine natürliche Kräftigung in der Vitalität, da die Außenheit mit der Innenseite über das Motiv zusammenströmt. Tragen aber zwei Menschen zwei vollkommen unterschiedliche Motive in sich und sie begegnen sich über längere Zeit, so wird bald eine Immunantwort, das heißt, eine bestimmte Abwehrreaktion in den Blutlymphozyten oder in den Immunoglobulinen eintreten. Das Immunsystem muss die verschiedenen Motive, die in unserem Inneren sind, beständig koordinieren,

Jede Krankheit ist das Bedürfnis der Seele nach einer Bewusstseinsveränderung.

Das Immunsystem ist der Träger unserer innersten Motivation zum Leben.

85

verteilen und in einen rechten Kreislauf mit der Außenwelt führen. Je größer aber die Disharmonien von der Außenwelt zur Innenwelt sind und je mehr die Motive voneinander abweichen, vor allem, wenn sie im Unbewussten voneinander abweichen, um so mehr wird das Immunsystem zu verschiedenen Antworten gezwungen und es kann innerhalb dieser Prozesse erschöpfen. Bei der Krebskrankheit finden wir sehr häufig ernste und verdrängte Beziehungskonflikte vor, die durch eine Flucht in die Arbeit oder in andere Verhältnisse kompensiert werden. Die Motive sind im Inneren durcheinander, und das Immunsystem kann nicht mehr integrativ arbeiten. Wenn sich das Immunsystem weit verausgabt hat und seine Kräfte nicht mehr in Form von rechten Antworten gegenüber den andersartigen Motiven der Außenwelt zur Verfügung stellen kann, so entwickelt sich allzuleicht ein degenerativer Prozess im Zellsystem. Betrachten wir die verschiedenen Motive im Inneren sowie auch in der Außenheit der Welt, so werden wir feststellen, dass wir ständig mit dem Immunsystem mit den vielen verschiedenen Motiven kommunizieren. Diese innerste Kommunikation ist aber in das Unterbewusste hinuntergetaucht, sie befindet sich im Blut und in den Lymphwegen.

Wenn wir nun an einer Krebskrankheit erkrankt sind oder der Gefahr unterliegen, einmal Krebs zu bekommen, so lösen sich in der Regel aus dem Unbewussten vielerlei Ängste heraus, und diese Ängste determinieren uns eventuell zu Handlungsschritten, die uns noch weiter in den gefahrvollen Kreislauf eines Denkens hineinbringen. Wir wollen nicht Krebs bekommen, wir wollen frei sein von jenem Todeslaster der Zeit und setzen deshalb in unserem Verhalten geradewegs jene Abwehrmechanismen auf, die aber das Immunsystem nicht wirklich stärken, sondern die es gewöhnlich immer weiter verausgaben. Wir wissen gar nicht, wie sehr wir durch unser kompensatorisches Denken und unser angstbeladenes Fühlen beständig dieses Immunsystem nach außen auszehren und es in falsche Richtungen der Aufmerksamkeit, des Reagierens oder auch des Erstarrens lenken. Die Angst ist der größte und beeinträchtigendste Faktor, der sowohl die innere Motivation, die naturgegeben in uns liegt, überschattet und der zu einem Nichterkennen der äußeren Umstände und der Motive, die in der Außenwelt vorliegen, führt. Die Angst erschüttert das gesunde Leib-Seele-Verhältnis und bewirkt ein inneres Erstarren im Immunsystem. Aus diesem Grunde allein bedürfen wir schon eines möglichst reinen und klaren Denkens und Erkennens, damit wir dieser Angst, die gerade bei Krankheit in höheren Maßen aufquillt, nicht noch ein weiteres Vorrecht geben.

Eine Person, die an Krebs erkrankt ist, wird unweigerlich in das Denken geführt, diesen Krebsherd, der an irgendeiner Stelle des Körpers als Primärtumor diagnostiziert ist, sofort zu eliminieren. Wir denken deshalb in einer Art der Versuchung des Freiwerdens von einem äußeren Einfluss. Dieses Denken kann zu panikartigen Reaktionen und unüberlegten Therapieschritten führen und es kann psychisch gewisse Fluchttendenzen vor der Realitätssicht hervorrufen. Wir wollen frei werden von dem äußeren oder fremdartigen über uns hereinbrechenden Prozess des Karzinoms. Auf diese Weise neigen wir sofort zu einer Operation oder auch zu einer radikalen Therapie, damit dieser Fremdeinfluss, der sich an irgendeiner Stelle des Körpers gebildet hat, eliminiert wird. Obwohl die Operation oder die therapeutische Maßnahme von schulmedizinischer Seite so früh wie möglich eintreten soll, müsste nun dennoch ein ganz anderer Denkvorgang die Therapie begleiten. Es ist nicht verkehrt, wenn rechtzeitig operiert wird, jedoch ist es notwendig, dass mit einer rechten Einstellung und Bewusstheit nun ein angstfreieres, solideres und erdnahes Denken entfaltet wird. Von einem genaueren Standpunkt aus betrachtet dürfte zwar der Körper von einem Karzinom befreit werden, in der Seele aber müsste die betroffene Person nun entgegen der Rückzugsgesinnung einen aktiven Beziehungsschritt absolvieren. Sie müsste eine tiefere und lebensnahere Verantwortung aufnehmen, ein Ja-Wort zu dem Partner erringen oder einen anderen neuen Lebensschritt in die Zukunftsperspektive beginnen und integrieren und dabei mit dem eigenen Ich über die Dimension des Körperlichen hinauswachsen. Das Wesen des Krebses und das Leben wollen verarbeitet, aufgenommen, aufgesogen und umgewandelt werden in eine Gesundheit. Der körperlich manifest gewordene Herd müsste sozusagen nach innen abgebaut werden, damit der Geist des Menschen über die Dimension des krankheitsbelastenden Wesens hinauswächst. Das Denken, das in der Seele zur Erweiterung entsteht, müsste deshalb mehr integrativ sein und müsste sich mit dem Wesen der Krankheit anfreunden und es mit neuen Bewusstseinsdimensionen verarbeiten. Es müsste sich das Denken mehr von der psychischen Assoziationskette Krebs, Gefahr, Leiden, Elend, Siechtum, Schmerzen, Tod frei machen, damit es mit dem Krebsgeschehen

Eine Änderung der inneren Lebenseinstellung ist wichtig.

unmittelbarer und integrativer, lebensnaher und realitätsfreudiger umgehen kann. Nur der Körper kann sterben. Die Seele kann nicht sterben und sie kann sich auch nicht durch einen Eingriff in den Körper von der Wirklichkeit des bestehenden Wesens befreien. Nehmen wir ein praktisches Beispiel, wie dieser Vorgang auf andere Weise gedacht und verstanden werden kann.

Bei der Krebskrankheit ist ein integratives Denken förderlich.

Stellen wir uns vor, wir sind in einer Gruppe von zehn befreundeten Personen unterwegs, und es ist nun eine Person unter diesen zehn Teilnehmern, die sehr feindselige Agitationen beginnt. Diese feindselige Person könnten wir nun aus der Gruppe eliminieren, damit jene neun befreundeten Personen auf natürliche Weise ihrer Aufgabe und ihren Interessen nachkommen können. Auf vernünftige und materielle Weise wäre dieser Gedankengang sehr richtig gedacht. Was geschieht aber, wenn jene feindselige Person aus der Gruppe eliminiert ist und nun mit eifernden, schweren Vorwürfen agitiert? Es könnte sein, dass diese Person von außen gegen die anderen neun Personen ungehaltene und belastende Verleumdungen tätigt und diese mit Hass und Aggression intensiviert. Der Hass und die daraus resultierende Belastung wird dann größer als wenn sie in der Gruppe integriert geblieben wäre. Normalerweise müsste die Gruppe durch Abstimmung entscheiden, dass sie der feindseligen Person nur ganz bestimmte, angemessene Aufgaben und Korrekturen zuteil werden lässt, sie aber im gesamten Zusammenhang belässt, sie mit im Erlebenskreislauf aufnimmt und sie als ein Glied des gesamten Freundeskreises wertet. Indem die Person, die feindselig ist, in der Gruppe integriert bleibt, stellt sie weniger Gefahr dar, als wenn sie aus dem Zusammenhang herausgegliedert wird. Die Gruppe kann das feindselige Glied in sich mittragen und es als solches erkennen und korrigieren. Es kann aber die Gruppe weiterhin den Aufgaben nachkommen und sich selbst in ihrer Erlebensweise über die bisherigen Möglichkeiten hinaus steigern. Dieses Beispiel kann das integrative Prinzip verdeutlichen.

Beispiel für ein integratives Prinzip.

Das integrative Prinzip ist ein gewisser Gegensatz zu dem extrahierenden Prinzip. Im Denken müssten wir in der Zukunft mehr integrativ ausgerichtet sein, denn durch dieses Denken erbauen wir weniger Ängste und feindselige Bilder gegen das Leben. Wir koordinieren unser Denken, Fühlen und unseren Willen mehr nach produktiven Maßstäben und vermeiden die Unruhezustände, die durch die Einflüsse der Außenwelt entstehen. Wenn wir auf diese Weise den Gedanken ganz radikal in uns aufnehmen und uns der Vorstellung hingeben, dass die Krankheit in Wirklichkeit nicht eine fremde Last ist, sondern eine Außenheit, die wir über unseren Körper erspüren, in unserem Körper ertragen und erleiden und wir eigentlich ein Wesen in unsere Seele hineinnehmen wollen, dann werden wir sogleich eine innere Übereinstimmung mit unserem eigenen Leben und mit der Außenheit gewinnen. Wir werden nicht länger feindselig und ängstlich gegenüber dem Krebsgedanken stehen. Das Immunsystem reagiert dann nicht mehr blind und dislokalisierend, sondern beginnt, unweigerlich das Krebsgeschehen in sich selbst produktiv aufzunehmen und den Körper gleichzeitig auch zu reinigen. Denn es ist der Körper selbst, der nun in der Freiheit von Angst seine ureigene Dimension einnehmen kann und innerhalb der Urbildkräfte des Leibes die Prozesse mit seiner eigenen Weisheit koordiniert. Das Immunsystem beginnt dann integrativ zu arbeiten und findet die genauen Informationen, mit denen es wirksam werden muss.

Mit dem Erkennen und Verstehen des Immunsystems ist ein tiefes inneres Fühlen gegenüber dem eigenen Wesen und gegenüber den verschiedenartigen Wesen, die hereinmünden in unser eigenes Inneres, gegeben. Wir dürfen uns auf dem Weg nicht zu viel zumuten und nicht für alle Einflüsse offen sein. Jedoch jene Einflüsse, die uns ergreifen und mit einer Krankheit eine Immunantwort hervorrufen, sollten wir einmal ruhiger entgegennehmen und akzeptieren lernen. Dieses Akzeptieren ist sicher bei der angstbeladenen Krebskrankheit am allerschwersten. Wenn wir aber der Angst vor dem Elend, Schmerz und Tod nicht zu viel Gewicht einräumen und sinnvolle weitere Wege der Entwicklung beschreiten, können wir auch diese fremde, große Macht plötzlich besser annehmen, und es kann eine Übereinstimmung der inneren Motive mit den äußeren gegebenen Formen der Wirklichkeit entstehen. Das Fühlen, das wir aus diesem Prozess des integrativen Denkens entwickeln, ist ein nahes Fühlen zu unserem eigenen Körper, zum Boden der Erde, zu uns selbst und zu den Mitmenschen. Dieses nahe Fühlen ist nicht mehr illusionsbeladen oder durch Ängste verunsichert, es ist viel mehr ein wirkliches, wesenhaft erkennendes, weises, befreiendes und verinnerlichtes Fühlen, das uns selbst in den Reaktionen der Immunität und in der Reinheit der Integrität stärkt. Wir fühlen uns geschlossener und können aus diesen nahen Erlebensformen eine Stärke gegenüber den Forderungen der Außenwelt erbauen.

Zusammenfassend können wir sagen, dass das Immunsystem nicht nur abwehrend tätig sein will, sondern viel mehr sogar integrierend, vermittelnd und uns selbst mehr zu uns selbst führen möchte. Es möchte unser eigenes Motiv, das im Innersten besteht, aufdecken, es in der Seele tiefer verankern und es in eine reinere Beziehung mit der Außenwelt bringen. Die fehlende Abwehrreaktion gegenüber den malignen Zellen ist ein Ausdruck der inneren Erschöpfung und Resignation, die aber nicht nur einseitig gegenüber dem Krebsgeschehen zu sehen ist, sondern die im Leben, in der Psyche eingetreten ist und die in einem Rückzug und einer Flucht vor allen weiteren Zukunftsforderungen und neuen Zielen besteht. Wir selbst wollen uns und die Wirklichkeit von bestehenden und notwendigen Gedanken nicht mehr integrieren.

Im Allgemeinen gibt es eine natürliche Immunabwehr, die uns ganz besonders gegenüber der Außenwelt stärker macht. Wenn wir beispielsweise einmal eine Krankheit bewältigt haben und im Nachhinein in eine gute Regeneration kommen, dann sind wir in uns selbst tiefer gegründet und können wieder freier auf das Leben zugehen. Wir sind auf gesunde Weise reifer und erwachsener geworden. Wir haben Antikörper gebildet, die in unserem Immunsystem eine Art Schutzbarriere gegenüber der Außenwelt bilden. Diese Antikörper haben aber auch die Bedeutung, dass sie uns über die eigene triebhafte Sphäre erheben und uns in der Persönlichkeitsstruktur festigen. In den letzten Jahren aber gibt es diese Krankheiten, die das Immunsystem tatsächlich stärken, immer seltener, und viele anderweitige verausgabende Prozesse wie Allergien äußern sich als unruhige und nervöse Zeichen. Die Allergie ist eine Überreaktion des Immunsystems. Sie zeigt eine Erregtheit im Inneren an aus Angst, die wenig Toleranzraum gegenüber der Außenwelt gewährt. Schwindet aber die Allergiebereitschaft und treten gar keine Reaktionen mehr auf, wie dies beispielsweise bei der Anergie der Fall ist, bei der fehlenden Immunreaktion, so besteht die Gefahr, dass sich im weiteren Verlauf eine innere psychische Resignation mit nachfolgender Degeneration im Zellsystem entwickelt. Der Prozess der Heilung dieser Kondition der Anergie setzt längere Zeit der Übung, der Lebensplanung und psychischen Klärungsarbeit voraus. Indem wir unser Denken aber auf diese

Antikörper stärken die Persönlichkeitsstruktur.

Bei Anergien besteht die Gefahr von Krebsbildung.

und ähnliche weitere Gedanken konzentrieren, bemerken wir nach und nach wie sich eine innere Feuerkraft in der Persönlichkeit entwickelt und wie wir wieder erneut einen Mut zu größeren und höheren Lebenszielen fassen.

Aus diesen Gründen ist es wichtig, dass wir nicht an einer einseitigen Definition, an einer sehr materiellen Definition des Immunsystems und des Immundenkens stehen bleiben, sondern das Leben in einer viel tieferen, ganzheitlichen und erweiterten Denkweise erkennen lernen. Dieses erweiterte Denken erfordert eine gewisse Kraft und Disziplinierung, es schenkt aber neue Möglichkeiten und kann zu jenem gesundheitsfördernden Lebenselixier werden, das uns über viele Schwierigkeiten und Krankheiten hinweghilft. Es ist die Gesundheit, die wir fortwährend anstreben, und es ist die Krankheit, die wir erleiden müssen. Die Krankheit ist aber nur auf den Körper gerichtet, sie ist nicht auf die Seele geartet. Die Gesundheit ist aber nicht nur auf den Körper ausgerichtet, sondern sie ist auch ein Teil der Seele und sie besteht in Wirklichkeit in der ureigensten Form im Geiste. Wir leben in der Seele auch nach dem Tode weiter, und jeder Tag, den wir zum Fortschritt neuer Gedanken und höherer Ideale nutzen, ist auch ein Schatz im nachtodlichen Leben. Den Körper mit seinen Krankheiten können wir ertragen, beziehungsweise auf der körperlichen Ebene belassen und ihn somit schon gewissermaßen überwinden, während wir aber in der Seele zu immer weiteren Dimensionen und Möglichkeiten emporwachsen sollten. Heilung bedeutet Wachstum, Fortschritt, nahes Fühlen, Entwicklung von Wissen und Freiheit aus dem Inneren. Heilung ist mit dem Aufstieg zu einem größeren, weisheitsvollen Sinn verbunden. Diesen weisheitsvollen Sinn wollen wir keinesfalls im Leben außer Acht lassen.

Eine ganzheitliche Heilung berücksichtigt die Notwendigkeit der seelischen Weiterentwicklung.

Für den Krebskranken bedeutet dieser Denkvorgang, den wir hier in aller Kürze skizziert haben, im praktischen Sinne nun eine deutlichere Abklärung der Motive, die sowohl in der Außenwelt als auch im Inneren seines eigenen Befindens bestehen. Je besser durch eine therapeutische Unterstützung die Klärung der Motive eintreten kann, um so größer sind für alle weiteren Therapiearten, seien sie schulmedizinischer, naturheilkundlicher oder mehr psychologischer Art, die Chancen der Heilung. Das Immunsystem erhält eine bessere lokale Disposition, wenn die inneren Motive zur Klärung in Beziehung zur Außenwelt kommen. Ein guter Therapeut sollte

Eine Klärung der inneren Motive und damit der inneren Willensverhältnisse ist hilfreich.

jedoch hier dem Patienten zu Hilfe kommen. Die Klärung der Motive dringt tief in unbewusste Strukturen hinab. Eine Familienanamnese wie auch eine Einschätzung der verschiedenen umliegenden Verhältnisse sind sicherlich nötig. Die Klärung der Motive ist eine Klärung der inneren Willensverhältnisse. Gelangen diese inneren Willensverhältnisse, wie sie unbewusst angelegt sind, besser zur objektiv einsehbaren Oberfläche, so lassen sich die Möglichkeiten der Therapie besser einordnen, und es lassen sich vor allem neue Lebensperspektiven in die Planung heben.

Die Krebskrankheit

Mühldorf, 12. Februar 1998

Verschiedene Denkansätze auf dem Gebiet des Heilwesens

Eine imaginative, auf Geisterkenntnis beruhende Sicht bewertet nicht die verschiedenen Zweige der Medizin, sondern beschreibt die Wege und ihren Umgang mit der Krankheit auf bildhafte Weise, damit die verschiedenen Phänomene und Eindrücke im Lichte der jeweiligen Anschauung frei zur Verfügung stehen und eine Offenbarung des Geistes und seiner Gestaltungen selbst geben, und sie vom Arzt, vom Heilpraktiker und vom Patienten gleichermaßen erschaut werden können. In diesem Sinne ist die einleitende Betrachtung eine aufzählende Skizzierung der verschiedenen Therapiemöglichkeiten und Therapieansätze, die für die Krebskrankheit in der heutigen Zeit einen Einsatz finden. Diese Skizzierung von verschiedenen Heilmethoden am Anfang ist deshalb wichtig, da heute im Volksmunde wenig Vorstellungsvermögen über die Unterschiede der Zielorientierungen innerhalb der Heilkunde existieren. In der Schulmedizin gehören zu der Krebstherapie vor allem die Operation, die meist mit Chemotherapie und Strahlentherapie begleitet ist. In jüngerer Zeit findet auch die Hormontherapie bei bestimmten malignen Erkrankungen eine relativ häufige Anwendung.

Skizzierung der verschiedenen Therapiemöglichkeiten.

Schulmedizin:
- *Operation*
- *Chemotherapie*
- *Strahlentherapie*
- *Hormontherapie*

Der gegenwärtige Stand der Schulmedizin ist ganz auf der wissenschaftlichen Forschung gegründet, und diese stützt sich wieder ganz auf das sichtbare und wägbare Bild des Körpers. Sie ist die Medizin der physischen Welt und strebt als ihren Zielpunkt das größtmögliche Heil innerhalb der physischen Seite an. Sie ist auch die Medizin der konkreten Forschung und experimentellen Analyse von Stoffen, die sich namentlich bei der Krebskrankheit auf zytologische (Zellen), histologische (Gewebe) und morphologische

(Form) Untersuchungen stützt. Da sich diese Medizin an der ganz konkreten Stofflichkeit orientiert und diese mit den verschiedenen Instrumenten und Messgeräten immer weiter und genauer im Detail untersucht, gibt sie auch auf einer gewissen Ebene die größte Sicherheit für einen rationalen Therapieansatz. Auf die Ursachenforschung bezogen bemerkt deshalb die wissenschaftliche Methode die kanzerogene Substanz und definiert das Krankheitsbild entsprechend der Noxen, die zur Entwicklung der Krebskrankheit führen. Diese können intern im Stoffwechsel durch Schlacken und chronische Verdauungs- oder Ausscheidungsschwächen entstehen oder extern durch die Ernährung oder Umweltbelastung eindringen. Die Definitionen finden ganz innerhalb der Stoffeswelt ihren Ausdruck. So ist es ein Forschungsergebnis, dass durch die experimentelle Analyse sehr deutlich festgestellt werden kann, dass eine Krebskrankheit entsteht, wenn ausreichend viele kanzerogene Substanzen, das sind krebserzeugende und zellschädigende Substanzen, auf den Körper einwirken. Statistiken beweisen mit einer gewissen definitiven Sicherheit, wie bestimmte Berufsgruppen zu bestimmten Krebsarten prädestiniert sind. Der Kaminkehrer wurde früher leichter vom Hodenkrebs befallen als eine andere Berufsgruppe. Diese besondere Disposition des Kaminkehrers für Krebs ist durch die Rußsubstanzen, die kanzerogen wirken, erklärlich. Die Forschungen der Medizin sind bis zum heutigen Tage sehr vielseitig und sehr tief in das Detail vorgedrungen. Sie berücksichtigen aber zu einer minderen Seite die psychischen Umstände des Menschseins und berücksichtigen auch nur sehr wenig den körperlichen Gesamtzustand wie beispielsweise das Atemsystem, das Verdauungssystem, das Immunsystem und das Ausscheidungssystem. Aus diesem Grunde ist die Erklärung der Krebskrankheit mit der schulmedizinischen Methode nicht ausreichend gewährleistet.

Die Schulmedizin und ihre Methoden sind aber weder gut noch schlecht; sie sind Methoden der Zeit, die vielfach das irdische Leben verlängern können. Sie wirken in ihrer Summe geistig gesehen so, dass sie den Menschen in der Körperlichkeit stabilisieren wollen und langsam doch jenes mysteriöse Niveau vorbereiten, damit sich die Seele, der höhere Träger des Menschseins, in dem künstlich erhaltenen und reduzierten Körper nicht mehr wohl fühlt und so eine erste, unstillbare Sehnsucht nach den geistigen Welten entsteht.

Bei der Schulmedizin steht die physische Erklärbarkeit der Krebskrankheit im Vordergrund.

Die Schulmedizin fördert indirekt die Sehnsucht nach dem Geiste.

Eine ganz andere Zielorientierung und Beobachtung entsteht bei der psychosomatischen Methode, die in den letzten Jahren ganz besonders bei der Krebstherapie eine gewichtige Rolle einnimmt. Was ist eine psychosomatische Medizin und was ist im Gegensatz dazu der spirituell-geistige Heilsansatz? Sehr leicht bekommen jene Begriffe von Psyche, Seele und Geist, wie sie im Verhältnis zum Körper stehen, ein ungeordnetes und ablenkendes Verhältnis zueinander. Die psychosomatische Therapie ist von der Methode und von der Idee her nicht ein geistiger Heilsansatz, sondern ein psychologischer Weg der Auseinandersetzung. Die psychosomatische Medizin sucht die Erklärung für die pathologischen Abweichungen in der Idee des Zusammenhangs von Organen und ihren psychischen Begleitbildern. Manifest gewordene Sorgen und Ängste, unterdrückte Gefühle und ungelebte Wünsche, Verdrängungen von Bewusstseinsprozessen, Schockerlebnisse und schwere psychische Dauereinflüsse führen zu einer untolerierbaren Belastung der Organe und stören damit auf mehr oder weniger nachweisbare Weise ihre physiologischen Reaktionen und Funktionen. Die Sorgen oder Belastungen gleiten in den Leib hinab und verursachen dort eine latente Wunde oder einen unausgetragenen und damit unbewusst gebliebenen Schmerzzustand. Wenn der Arzt oder Therapeut die ungelöste psychische Konfliktsituation aufdecken und eine entsprechende Konfliktlösung eingeleitet werden kann, wirkt sich dies auf die Harmonie und Gesundheit des Körpers positiv aus. Die psychosomatische Betreuung ist bei der Krebsbehandlung eine wichtige Säule, die das komplizierte Dachgeschoss des Geistes auf entschiedene Weise tragen und stützen kann. Sie ist ein wesentlicher Beitrag zu einem umfassenden Heilsansatz, und dies insbesondere dann, wenn der Psyche des Menschen der geordnete Platz innerhalb der Integralität des Menschen zugeordnet wird. Die Psyche ist nicht der Geist, sondern mehr das Spiel des Geistes, das weltliche Auf und Nieder; sie ist mehr die Straße und der Fahrboden des Geistes.

Psychosomatische Methode: Die Lösung von psychischen Konflikten wirkt positiv auf die Physis.

Die Psyche ist nicht der Geist, sondern mehr das Spiel des Geistes.

Manche Therapeuten und Heilpraktiker bezeichnen die Krebskrankheit sogar als eine der ganz wesentlichen psychosomatischen Erkrankungen. Diese Aussage ist sicherlich richtig, wenn auch in ihr keine absolute Erklärung liegt. Bei der Krebskrankheit ist jedenfalls immer eine psychosomatische Komponente und damit eine chronische Konfliktsituation ersichtlich. Die Deutungen, die im Allgemeinen zu dieser Krankheit aus dieser Sichtweise angeführt werden, kommen sicherlich dem eigentlichen Grundgeschehen sehr nahe. Dies ist der gesteigerte Lebensprozess, der sich in dem Zellwachstum, dem Neoplasma, der malignen Neubildung und in den Proliferationen des Krankheitsherdes ausdrückt und der sich sinnbildlich auf der körperlichen Ebene scheinbar ein neues Lebensrecht verschafft. Die maligne Neubildung zeigt ein generatives Leben, ein gesteigertes und wucherndes Wachstum und somit erscheint sie psychosomatisch gesehen auf der Ebene einer unbewussten Forderung der innersten Persönlichkeit nach Leben. Sie erscheint wie ein unbewusster Drang nach einem verborgenen Lebensdurst.

Die Naturheilkunde weist deutlich auf den Zustand des Immunsystems hin.

Etwas anders erscheint der Ansatz der Naturheilkunde, die heute bei der Krebstherapie eine zunehmende Bedeutung gewinnt. Die Naturheilkunde wird bei der Krebskrankheit wohl am deutlichsten auf die immunologische Seite und somit auf den Zustand des Immunsystems hinweisen. Das Immunsystem ist bei der Krebskrankheit in der Regel geschwächt, was auch ersichtlich wird, da der Krebsherd von den Abwehrzellen, den Lymphozyten und Makrophagen und von den anderen spezifischen und unspezifischen Killerzellen nicht im ausreichenden Maße angegriffen und als Fremdkörper vernichtet wird. Das Immunsystem hat die Aufgabe, dass es denjenigen Faktor oder denjenigen Stoff, der nicht zum Organismus gehört, rechtzeitig erkennt und sich seiner entledigt. Das Wort »immun« bedeutet von der Übersetzung her so viel wie »die Entledigung von einer fremden Last«. Der Krebsherd ist ein Fremdkörper für den Organismus und er wird auch mit der Zeit zu einer immer größer anwachsenden Bedrohung, der den ganzen Organismus mit Toxinen überschütten kann. Je schwächer das Immunsystem ist oder je weniger es im spezifischen Fall der Erkrankung zu einem Eingreifen gelangt, um so mehr nimmt das biologische Leben jene eigentümliche Tendenz zu einer malignen und destruierenden Vermehrung an.

Die Naturheilkunde gilt in der Umgangssprache als eine sogenannte »Ganzheitsmedizin«, die den Menschen von verschiedenen zusammenhängenden Systemen aus betrachtet und die Therapie somit auf die Förderung und Erhaltung der Selbstheilungskräfte ausrichtet. Eine wirkliche Ganzheitsmedizin ist sie sicherlich noch nicht, denn die Biologie, die Lehre vom organischen Leben, schließt in unserem Zeitalter noch die ätherischen Gesetze, die allem Leben vom Geiste aus zugrunde liegen, weitgehendst aus. Die Biologie, das Zentrum der Naturheilmedizin, wird in der fernen Zukunft auch die übersinnlichen Aspekte des Lebens beachten und dadurch immer mehr zu einer umfassenderen Medizin werden.

Die Naturheilkunde wird mehr eine »Ganzheitsmedizin«, wenn sie die ätherischen Gesetze berücksichtigt.

Die therapeutischen Anwendungen in der Naturheilkunde aber sind sehr vielseitiger Art, und es können nur einige wesentliche Erfahrungen hier mit ersten Vorstellungen genannt werden. Eine führende Rolle dürften dabei all jene Therapien einnehmen, die die natürliche Ausleitungsfähigkeit innerhalb der körperlichen Systeme anstreben. Die Darmreinigung spielt eine große Rolle, da bei dieser Krankheit fast immer eine Störung im Verdauungssystem und eine Verunreinigung innerhalb der Darmabschnitte feststellbar ist. Viele der Erkrankten haben entweder einen entzündlichen Kotbauch oder eine latente Candida-Infektion im Colon. Auch sind vielfach Enzymschwächen in dem Pankreas nachweisbar. Die Naturheilkunde setzt weiterhin verschiedene ernährungstherapeutische Maßnahmen ein und möchte durch geeignete Mittel das Säure-Basen-Gleichgewicht meist mehr in die Richtung eines alkalisierenden Niveaus bringen. Sie versucht im Zentrum ihrer Maßnahmen durch gezielte unterstützende Hilfen das Immunsystem besser zum Eingreifen zu bringen und fördert durch direkte oder indirekte Substanzen die Enzymbildung in Pankreas und Dünndarm.

Naturheilkundliche Methoden:
- Darmreinigung
- Ernährung
- Säure-Basen-Verhältnis
- Enzymbildung

Sowohl von der Naturheilkunde, aber ganz besonders auch von der Schulmedizin werden in der letzten Zeit jene Methoden der Hyperthermie und der perkutanen Bio-Elektrotherapie angewandt. Die Hyperthermie zielt auf direkte Überwärmung des Krebsherdes ab, denn man hatte durch Forschung festgestellt, dass die Krebszelle bei einer Temperatur von 42 Grad Celsius der Belastung nicht mehr standhalten kann und abstirbt. Der menschliche Körper kann aber mit seinen gesunden Zellen eine Temperatur von etwa 44 Grad Celsius aushalten, ohne dass seine Zellen geschädigt werden. Durch gezielte Überwärmungsbäder oder auch durch Einführen von Wärmesonden in die betroffenen Körperhöhlen kann die Durchwärmung des Gewebes genau auf ein bestimmtes Temperaturmaß angeregt und so der Krebsherd zur Verminderung gebracht werden. Die Hyperthermie ist eine sehr bewährte Methode, die vielen Menschen bereits geholfen hat. Ebenso führt die perkutane

Weitere Methoden sind:
- Hyperthermie
- Perkutane Bio-Elektrotherapie

97

Strommethode bei richtiger Anwendung zu einem besseren Eingreifen des Immunsystems am Krebsherd selbst und kann somit den Krebsherd verringern und vor weiterer Metastasierung abschirmen. Diese perkutane Bio-Elektrotherapie versucht mit Hilfe von Elektroden, die in den Tumor eingeführt werden, die elektromagnetische Polarität zu verändern, damit die malignen Zellen ihre Tarnung gegenüber dem Abwehrsystem verlieren und somit von den Immunzellen abgewehrt werden. Sie ist eine Methode, die sich bei den meisten Krebserkrankungen sehr gut bewährt hat.

Es ist für die Betrachtung der verschiedenen partiellen Zielorientierungen, die einem Heilssystem zugrunde liegen, sinnvoll, einmal eine Aufmerksamkeit darauf zu richten, wie das Wesen der Krankheit und das therapeutische Vorgehen mit einem Heilmittel früher gesehen wurden. Die Medizin hatte innerhalb ihrer gesamten Entwicklung von früheren Anfängen bis zur heutigen Zeit viele Wandlungen durchgemacht und sah die Krankheit entsprechend in unterschiedlichen Bezugsfeldern. Jener Arzt, der noch um das 15./16. Jahrhundert seine Patienten therapierte, setzte ganz andere Maßstäbe an, als der Schulmediziner heute. Er sah in der Krankheit andere Vorgänge als heute und er betrachtete auch die Heilmittel, die er einsetzte, anders als heute. Die Naturheilkunde nimmt gegenwärtig leider jenen Verlauf, dass sie sich immer mehr auf einseitige Weise dem schulmedizinischen, konkreten Prinzip der wissenschaftlichen Forschung annähert. Diese einseitige Annäherung der Naturheilkunde an die Schulmedizin besitzt einige Vorteile, sie besitzt aber auch verschiedene Nachteile, denn sie verliert damit ihren eigenen, intuitiven und sensitiv-wahrnehmenden Standpunkt. Sie nimmt beispielsweise den imponderablen aber dennoch existenten sogenannten »Lichtcharakter« ihrer Heilmittel nicht mehr wahr. Diese Betrachtung kann anhand eines typischen Heilmittels einmal eine kleine Skizze erhalten.

Die Naturheilkunde nähert sich einseitig der Schulmedizin an.

Die Schlüsselblume und ihre physiologische und metaphysische Heilwirkung

Stellen wir uns am Beispiel der Schlüsselblume einmal vor, wie der Arzt früher diese Heilpflanze in ihrem Lichtcharakter gesehen hat und wie der Naturheilkundetherapeut heute mit diesem Heilmittel umgeht. Die Schlüsselblume, das Primula, ist ein vielleicht nicht gerade großartig bekannt gewordenes Heilmittel, aber doch innerhalb der Naturmedizin eine sehr geläufige Droge. Der Heilkundige in früheren Zeiten hätte wohl in der Schlüsselblume nicht die Stofflichkeit in Erwägung gezogen und von dieser Stofflichkeit die Wirkung auf den physischen Körper beschrieben. Die Naturheilkunde war zu früheren Zeiten mehr noch eine intuitive Metaphysik, eine übersinnliche Lehre, in der die Verwandtschaft des Pflanzenwesens mit dem körperlichen Organ empfunden wurde. Sie wurde aber noch mehr empfunden und noch nicht in exakter Definition gedeutet. Eine metaphysische Wissenschaft ist eine reine Erfahrungswissenschaft, die mehr auf der übersinnlichen Schau und Wahrnehmung von Wesenheiten, die zugehörig zur Stofflichkeit sind, beruht.

Die Naturheilkunde war früher mehr eine intuitive Metaphysik.

Die Schlüsselblume hat ein lebendiges, erbauendes Wesen. Sie steht mit den Nebennieren in Verbindung und wirkt auf die Region des Sonnengeflechtes, jene aktive Stoffwechselregion, erbauend und stärkend. Die Schlüsselblume ist eine ausgesprochen stärkende, stabilisierende und den Aufbau fördernde Pflanze. Sie gedeiht im Frühjahr und nimmt die Frühjahrswirkung durch ihre Blüte ganz in sich hinein. Ihre intensive gelbe Farbe, die der Bergschlüsselblume, dem echten Primula eigen ist, verrät eine Zugehörigkeit zum Willenspol im Bauchraum. Die Schlüsselblume ist deshalb ein Heilmittel bei geschwächten Willens- und Körperkonditionen. Sie wirkt anregend und stärkend auf den Bereich des Sonnengeflechtes, und das ist der typische Willenspol des Menschen, der sich im verborgenen Stoffwechselleben der Organe äußert. Die Schlüsselblume darf dem Planeten Venus zugeordnet werden.

Die Schlüsselblume wirkt anregend auf den Willenspol.

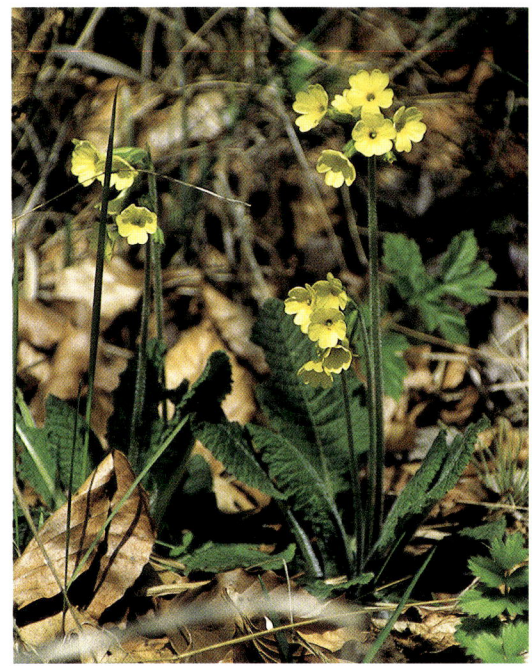

*Die Schlüsselblume (primula veris) ist eine
außerordentlich kräftige, den Stoffwechsel anregende
Heilpflanze, die im Frühjahr gedeiht.*

*Die Naturheil-
kunde heute ist
mehr stofflich-
analytisch
geprägt.*

Im Unterschied zu dieser ehemaligen metaphysischen Sicht, die
dem früheren Arzt mehr intuitiv eigen war, steht die heutige
Betrachtungsweise, die die Naturheilkunde gegenüber ihren Heilmitteln einnimmt. Die Naturheilkunde geht heute mehr von der
stofflichen Grundlage des entsprechenden Heilmittels aus und
untersucht die Droge nach den Inhaltsstoffen. Die Schlüsselblume besitzt Saponine, Harze und ein Glykosid. Durch das Glykosid wirkt sie sehr spezifisch auf das Herz, vor allem auch auf
entsprechende Schwächezustände des Herzens im Alter. Das eigentliche Heilmittel wird aber durch diese eher analytische Methode weniger erschaut, und der innere Sinn kann nicht in der
Tiefe und Verborgenheit eine rechte Benennung erhalten. Die
Stoffe, die im Heilmittel auffindbar sind, sind immer ein Ausdruck für ein übersinnliches, größeres, wesenhaftes Geschehen.
Sie sind aber nicht immer in dem rechten Verhältnis und in der

tatsächlichen Substantialität nachweisbar. Das sehen wir am Beispiel der Schlüsselblume. Die Schlüsselblume besitzt einen ausgesprochenen Frühjahrscharakter und sie besitzt vor allem einen sehr stoffwechselzentrierenden Aufbaucharakter. Die anabolische, zentrierte Aufbauleistung ist das Wesentlichste, was die Schlüsselblume für den Menschen geben kann. Es ist vor allem die innere und äußere Stabilisierung, die sie schenkt. Sie ist die Blume, die ein geschwächtes Leben wieder mehr im Rückgrat aufrichten kann. Diese Unterstützung der Aufrichtekraft erfolgt aber mehr aus der Leistung der Nebennieren und aus den sich daraus aktivierenden Stoffwechselaufbauvorgängen. Diese Eigenschaften können durch die Analyse aus der Schlüsselblume nicht genau erschaut werden. Aus diesem Grunde entfremdet sich die Naturheilkunde wohl immer mehr aus ihrem eigentlichen metaphysischen Schauen und nimmt somit den Lauf von einer mehr feinstofflichen und lichtvollen Therapierichtung zu einer mehr analytisch-wissenschaftlichen Methode.

Für die Zukunft erscheint es aber wohl sehr dringlich notwendig, dass wir neben dieser Annäherung der Naturheilkunde zur analysierenden Wissenschaft auch jene innere Seite der metaphysischen Schau und vor allem der Erkundung der Krankheit in ihrem Wesenscharakter sowie auch des Heilmittels wieder in einem tieferen Sinne ausprägen. Erst dadurch dürfte eine umfassendere Synthese in der Medizin möglich werden.

Notwendig für die Zukunft wäre eine mehr wesenhafte Erkundung der Krankheit und des Heilmittels.

Der geistige Heilsansatz

Ganz unabhängig von der Naturheilkunde und der Schulmedizin scheint nun jene dritte Dimension eines Heilsansatzes zu liegen. Dies ist der Heilsweg, der durch den Glauben geschieht und der ganz im Mittelpunkt das Wesen der unsterblichen Seele berücksichtigt. Auf diesem Gebiet gibt es innerhalb der verschiedenen Geistheilungstechniken und der charismatischen Heilungswege eine unendliche Vielzahl von Ansätzen. Jener Ansatz, der nachfolgend von mir beschrieben wird, ist nicht ein Mittelmaß aus den bestehenden Formen, sondern dürfte mehr von eigenen Erfahrungen und Einsichten in die geistige Welt geprägt sein. Er ist sehr

Der geistige Heilsweg berücksichtigt das Wesen der Seele.

identisch mit jener Formulierung, die Rudolf Steiner in seiner Anthroposophie gebracht hat. Die Einsichten beruhen auf der gleichen Methode, wie sie Rudolf Steiner gegeben hat.

Ein seelischer Heilsweg berücksichtigt die seelische Dimension in ihrer Einzigartigkeit und Ganzheit. Hierzu zählen beide Dimensionen: das ist die Zugehörigkeit der Seele zur diesseitigen, körperlichen Welt und zur jenseitigen, körperfreien Welt. Ein ganzheitlicher Ansatz darf nicht an der Todespforte seine Grenze setzen, sondern muss über diese Pforte hinaus jene vollkommen freie Verfügbarkeit der Seele und ihre zurückgehaltenen geistigen Resultate berücksichtigen, die erst dann eintreten können, wenn der Körper abgeschieden ist. Nachdem der Tod eingetreten ist, bleibt jene freie Entität übrig, die wir mit dem Begriff »Seele« benennen. Sie ist eine Summe aus verschiedenen Bewusstseinskräften und sie ist ein Wesen, das aus Licht und Wärme besteht oder, noch genauer gesagt, das in sich selbst Licht und Wärme trägt. Aus dieser geistigen Schau wird das Bild einer Krankheit eine neue Deutung erhalten. Die Krankheit verliert im Sinne dieses Betrachtungsfeldes ihren schreckenserregenden Charakter, denn die Krankheit mit ihren Verfallserscheinungen und schmerzlichen Auflösungsprozessen will die Seele, jenes feinste Wesen unseres Menschseins, nicht zerstören, sondern es sogar fördern. Die Krankheit ist in einem gewissen Sinn der Freund der Seele und der Feind des Körpers. Die Krankheit möchte das Wertvollere retten und das Sterbliche zerstören. Sie möchte aber auch das Menschsein auffordern zu einer größeren Willensentwicklung und vor allem zu einer Auseinandersetzung mit den verschiedenen Widersprüchlichkeiten des Daseins. Diese Auseinandersetzung, die die Krankheit fordert, führt durch ihre eigene Paradoxie schließlich zu einer größeren Befreiung des Individuums aus der Materie. Die Krankheit bewirkt deshalb auf der einen Seite eine Einschnürung und Einschränkung für den Körper und sie mag vielleicht sogar das Bewusstsein eindämmen und in engen Grenzen und mit Ängsten in Schach halten. Sie trägt aber auf der anderen Seite eine Mahnung und eine Aufforderung zu einem befreiten Lebensgefühl in sich. Die Krankheit will in Wirklichkeit die Freiheit der Seele.

Die Krankheit will die Freiheit der Seele.

Allgemein gesprochen richtet sich eine symptomatische Therapie in erster Linie an den Körper. Eine psychosomatische Therapie richtet sich an das psycho-physische Leibverhältnis und korrigiert

102

dieses. Die spirituelle Idee der Heilung legt aber ihren Angriffspunkt auf jenes Wesensglied, das im Menschen als die spirituelle
Dimension angelegt ist, und das ist die unsterbliche und so schwer
definierbare Realität der Seele, die über die Psyche und über die
Stofflichkeit hinausragt.

Die Krebskrankheit und
die Freiheit

Die Krebskrankheit, die für diese Ausführungen den Mittelpunkt
der Betrachtung bildet, ist jene Krankheit, die eine innere Forderung
oder einen Aufruf zur Freiheit des Menschengeistes symbolisiert.
Der Freiheitsbegriff und die Krebskrankheit gehören unmittelbar
zusammen. Dieser Freiheitsbegriff, der aber auf vielseitige Weise
eine Rolle im Menschsein einnimmt und der von den Philosophen
von den unterschiedlichsten Ebenen her aufgegriffen wird, bedarf
einer sorgfältigen Charakterisierung, damit er im Sinne der Krankheit und im Sinne des Werdeprozesses des hereinwirkenden und
nach Verwandlung strebenden Geistes verstanden werden kann.
Eine Freiheit ist nur durch die Bewahrung und Ausformung der Individualität in ihrer einzigartigen Transzendenz möglich. Das ist
das wachsende Selbstbewusstsein im Sinne eines reinen, schöpferischen Bewusstseins, das sich wie von einer größeren universalen
Mitte in den gegebenen leiblichen Träger des körperlichen Seins hi-
neinentwickelt. Freiheit und Individualität, die Erhaltung sowie das
Wachstum der geheimen Geisteskraft des einzigartigen Lebens und
somit des Einzigartigen im Menschsein gehören zusammen. Die
Entwicklung dieser Freiheit und das Werden sowohl des individuellen als auch universellen Menschengeistes unterliegen bestimmten
Gesetzen. Diese Gesetze sollen im weiteren Verlauf zur Betrachtung
kommen, denn sie geben ein Bild über die innere Logik und den inneren Sinn der so schwer fassbaren Krankheit unserer Zeit, die wir
mit dem unspezifischen Begriff »Krebs« benennen.

Fassen wir nun aber das bisher Gesagte noch einmal zusammen
und bilden wir uns damit eine kleine Skizze über die verschiedenen Denkansätze innerhalb der Medizin. Die schulmedizinische
Methode orientiert sich mit ihren Forschungen an der Stofflichkeit,

*Die Krebskrank-
heit ist ein
Aufruf zur Frei-
heit des Men-
schengeistes.*

*Diese Freiheit
erfordert die
Ausformung der
Individualität.*

sie erklärt die Krankheit aus der Stofflichkeit heraus und therapiert sie mit den Methoden, die ebenfalls ganz konkret in die Stofflichkeit hineingreifen. Die Naturheilkunde nimmt dagegen mehr den Weg über die Immunstärkung und über die Förderung von verschiedenen stoffwechselaktiven Aufbauleistungen, die der Organismus benötigt. Sie ist zwar an die Stofflichkeit und somit sehr nahe an die konkrete Wirklichkeit der Materie angelehnt, aber sie benützt bis zum heutigen Tag noch Heilmittel, die aus einem Wissen oder aus einer metaphysischen Schau ihre ehemalige Interpretation erhalten haben. Die geistige Dimension, die ganz im Glauben und in dem schöpferischen Aktivsein des Menschseins ansetzt, ganz besonders des individuellen Menschseins im Aufstieg des Denkens und Empfindens zu größeren Ebenen des Seins, geschieht auf körperfreier Basis und somit geschieht sie durch eine entsprechende religiöse Rückverbindung und Suche nach den im Verborgenen ruhenden und im Stillen der körperlichen Ausdrucksformen geoffenbarten Geheimnissen der Seele. Diese dritte Art der Auseinandersetzung, die geistige Dimension, berücksichtigt den Menschen sowohl von einer existentiellen Realität, die im Diesseitigen mit dem Körper als eine Offenbarung, als auch im Jenseitigen mit einer transzendenten Seele lebt. Durch die Wahrung und Anerkennung einer unsterblichen Natur der Seele kann das Geheimnis einer so schreckenserregenden Geißel, wie es die Krebskrankheit ist, verstanden werden.

Durch den Einbezug der Gesetze der Seele kann das Wesen der Krebskrankheit verstanden werden.

Für die Zukunft einer integralen und freischaffenden Medizin dürfen wir aber wohl nicht eine Monokausalität aufstellen und die Ursache einer Krankheit auf nur eine Wesensanlage zurückführen. Die Krebskrankheit kann schulmedizinisch durch bestimmte kanzerogene Stoffe erklärt werden, dies wenigstens in den meisten Fällen. Weiterhin kann die Krebskrankheit durch gewisse Immunschwächen und Defekte innerhalb der verschiedenen Organsysteme und Ausscheidungsverhältnisse oder innerhalb des Ernährungssystems verstanden werden. Es darf hier aber ebenfalls keine absolute und andere Theorien ausschließende Interpretation erfolgen, denn die Krebskrankheit besitzt wie jede andere Krankheit viele Gesichter. Schließlich darf auch von jener Dimension, die dem Glauben entspricht und die die Seele in ihrem ganzen Werdegang durch Tod und Leben und Wiederverkörperung berücksichtigt, nicht eine ausschließliche Erklärung erfolgen. Sobald sich eine Erklärung auf eine Monokausalität stützt, erkennt sie nicht mehr den Menschen in seiner Ganzheit von Körper, Seele und Geist an. Eine Heilkunde muss deshalb in der Zukunft alle drei Ebenen, die körperliche, die empfindsame seelische Wesensschau und die sich rein geistig offenbarende Dimension berücksichtigen. Wenn alle drei Dimensionen einigermaßen im Verhältnis zur Sprache kommen, so dürfte wohl eine dogmatische, einengende und begrenzte Medizin nicht mehr in Frage kommen. Das Ziel einer Medizin muss auch um des Menschseins und das Heilwerden des Menschseins willen unbedingt jene große Weite und jene große Anerkennung des Menschen selbst in all seinen Gliedern berücksichtigen. Die integrale Medizin ist auf die Förderung des Körpers, der Seele und des Geistes gleichermaßen ausgerichtet. Die Medizin muss in der Zukunft eine freie und freiheitsfördernde Medizin werden. Eine freie Medizin und eine freie Begegnung zwischen Arzt und Patient, die nicht mehr von Ängsten getrieben und von wirtschaftlichen Interessen oder kleinlichen Rechtsansprüchen geleitet ist, wird der Forderung nach Liebe, Reinheit und Gerechtigkeit wohl am nächsten kommen.

Eine ganzheitliche Heilkunde, die Körper, Seele und Geist gleichermaßen berücksichtigt, ist eine freiheitsfördernde Medizin.

Der Tumor ist ein eigenständiger Lebensprozess

Die Krebskrankheit ist eine charakteristische Erscheinung unserer Zeit und dürfte wohl eine der furchterregendsten Diagnosen sein, die mit vielen Ängsten und schwer ertragbaren Vorstellungen begleitet ist. Mit dem Krebs verbindet sich die Vorstellung eines tödlichen Ausganges oft einhergehend mit einem langsamen und qualvollen Ende. Die Vorstellung einer Erkrankung an Krebs dürfte die Menschheit derzeitig am meisten geißeln. Vielleicht ist diese Krankheit aber auch gerade deshalb so sehr schreckenserregend, weil sie mit einer Zerstörung der Individualität beziehungsweise des einzigartigen Menschseins einhergeht. Das Bild der Krankheit ist geradewegs durch diese Einschränkung der Individualität und durch das Überhandnehmen eines fremdartigen Wachstumsprozesses, des Neoplasmas, das mit der Zeit die Körperlichkeit besetzt, gekennzeichnet. In früheren Zeiten sprach man nicht von einem Tumor, sondern von einem Gewächs. Das Gewächs charakterisiert dieses Krankheitsbild wohl besser, denn es bezeichnet sehr scharfsinnig den Tatbestand. Es ist ein Gewächs, das wie auf

Die Krebskrankheit schränkt die Individualität ein.

einem fremden Nährboden ein eigenständiges Leben entfaltet. Die Krebszelle besitzt die Eigentümlichkeit einer außergewöhnlichen Ernährungsvitalität, die sie aus sich selbst heraus anzieht. Der Krebsherd wächst aus sich selbst und seinen eigenen Gesetzen heraus. Wie ein fremder Gast bedient er sich des Gebäudes seines Gastgebers, und das ist der übrige Körper. Die Krankheit ist ein Lebensprozess, der sich des Organismus bedient, aber dennoch in seinen eigenen Lebensäußerungen und seinem Lebensgefüge ganz für sich selbständig bleibt. Aus diesem Grunde kann eine Krebszelle auch außerhalb des Leibes im Reagenzglas, mit Nährflüssigkeit getränkt, gezüchtet werden und diese zeigt die Eigentümlichkeiten der Vermehrung wie ein lebender Organismus. Am Bilde der Krankheit wird es offensichtlich, dass eine alte Individualität durch einen neuen, generativen und ständig wachsenden Lebensprozess übertönt wird. Das sogenannte Gewächs nimmt immer mehr den gesunden und natürlichen Lebensraum für sich ein und bestimmt damit das weitere Geschehen in der Physis.

Die Mistel und die Krebskrankheit

Zu dieser bildhaften Betrachtung erscheint es sinnvoll, wenn ein Naturprozess zur Beobachtung kommt, der in Analogie zu dieser Krankheit steht. Rudolf Steiner wies 1920 in seinen medizinischen Vorträgen auf die Mistel hin und erwähnte diese als wichtiges Heilmittel zur Krebstherapie. Die Mistel ist ein Gewächs, das sich am Baume wie ein Schmarotzer bewegt. Sie unterliegt geradewegs jenen Gesetzen einer Umkehrung zu den natürlichen Lebensvorgängen der Pflanzenwelt. Sie blüht im Winter unter Abschirmung des Lichtes. Weiterhin äußert die Mistel eine ganz bemerkenswerte Tatsache gegenüber dem Erdboden. Sie meidet die Berührung mit dem Boden und bewegt sich deshalb auf Baumeshöhe oberhalb der Erde. Die Mistel stirbt ab jenem Punkt, ab dem sie mit der Erde eine Berührung einnimmt. Sie ist die Pflanze, die ein außerirdisches Leben in ihrem Ausdruck äußert, und sie möchte dem Menschen wohl durch ihre ganz eigenartigen Wachstumsprozesse ihr Anderssein demonstrieren. Die Mistel möchte nicht ein irdischer Bürger werden, sondern ein außerirdisches und somit weltenfernes Bewusstsein behalten. Die Mistel ist ein Ausdruck, ja, sogar eine Offenbarung eines Lebens, das einstmals in einer urfernen Vergangenheit existent war und jetzt in unserer Erdenkultur nicht mehr angebracht erscheint. Je besser die Augen und Sinne diese Pflanze studieren, um so deutlicher wird auch das Bild der Krebskrankheit. Die Mistel und die Krebskrankheit gehören tatsächlich wie zwei durch Evolutionsstufen etwas unterschiedlich geprägte Geschwister mit einer inneren Verwandtschaft zusammen. Die Betrachtung der Bilder zeigt wohl für das empfindsame Gemüt das Wirken eines außerirdischen, seelischen Lebens oder eines Lebens, das in einer weltenkosmischen Ferne und weltenhistorischen Vergangenheit einmal gewesen ist und nun nicht mehr sein wird. Die Bilder von der Mistel sollen mehr auf meditative Weise das Gemüt anregen und vor allem eine innere Stimmung fördern, die tatsächlich mit dem Wesen der Krebskrankheit einhergeht. Je mehr die Bilder der Mistel auf die Seele und auf das Gemüt wirken, um so mehr wird der Betrachter wohl feststellen, dass hier ein außerirdisches, seelisches Geheimnis existent wird. Die Mistel verkündet das Kommen einer Seele, die nicht in die Erde gehört.

Die Mistel und die Krebskrankheit haben eine innere Verwandtschaft.

Zur Meditation: »Die Mistel verkündet das Kommen einer Seele, die nicht in die Erde gehört.«

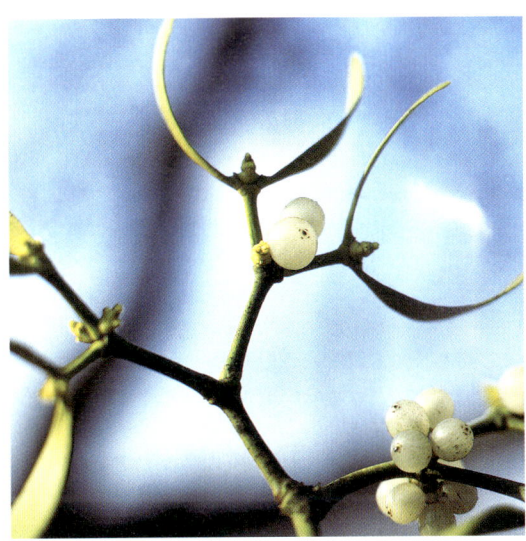

Die Mistel (viscum album) wächst als Parasit auf Bäumen. Sie könnte als eigenständige Pflanze auf der Erde nicht gedeihen.

Die Mistelzweige sind gitterartige und besenförmige Gewächse, die hoch oben an den Bäumen wie eine zauberhafte, unruhige Gefühlswelt erscheinen. Die Bäume, die mit Misteln beladen sind, erwecken den Eindruck, als ob sie einen Organismus tragen würden, der aus sich selbst heraus fühlt. Dies macht die Bäume nicht nur unruhig, sondern auch zu nahezu hexenartigen Erscheinungsformen. Die Mistel symbolisiert einen Gefühlsorganismus, der nahezu aus sich selbst heraus fühlen, leben, riechen und schmecken möchte.

Bei Bäumen mit Misteln und bei der Krebskrankheit ist der Kaliumstoffwechsel gestört.

Eine imaginative Betrachtung über die Vorkommnisse der Mistel hat ergeben, dass sie immer dort auftritt, wo die Bäume ihren Kaliumstoffwechsel nicht mehr ausreichend behalten können. Der Kaliumstoffwechsel ist für die Pflanze sehr wichtig, denn die Pflanze symbolisiert in einer gewissen Weise das Kalium, das wiederum ein Ausdruck eines unendlichen, ätherischen Fließens ist. Das Kalium ist der Ausdruck für das unentwegte, unendliche Fließen von geistig-kosmischen, feinstofflichen Substantialitäten. Wenn nun die Mistel gewisse Bäume befällt und andere wieder nicht, so wird schon im Bilde auf mehr empfindungsintuitive Weise deutlich, dass diese Bäume einem gewissen Alterungs- oder Isolierungsprozess unterliegen und somit das lebendige Fließen eines kosmischen Geschehens bei ihnen zurückgezogen erscheint.

Die Therapie nach Max Gerson fördert den Kaliumgehalt im Menschen.

Diese Beobachtung der Bäume und des Mistelbefalls kann wieder im Zusammenhang mit der Krebskrankheit beim Menschen gedeutet werden. Bei der Krebskrankheit liegt ein ganz ähnliches Geschehen wie beim Mistelbefall der Bäume zugrunde. Der menschliche Organismus erscheint wie aus dem natürlichen Leben und den natürlichen Lebensprozessen ausgesondert, und ein anderer, degenerativer Wachstumsprozess erscheint sich seiner zu bemächtigen. Der Forscher und Arzt Max Gerson hatte auch festgestellt, dass in der Krebszelle das Kalium zu wenig angelegt ist und scheinbar auch im ganzen Menschen der Kaliumstoffwechsel primär eine Störung aufweist. Seine Therapie zielte somit auf jene Maßnahmen ab, die das Natrium, den Gegenspieler des Kaliums, möglichst gering halten wollen und das Kalium mit entsprechender Ernährung und substituierenden Gaben fördern.

Eine weitere Beobachtung erscheint ebenfalls gegenüber der Krebskrankheit sehr sinnvoll. Betrachten wir noch einmal die Mistel.

Diese Pflanze am Baume erscheint, als ob sie in sich selbst keine fließende und bewegte Struktur hätte, sondern als ob sie in sich und aus sich selbst heraus in direkter Weise ihr Wachstum entfalten kann. Das Leben aber im natürlichen Verlauf bewirkt ein unendliches, fortwährendes Fließen von Substantialitäten, die sich in beständigem Auf- und Abbau bewegen und somit den Ausdruck des einzigartigen Bewegtseins und der einzigartigen ätherischen Bildeform und somit den Ausdruck des Lebens erzeugen. Ein gesundes Leben kann sich wohl nur entfalten, wenn dieses unendliche, bewegte Fließen im Körperlichen erhalten bleibt. In diesem unendlichen Bewegtsein entfaltet sich die Einzigartigkeit und Schönheit des individuellen Ausdruckes.

Diese Einzigartigkeit und Schönheit in einer Widerspiegelung des Menschseins und des Schöpferseins äußert sich in dem Zusammentreffen von jenen zwei großen Gegensätzen, und das sind Licht und Festigkeit oder, im noch weiter gefassten Sinne, Geistigkeit und Materie. Dieses einzigartige Zusammentreffen bewirkt die Äußerung von Schönheit und Ästhetik. Die Schönheit beruht immer auf diesem Zusammenspiel von jenen beiden großen Weltengegensätzen eines Oben und eines Unten oder eines manifesten und eines unmanifestierten Seins. Eine herkömmliche Pflanze ist deshalb schön, da sie im einzigartigen Ausdruck des Lichtes und in einer vollkommenen Reinheit der Hingabe oder Einordnung an höhere Wesen lebt.

Die Krebszelle und das Fehlen von Struktur

Nun wollen wir aber die Krebszelle und die Art des Gewebes, das die Krebszelle bildet, betrachten. Solange der Krebsherd unter der Schutzschicht der Haut verbleibt, kann ihn das Auge nicht einsehen. Bricht aber das Tumorgeschehen im Verlaufe einer Krankheit nach außen durch die Haut hindurch, so äußert sich ein äußerst unangenehmes Gewebe, das im besten Sinne einer Betrachtung jegliche Schönheit vermissen lässt. Das Krebsgewebe erscheint lichtlos, unstrukturiert und unangenehm durchblutet. Es erscheint, als ob es eine größere Verdauungsleistung aufweisen würde und somit einen größeren Versorgungsbedarf benötigt. Tatsächlich entwickeln sich das Krebswachstum nicht in dem natürlichen Geschehen von einem beständig fließenden Auf- und Abbau, der eine Schönheit in seiner Form erzeugt, sondern in einem mehr fortschreitenden Gärungsprozess, der sich von den höheren Entitäten des Lichtes und der Wärme herausnimmt. Die Gärung kann sich nur entfalten, da der Tumor an dem natürlichen Atemgeschehen nicht mehr teilnimmt und auch nicht am Lichtstoffwechsel, der die lebendige Durchgestaltung des Gewebes bewirken würde und die Schönheit hervorbringen möchte. Die Wachstumsprozesse finden deshalb auf einer anderen Stufe der Entwicklung und Formgestaltung statt, als es die gesunde Aufbauleistung des Körpers verlangen würde.

Der Tumor nimmt nicht am Atemgeschehen und Lichtstoffwechsel teil.

An dieser Stelle soll nun eine weitere, rein geistige Betrachtung zu dem Tatbestand des Krankheitsgeschehens erfolgen. Diese geistige Betrachtung entstand aus der schöpferischen Inspiration und bringt eine erste Deutung und somit eine erste Orientierungsrichtung in die Abläufe, die tatsächlich im Geschehen der Krankheit eintreten. Jede Krankheit, so schrecklich und widersprüchlich sie auch zum lebendigen Menschsein steht, muss eine innere Bedeutung aufweisen und somit einen doch positiven Sinn innerhalb eines universalen Gesetzes erfüllen.

Jede Krankheit hat einen positiven Sinn.

Die Zelle und ihr Drang nach Wachstum

Nehmen wir einmal an, wir würden die Zelle fragen, welche Bewusstseinsaktivität sie in sich selbst besitzt. Sie würde zur Antwort geben, dass sie aus ihrem eigenen Wunsche heraus sich unendlich reproduzieren möchte. Sie ist die Reproduktion in sich selbst. Sie möchte wie der Mond sein, der unendlich fortwährendes Wachstum spenden und somit in utopische Höhen des immerwährenden Lebens vorstoßen würde. Die Zelle trägt in sich den unausweichlichen Wunsch nach Vermehrung und Wachstum. Dieser Prozess, der der Zelle eigen ist, wird aber durch die höheren Steuerungen, die teils unbewusst und teils bewusster im Menschsein angelegt sind, aufgehalten. So, wie die Pflanze durch das Licht von außen organisiert und in ein einzigartiges, genau bemessenes Wachstum geführt wird, so wird auch durch höhere Weisheitskräfte und durch die Spiele des Geistes das körperliche Leben in den Zellen organisiert und durchgestaltet. Die Zelle wäre von ihrem Wesen her, solange sie Leben trägt und Nährflüssigkeit hätte, gleich einem Perpetuum mobile und würde somit aus sich selbst unendliches Wachstum erzeugen, wenn die höheren Steuerungen des Geistes aus ihrer mehr führenden Natur sie nicht einschränken und begrenzen würden. Aus diesem Grunde können die zytologischen, histologischen wie auch morphologischen Untersuchungen am Krebsgewebe keine wirklich durchschlagenden Erfolge für die Therapie erbringen, denn durch diese Untersuchungen können nur einmal gewisse Hintergründe zur Art und Weise des pathologischen Geschehens am direkten Ort aufgezeigt werden; sie können aber den eigentlichen, größeren, organisch eingebundenen und weiten Zusammenhang der Krankheit nicht erklären. Bei der Krebskrankheit ist, geistig gesehen, die Steuerung von einem Oben zu einem Unten unterbrochen. Der Zellapparat beginnt aus sich selbst heraus sein Leben zu organisieren, weil er von den höheren Entitäten nicht mehr organisiert wird.

Die Krebszellen unterliegen nicht mehr der höheren Steuerung des Geistes.

Wenn wir diesen Zusammenhang genau studieren und diese Überlegungen sorgfältig im Bewusstsein erbauen, sehen wir, dass die Krebskrankheit nicht zufällig auftritt und auch nicht alleine auf kanzerogene Substanzen zurückzuführen ist. Wir sehen vielmehr, dass sie in einer mehr oder weniger intensiven Ausdehnung auftreten wird, wenn das Leben in seiner Gesamtorganisation geschwächt ist und die Steuerungen von einem Oben zu einem Unten oder von einer geistigen, universalen Meisterhierarchie zu dem körperlichen Dasein nicht mehr aufrechterhalten werden können. Dieses Aufrechterhalten der Steuerungsvorgänge geschieht durch die Kraft und Reserven der Individualität, die sich in der Wärme des Menschseins entfaltet und sich des Lichtes des Gedankens und des Lichtes des Bewusstseins bedient. Sobald sich die Individualität aus dem Leben zurückzieht, können sich die natürlichen Vorgänge des einzigartigen, schöpferischen Menschseins im Körper nicht mehr richtig aufrechterhalten; die gesamte menschliche Organisation fällt aus der Harmonie des natürlichen, weisheitsvollen Schöpfungsgeschehens, und es entstehen degenerative Prozesse der Wachstumsvermehrung. Diese Krebsherde, die damit entstehen, beginnen sich meist an der schwächsten Stelle des Körpers zu manifestieren.

Die Krebszellen entstehen wenn sich die Individualität aus dem Leben zurückzieht.

111

Die Ursache für ein pathologisches Wachstum, und das muss einmal ganz genau festgehalten werden, darf nicht in der Zelle selbst gesucht werden, sondern genau im entgegengesetzten Pol, dort, wo die Steuerungskräfte und Autoritäten für die menschliche Führung angelegt sind. Die Ursache des Krebsgeschehens liegt deshalb vom Geiste aus gesehen nicht im Körper und seinem globalen Zellorganismus, sondern sie liegt in der Stärke der Individualität und in ihrer Bereitschaft zur Führung und Meisterschaft über das gesamte physische und psychische Dasein. In den bisherigen Betrachtungen wurde erwähnt, dass die Krebskrankheit bildhaft eine Art Zerstörung der Individualität beschreibt. Die Körperlichkeit und das gesunde Gewebe werden ganz langsam, Stelle für Stelle, durch das metastasierende und sich verbreitende Wachstum eines fremden Lebensprozesses eingenommen, und es entstehen neben Obstruktionen und Raumbeengungen vielseitige Toxine, die schließlich im größeren Umfange zu ernster Gefahr werden und zum Tode führen können. Es ist nicht ganz richtig, wenn davon gesprochen wird, dass das kranke Krebsgewebe das gesunde Gewebe infiltriert, sondern es ist viel mehr so, dass die Vermehrungsprozesse aus dem Tumorgeschehen die bisherigen Lebensprozesse bedrängen und keine gesunden Zellen und kein gesunder Wachstumsvorgang auftreten können. Der Wachstumsprozess aus dem generativen Tumorgeschehen überwiegt gegenüber dem natürlichen Aufbauprozess des sich normal bildenden und sich organisierenden Gewebes. In den meisten Fällen äußert sich dieses Geschehen auch darin, dass jener, der an der Krankheit leidet, mit der Wundheilung Probleme hat. Die Wunden heilen nicht so schnell und nicht so natürlich wie bei jenem, der in einer gesunden Aufbauleistung des Stoffwechsels steht.

Die Gesundheit der Zellen benötigt das Eingreifen einer übergeordneten Willenshierarchie

Ein gesundes Leben kann sich nur in den Wechselspielen von Leben und Tod, und das sind Aufbau und Vergehen, entfalten. Dasjenige, was – ganz einfach gesagt – aus den männlichen Führungsprinzipien entsteht, ist soviel wie der Tod für die Zelle oder soviel

112

wie die Begrenzung des Wachstumsprozesses. Das Gewebe der Haut oder, allgemein gesprochen, der Körperlichkeit, ist schön. Es ist aber nur deshalb schön, da sich diese beiden großen Kräftespiele von einer oberen weisenden und einer unteren quellenden Hierarchie an diesem Gewebe ausdrücken. Auf der einen Seite sprießt und sprosst mit einem innersten Drängen das Wachstum von unten oder von dem Wesenhaften der Zelle hervor, und auf der anderen Seite begrenzt ein Licht- und Gedankenvorgang diese beständige Wachstumsgier der Zelle. Zur Erhaltung der Individualität sind beide Vorgänge in einem einzigartigen Berührungspunkt notwendig: derjenige des Lebens, der Führung und Meisterschaft und somit des ständigen Begrenzens, und auch der – extrem gesprochen – eines Tötens. Das Töten ist nicht ein physisches Töten, aber es ist ein ständiges Herabdämmen oder ständiges Vernichten von dem, was sich an neoplasmischen benignen und malignen Bildungen heranentwickeln möchte. In der Krebskrankheit entsteht der unkontrollierte, aus dem Gesamten entglittene Drang des Weiblichen und der Drang nach unendlichem Wachstum. In der Krankheit besteht ein Verhältnis, in dem jene führenden Mächte und weisen Licht- und Schöpferprinzipien, die das individuelle, freie und bewusste Menschsein kennzeichnen, nicht mehr eingreifen und sich das Leben aus dem Zellartigen ausbreiten möchte. Für ein gesundes Dasein müssen sich aber beide großen Gegensätze von Organisationskraft (todbringende Kräfte) und Leben miteinander in einer Körperlichkeit und menschlichen Organisation sinnvoll begegnen und vereinen. Die menschliche Entwicklung ist dann im gesunden Verlauf, wenn sich diese beiden Realitätsformen, die unweigerlich zum Dasein gehören, einander sinnvoll und harmonisch durchdringen und im gegenseitigen Spannungsverhältnis ergänzen. Dasjenige, was aber in der Krebskrankheit vorherrscht, ist geradewegs ein gesteigerter Lebensprozess, der ohne die Meisterschaft eines übergeordneten Gedankens mit Wucherungen und Entartungen aus den natürlichen Formen entgleist. Ein anderes seelisches Sein, das zu der Entwicklung nicht sinnvoll zugehörig ist, verbreitet sich über die Körperlichkeit und auch über die Psyche des Menschen. Die Krebskrankheit ist deshalb ein Ausdruck für die Existenz eines fremdartigen seelischen und eiweißartigen Geschehens im psychischen und physischen existentiellen Dasein.

Das Leben des Menschseins trägt in sich ein Spannungsverhältnis und führt aus diesem Spannungsverhältnis zu einem immer

Ein gesundes Leben erfordert eine aufbauende und eine begrenzende Kraft.

Bei der Krebskrankheit greifen die begrenzenden Kräfte nicht mehr ein.

größeren, reiferen Zielpunkt, der wohl im trefflichsten Sinne mit der Freiheit des Geistes bezeichnet werden kann. Die Freiheit des Geistes und die Einzigartigkeit der Individualität in der vollkommenen Einigung und Erfüllung eines von höherem Willen auferlegten Gesetzes, von hohen und höchsten menschlichen Wertvorstellungen, ist ein Ziel, das den gesamten kollektiven Bemühungen allen Werdens zugrunde liegt. Diese Freiheit kann wohl nur gewährt sein, wenn das menschliche Dasein in sich selbst durch gewisse Spannungstendenzen jeden Tag ein wenig stirbt und mit jedem Tag ein wenig aufersteht. Der Tod und das Leben gehören in einer organischen Einheit zusammen. Aus diesem Spannungsverhältnis arbeitet sich die Realität und das Bewusstsein wie auch die Gnade der Freiheit heraus.

Der Tod und das Leben sind ein notwendiges Spannungsverhältnis.

Zu diesen Gedanken darf nebenbei erwähnt werden, dass die Polaritäten von Wachstum und Führung in einem verwandten Verhältnis zu den Gegensätzen des Weiblichen und Männlichen liegen. Die früheren Bewertungen, die die Frau dem Manne untergeordnet deuteten und sie auf die Stufe einer seelisch-geistigen Unvollkommenheit rückten, entstammen aus dieser ehemaligen Sicht. Die Frau gilt nach der biblischen Auffassung als ein zweites Geschöpf, das aus der Rippe des Mannes geschaffen wurde. Dies ist geistig und frei von Bewertungen gesehen wahr. Eine tiefe Weisheit liegt in den religiösen Urkunden, die die Schöpfungsgeschichte mehr auf bildliche Weise wiedergeben möchten. Ich bitte Sie, nehmen Sie diese Aussagen nicht als Bewertungsmaßstab, sondern als eine tiefe Weisheit, die als einzigartige Fügung und Selbstgestaltung alles menschliche Leben durchwebt. Die Weisheit der menschlichen Gestaltung ist in Wirklichkeit frei von Bewertungen. Sie ist eine Offenbarung des höchsten Willens, ein Ausdruck der Liebe, der frei von Macht und Unterordnung ist.

Die Polaritäten Wachstum und Führung weisen eine Verbindung auf zum Weiblichen und Männlichen.

Die Diagnose – ihre Gefahr und ihre Möglichkeiten

An dieser Stelle darf nun eine Überleitung zu einem praktischen Punkt der Krankenhygiene gemacht werden. Das sind die Diagnose und die Möglichkeiten, die mit der Diagnose in Verbindung stehen. Eine Diagnosemitteilung kann zu schwerwiegenden Belastungen führen und somit die Krankheit wie auch das Immunsystem entscheidend schwächen. Sie kann aber im richtigen Sinne den ersten Schritt zu einer Heilung darstellen. Eine wirkliche Diagnose und eine rationale Vermittlung dieser Diagnose dem Patienten gegenüber kann wohl nur von einem Arzt erfolgen, der sich wirklich ein Bild über das Geschehen der Krebskrankheit in Gedanken, Empfindungen und wissenschaftlichen Forschungen geschaffen hat, sonst wird er wohl dem Patienten die Diagnose nicht auf richtige Weise vermitteln können. Die Diagnose der Krebskrankheit sollte im besten und idealsten Falle in einer die Realität und den Sachverhalt treffenden und dem Stande des Patienten bezüglich seines Erfassungsvermögens dienlichen Weise übermittelt werden. Hier aber herrscht eine große Unwissenheit vor und hier gibt es zahlreiche Probleme, die zur Belastung des Patienten führen. Wer ist aber dafür verantwortlich? Ist es mehr der Arzt oder ist das Verantwortungsgefühl auch zu einem Teil dem Patienten selbst auferlegt? Wir stehen im medizinischen wie auch im gesellschaftssozialen Feld bezüglich der Verantwortung und auch der Behandlung dieser Krankheit noch nicht am Ende, sondern erst am Anfang. Auf dem Gebiet der Krebsprophylaxe und Nachbehandlung wird eine wahrhaftige menschliche und geistige Sichtweise dringlichst notwendig werden.

Die Diagnose kann der Beginn einer Heilung sein, sie kann aber auch zu schwerwiegenden Belastungen des Patienten führen.

Ein kleines Beispiel kann den Sachverhalt der Problematik etwas näher beleuchten. Ein Patient wird in das Krankenhaus eingewiesen, und es wird ihm die Diagnose Krebs mitgeteilt. Der Betreffende wird operiert, und es wird ihm im Nachhinein erklärt, dass alles so weit ganz gut verlaufen ist und dass er nun weiterleben kann wie bisher. Den Angehörigen erzählt die Ärzteschaft aber ganz andere Sachverhalte. Zu den Angehörigen spricht der verantwortliche Arzt, dass der Patient nicht mehr lange leben wird, da er an einem sehr bösartigen Tumor erkrankt ist. Wenn derartige Verschleierungen über die Realität dem Patienten gegenüber eintreten und aus scheinbar menschlichen Gründen die eigentliche Prognose verheimlicht wird, vor allem gegenüber dem Betroffenen selbst, so kann keine wirkliche Freiheit in der Individualität gefördert werden und kein wirklicher eigenständiger Umgang mit der Krankheit erfolgen. Das hat schwerwiegende Nachteile für den seelisch-geistigen Entwicklungsprozess des Patienten, denn er wird dadurch nicht zur Aktivität und zu seinen Möglichkeiten geführt, sondern

Ein eigenständiger und aktiver Umgang mit der Krankheit sollte vom Arzt unterstützt werden.

er wird in der Unfreiheit des Geschehens ganz hilflos den Bedingungen ausgeliefert, die von außen auf ihn einwirken. Selbst wenn ein Patient die Diagnose nur sehr schwer verkraftet, so müssen für die Zukunft Wege der Diagnoseübermittlung entstehen, damit die Realitätsebene so gut und so deutlich wie möglich aufgezeigt werden kann. Die rechte Einordnung und rechte Handhabung der Diagnose scheint aber geradewegs bei der Krebskrankheit schwierig zu sein.

Die Krebskrankheit erfüllt den Menschen heute so sehr mit einer Angst, dass sie mehr zu einer Geißel der Psyche als des Körpers geworden ist. Die Psyche und die Krebskrankheit sind so engmaschig miteinander in einer Art Symbiose verbunden, dass diese das eigentliche Krebsgeschehen und somit das einseitige Wachstum eines falschen Zellentwicklungsprozesses fördert. Wie viele Ärzte haben vor der Krebskrankheit selbst Angst und somit Angst vor dem einstmalig bevorstehenden Ereignis des Sterbens? Wenn der Arzt nun selbst vor dieser Krankheit Angst hat und vor allem wenn er das Mysterium des Todes, das einmal auf jeden Menschen wartet, noch nicht ausreichend in seinem Bewusstsein erwogen hat, überträgt er allzuleicht seine Angst auf den Patienten. Hier ist es wahr, dass feinstoffliche Wirkungen, die sich in einem Begegnungsverhältnis von Arzt und Patienten durch Ängste ergeben, zu einem negativen Ausgang der Krankheit führen können. Der Arzt hat aber die Möglichkeit, dass er mit der Übermittelung der Diagnose dem Patienten bereits einen ersten Schritt zur Realität und damit zur Gesundheit ermöglicht. Er hat auch gleichzeitig die scheinbar schwierig zu bewältigende Last und Bürde zu übernehmen, dass er die richtigen Worte und die richtige Art der Übermittelung tatsächlich wahrnimmt. Je deutlicher die Realität beim Arzt im Patientengespräch in den Vordergrund rückt, verbunden mit einem aufrichtigen Gefühl der Verantwortung und der Nächstenliebe, um so stärkender beeinflusst dieses das Immunsystem und die Selbstkraft des Betroffenen. Die innere Begegnung mit ihrem psychischen, erbauenden Charakter zwischen Arzt und Patient kann mehr Möglichkeiten zur Gesundheit geben, als die im Nachhinein ermessenen Eingriffe in den Körper.

Die innere Einstellung des Arztes zur Krankheit wirkt sich auf den Patienten aus.

Ein weiteres kleines Beispiel kann den Zusammenhang der Notwendigkeit zur Realitätsaussprache und damit zur beginnenden Freiheit verdeutlichen. Angenommen, wie am Beispiel schon

116

erwähnt, der Arzt hat selbst Angst vor den Konsequenzen der Krebskrankheit und somit eine gewisse latente Angst vor dem Tod. In seiner Angst überträgt er unbewusst eine Enge und Bewusstseinseinhüllung auf den Patienten. Diese mag sich sichtbar in gewissen Gesten und hörbar in bestimmten Worten ausdrücken. Vielleicht spricht der Arzt zu dem Patienten die eindringlichen Worte, dass dieser sich sofort und so schnell wie möglich operieren lassen müsse, damit er noch eine Chance zu leben habe. Wie oft ist diese Therapieanweisung hörbar: »Wenn Sie sich nicht operieren lassen, werden Sie sterben.« Diese Aussage ist, sind wir doch einmal ehrlich, im Sinne einer wirklichen Prognose, einer inneren Würde gegenüber dem Menschsein und der Bewahrung der Freiheit des Menschengeistes, unrealistisch. Der Arzt kann vielleicht dem Patienten die Operation nahelegen, aber er kann ihn nicht durch eine gewisse erschreckende und erregende Angst zwingen. Es wäre wohl sinnvoll, dass der Arzt dem Patienten jegliche Freiheit einräumt und ihm dennoch aber ganz realistisch seinen Standpunkt mitteilt. Er würde dann wohl aussagen, dass eine Operation, wenn sie sehr schnell gemacht wird, vielleicht verbunden mit einer Chemotherapie, in seinen Augen die beste Chance zur Heilung der Krankheit in sich trägt. Er müsste sagen, dass nach seiner Erfahrung, die Möglichkeit einer Entlastung des Organismus von der Krankheit zu angenommen fünfzig oder siebzig Prozent eintreten wird. Jedoch ist er im Sinne der Bewahrung der individuellen Freiheit verpflichtet, dem Patienten ein rechtes Bild über die Vorgänge zu vermitteln und ihm jegliche freie Wahl selbst zu überlassen. Durch diese grundlegende Gewährung einer Freiheit kann der Patient in sich selbst den Mut zum Entschluss und somit auch den ersten Mut zu einem Neuanfang in seinem Leben fassen. Dieser Mut zu einem Entschluss und dieser Mut, die Dinge selbst zu beurteilen, führt den Patienten zu einer Stärkung des Immunsystems. Die Rolle des Arztes ist deshalb auch die Rolle eines freien Begleiters und Beraters.

Der Arzt sollte den Patienten sachlich aufklären und ihn aber in seiner Entscheidung frei lassen.

Diese Worte dürfen aber auch zur anderen Seite, und das ist die Naturheilkunde, gesprochen werden. Wenn die Naturheilkunde einen konträren Standpunkt, vielleicht sogar mit Agitationen gegenüber der Schulmedizin einnimmt, schadet sie sich wohl in ihrem Rufe selbst und auch dem natürlichen Wohl des Patienten. Wie viele Heilpraktiker und Therapeuten gibt es, die den Krebspatienten eindringlich vor einer Operation warnen und davon abraten, sich

Auch die Naturheilkunde sollte einen freien, undogmatischen Standpunkt beziehen.

mit Bestrahlung oder Chemotherapie versorgen zu lassen. Sicherlich sind diese Verfahren nicht unbedingt jene wünschenswerten humanen Heilmittel und sie führen in vielerlei Fällen nicht zu dem versprochenen Erfolg. Dennoch muss auch die Naturheilkunde jenen freien Standpunkt beziehen und den Patienten nach seinem Fürwahrhalten und seiner Beurteilungskraft entscheiden lassen. Selbst wenn der Patient nicht zu einer Entscheidung imstande ist, darf man diese Entscheidung nicht durch Überredungskünste oder beeinflussende Worte erzwingen. Manche Heilpraktiker sagen dem Patienten die Worte: »Hätten Sie sich bloß nicht operieren lassen«, und damit bringen sie gerade den oftmals ohnehin schon verunsicherten und geschwächten Patienten noch mehr in eine Konfliktsituation mit seiner eigenen Beurteilungs- und Entscheidungskraft. Ein freier und liberaler Standpunkt, der die Realität nach bestmöglichem Gewissen eröffnet, wäre in folgenden Sätzen denkbar: »Sehen Sie, Sie sind von einer sehr schwerwiegenden Krankheit betroffen. Die Medizin verspricht durch die Operation soundsoviel Prozent der Heilung. Wenn hier zusätzlich die naturheilkundlichen Maßnahmen und auch die Hyperthermie hinzu kommen und die entsprechenden Ernährungsmaßnahmen getroffen werden, besteht die Heilungsaussicht auf größere Weise. Wenn Sie sich aber nicht zu einer Operation entscheiden können, erscheint mir als Heilpraktiker unbedingt eine Unterstützung des Immunsystems wichtig. ... « Zusammenfassend darf gesagt werden, dass dem Patienten in keinem Falle ein medizinisches oder naturheilkundliches Dogma übergestülpt werden darf. Die Bemühung um die Erkenntnis der Realität, die nicht einer Monokausalität unterliegt, sondern einer Multikausalität mit vielen unterschiedlichen Willensäußerungen, lässt der Individualität einen gewissen Raum zur eigenständigen Beurteilung offen. Wer, sei es der Chirurg, Chemotherapeut, Naturheilkundige oder Psychotherapeut, kann wirklich bestimmen, welche mysteriöse Kraft es ist, die den Menschen vor einer Krankheit bewahrt und die ihm im entscheidenden Schritt eine Heilung gewährt? Die menschliche Natur ist vielen unterschiedlichen, komplexen und schwer definierbaren Verhältnissen unterstellt, so dass auf allen Wegen einer medizinischen Hygiene nur Annäherungen zu wirklichen Heilungen entstehen können. Die Weite im Arztgespräch erfolgt aus den Erkenntnissen gegenüber der Einzigartigkeit und Sensitivität des individuellen Seins und aus der wichtigen Stellung, die der frei zugelassene Wille zur Selbstheilung einer Krankheit einnimmt. Eine wirkliche Heilung

Der Mensch sollte sich von Dogmen frei machen.

118

oder Annäherung zur Heilung kann wohl nur eintreten, wenn die Natur des Menschenrechtes innerhalb einer größeren Weisheit geachtet wird und die Individualität vor fremden Beeinflussungen bewahrt bleibt. Diese Weite, Achtung und auch Unabhängigkeit gegenüber einer Forderung nach ausschließlicher körperlicher Gesundheit bildet den Schlüsselpunkt für alle weiteren Hoffnungen auf dem großen Gebiet der Medizin.

Eine Heilung kann wohl nur eintreten, wenn die Natur des Menschenrechtes geachtet wird.

Die Freiheit und der Neuanfang durch die Überwindung von abhängigen Strukturen

Die Frage nach der Freiheit ist heute dringlicher geworden denn je und sie ist von so entscheidendem Stellenwert, dass von ihrer positiven Beantwortung wohl das gesamte weitere gesunde Leben des Menschen abhängt. Je weniger dem Menschen die Freiheit durch die Dogmen der Medizin und der Religion eingeräumt wird und je mehr dem Menschen gewisse Gedanken vorgeschrieben sind, die ihn aus der Verantwortung gegenüber seiner eigenen Beurteilungs- und Handlungskraft entheben, oder je mehr die Menschen in einer passiven Erwartungshaltung zur Medizin stehen und sich selbst von ihr durch bloße Eingriffe eine Heilung erhoffen, um so mehr muss das gesamte Menschengeschlecht in tiefere Regionen des instinkthaften und vegetativen Lebens hinabsinken. Was geht in der Krebskrankheit vor sich? Ein neues, unkontrolliertes Zellwachstum tritt wie ein Parasitengewächs an einer Körperstelle auf, und die Organe zeigen eine Offenheit für Metastasen. Ein unangemessener Lebensprozess, der sich aus einem fremdartigen Verdrängungsmechanismus der Individualität bemächtigt, regiert die weiteren Steuerungsrhythmen des Leibes. Die Krebskrankheit ist jene typische Mahnung oder jene typische Aufforderung, aus einem geistigen Himmel geboren, die den Menschen durch das enge Tor zu einem Neuanfang und einer neuen Handlungskraft wie auch Gedankenperspektive führen möchte. Was geht in der malignen Tumorbildung vor sich? Diese Frage wurde bereits in ersten Andeutungen und Ausschnitten beantwortet. Die geistige Sichtweise sieht in der Krankheit des malignen metastasierenden Wachstums nicht nur eine entartete Zellvermehrung, die aufgrund von

Die Krebskrankheit fordert den Menschen zu einem Neuanfang auf.

Noxen eintritt, sondern sie sieht auch einen fremden Einfluss, der sich der Seele bemächtigt und sich auch geradewegs wie die Ankunft einer anderen Seele zeigt. Wenn die eigene Seele und das seelische Potential geschwächt sind, ergreifen fremdartige und nicht zugehörige andere seelische Mächte die ausgezehrte Körperlichkeit. Mit dieser Krankheit und ihren gesteigerten malignen Lebensäußerungen tritt nach der geistigen Sicht eine alte, längst vergangene Seele an den Menschen heran, und diese wird von ihm erst wieder weichen, wenn sein inneres, originales Potential und seine eigene Individualität entfaltet ist. Die Krebskrankheit fordert den Menschen zur exakten Entwicklung des individuellen Seins und somit des eigenen Potentials an Gedanken-, Empfindungs- und Handlungsmöglichkeiten auf. Sie ist die Krankheit, die einen Neuanfang nahezu bildhaft fordert und den Menschen mehr mit der Realität der höheren Gesetze in Beziehung bringen möchte. Jener, der an einer malignen Tumorbildung leidet, sollte unbedingt das genaue Verständnis über das Geheimnis der Individualität erringen und die Zielsetzung des Lebens nach einer sehr geordneten, objektivierbaren und nicht subjektiv gewählten Weisheit errichten. Er sollte nicht das sterbliche Wohl und die vergänglichen, sehr subjektiven Gefühle des Lebens als die wichtigsten Ziele anbeten, sondern das integrale und somit ganzheitliche Heil in einem unsterblichen Geist und Selbst erkennen.

Die Gesetze des seelisch-geistigen Lebens

Damit weitere therapeutische Möglichkeiten zur Selbsterziehung und zur Stärkung des Immunsystems von Seiten der schöpferischen, selbsteigenen Aktivität entfaltet werden, die der Arzt anleiten und der Patient nützen kann, ist es wichtig, dass die Gesetze, wie sich die Schönheit, Stärke und Reinheit der Individualität entfalten und zu immer wieder neuen, lebendigeren Dimensionen erheben können, eine besondere Berücksichtigung erhalten. Es stellt sich die Frage: Wie erhält sich die lebendige individuelle Seinsnatur in ihrer wahrhaftigen, sicheren Bewegtheit? Und im Gegensatz dazu: Welche Faktoren sind dafür verantwortlich, dass eine Individualität sich nach und nach zerstören oder dass ihre Schönheit und ihre Stärke verfallen kann? Hierzu wird eine schwierige und sehr ungewöhnliche Betrachtung zur Unterscheidung wichtig, die etwa mit folgenden Begriffen eine Bezeichnung finden kann: Das menschliche Wesen ist einerseits so beschaffen, dass es aus dem organischen Vermögen heraus seine Erkenntnisse und sein Bewusstsein erbauen kann, und es ist weiterhin auch so veranlagt, dass es sich aus dem Geiste und den überkommenen Möglichkeiten heraus das Bewusstsein bilden kann. Die Ausschöpfung der organischen Möglichkeiten und die Bildung der Erkenntnisse und der Bewusstseinsanlagen ganz aus dem Inneren und Leiblichen heraus führen zu einer gewissen Subjektivität in der psychischen Einstellung und sie führen vor allem damit zu einem langsamen Erschöpfen der tatsächlichen, funktionellen Willensorgane und somit der Stoffwechselleistung. Innerhalb dieser Erschöpfung des Stoffwechselvermögens entsteht allzuleicht jenes Hinweggleiten der Systeme von einem Oben zu einem Unten, und dasjenige, was Geist und höhere Führungskräfte genannt wird, entfernt sich mit seiner Lichtdimension von den physischen Trägerstoffen, und das sind die Zellen. Je mehr die Erkenntnisse und Bewusstseinsschritte aus dem Organischen geschöpft werden, um so mehr entsteht eine Auszehrung im Stoffwechselbereich und auch eine Disharmonie in der Persönlichkeitsentwicklung, die sich schließlich auf Kosten der Individualität und Einzigartigkeit auswirkt. Aus diesem Grunde sollte der zweitgenannte Vorgang des Schöpfens der Erkenntnisse aus dem Geist und aus den überkommenen Ordnungen die primäre und führende Rolle im Leben aufweisen. Das kann etwa mit folgendem Beispiel verdeutlicht werden.

Das Bewusstsein kann passiv aus den Organen oder aktiv aus dem Geiste gebildet werden.

Eine Sprache, wie es beispielsweise die Sanskritsprache ist oder auch jede andere Sprachform, bedarf zum Erlernen eines Bewusstseins für das Vokabular. Das Vokabular muss erst nach und nach durch ein systematisches Studium von der Anschauung und vom wiederholten Auffassen zum eigenen Innenleben geprägt werden. Für einen gesunden Menschen, der frei von medialen Eingaben ist, kann eine Fremdsprache nicht aus dem eigenen organischen Vermögen entstehen. Eine Fremdsprache bedarf des langwierigen Lernens, und erst wenn die Lernschritte mit intensivem Studium abgeschlossen sind, entsteht das Vermögen zur Sprachgestaltung und Verbalisierung. Die Sprache ist ein typisches Beispiel dafür, dass Neues zuerst in der Außenheit erfahren wird und langsam zu einem eigenen Glied im Inneren mit Hilfe produktiver,

Das Erlernen beispielsweise einer Sprache entspricht der aktiven Neuschöpfung von Erkenntnissen.

121

nachahmender und rezeptiver Lernschritte gedeiht. Es wäre wohl sehr schwer denkbar, dass wir die Sanskritsprache aus uns selbst heraus entwickeln könnten, denn es wäre trivial gesprochen so, als ob man Wasser aus einer Leitung entnehmen wollte und dieses Wasser aber noch gar nicht in der Leitung ist. So, wie das Wasser erst in die Leitung hineingepumpt werden muss, so kann auch erst eine Sprache entstehen, wenn sie durch entsprechende Schulungsmethoden von außen nach innen in das eigene Bewusstsein aufgenommen wird. In diesem Sinne besteht ein beständiger Neuanfang, der sich darin ausdrückt, dass wir zum Beispiel die Sanskritsprache nicht aus der deutschen Sprache lernen können. Wir müssen die Sanskritsprache aus dem Sanskrit lernen und somit zuerst das Vokabular des Sanskrit und die Grammatik dieser recht eigentümlichen östlichen Philosophensprache studieren. Durch dieses wiederholte und rechte Lernen wird die Außenwelt einmal Innenwelt und kann in der Folge aus sich selbst heraus zur Wiedergabe kommen. Eine Sprache kann aber im richtigen Sinne nur gelernt werden, wenn sie auch in der Eigentümlichkeit und Gesetzmäßigkeit ihrer eigenen Form zur rechten Anschauung und Betrachtung gebracht wird und das Bewusstsein tatsächlich für sie offen gestimmt ist.

Das Lernen ist ein fortwährender, schöpferischer und produktiver Vorgang, der wie ein geistiger Ernährungsvorgang ist und die Individualität erhält. Das Lernen ist ein Vergeistigungsprozess im Wesen des Menschseins. Er geschieht durch das zunehmende Wachsen im Bewusstsein und vor allem durch die Berührungen des eigenen Wesens mit der Außenwelt. Die Sinne gleiten hinaus zu dem Gegenüber, zu den Objekten der Außenwelt oder zu den verschiedenen Wissenschaften und nehmen schließlich teil an diesen fremden Begebenheiten, bis diese Fremdheit zu einem eigenen Ich oder zu einem Bewusstsein im Inneren erkraftet ist. Das Lernen fordert immer wieder ein Verlassen des subjektiven Standpunktes und das immer wieder neu gewählte Beziehungsverhältnis zu einer objektiven oder außenstehenden Wirklichkeit. Diese außenstehende Wirklichkeit wird schließlich einmal innere, subjektive Wirklichkeit. Das menschliche Dasein ist ein fortwährender Lernprozess, der niemals stagnieren darf und der in einem immer bewegten Flusse und damit in einem regen Aufbau liegt, der die stoffwechselaktiven Kräfte herausfordert. Das rechte Lernen, das in die wirkliche Kontaktbereitschaft und Berührung mit der Außenwelt

Das rechte Lernen erhält die Individualität durch die Beziehungsaufnahme zur Außenwelt.

122

führt, erhält rückwirkend die Individualität und die Schönheit der eigenen Persönlichkeit. Das rechte Lernen macht den Menschen rein, schön und verankert ihn in der Tiefe seines wahren Urgrundes.

Ein kleines weiteres Beispiel kann diesen Sachverhalt noch mehr verdeutlichen. Nehmen wir einmal an, wir unternehmen eine Reise in ein fernöstliches Land, das ganz andere Bedingungen aufweist als die europäische Kultur. Wie kann der Europäer eine Kultur verstehen, die beispielsweise hinduistisch geprägt ist oder von der gesamten Lebensgestaltung her anderen Traditionen, Gebräuchen und Meinungen unterliegt? Das Verständnis einer fremden Kultur kann wohl nicht aus der bisher geformten Mentalität und somit aus den europäischen Traditionen heraus entwickelt werden. Eine fremde Kultur, wie es die indische ist oder wie sie allgemein die asiatischen Länder aufweisen, kann wohl nur aus ihren eigenen Gesetzen und aus ihrer eigenen Mentalität, die dort im Blute der Bevölkerung liegt, ein wirklichkeitsgetreues Bild spiegeln. Aus diesem Grunde bedarf es für eine rechte Urteilsbildung eines Verlassens der gewohnheitsmäßigen Mentalität und der üblichen, routinemäßigen und vorschnellen Beurteilungen, und es bedarf eines Grenzüberschreitens hinüber zu der so andersartigen Realitätsform der sich öffnenden neuen Kultur. Jener, der sich ein realistisches und objektives Urteil bilden kann, versteht auch, jene Grenze aus seiner Subjektivität hinüber zu einer größeren Objektivität zu überschreiten. In diesem Grenzüberschreiten und in dieser Fähigkeit zu Objektivität liegt die Kraft der Individualität. Sie ist die Kraft, die das Leben erhält. Sie sollte innerhalb der seelisch-geistigen Entwicklungsschritte, die das Dasein bietet, beständig weitergedeihen.

Eine fremde Kultur kann nur erfahren werden, wenn die gewohnheitsmäßige Sichtweise überwunden wird.

In der manifest gewordenen Krebskrankheit oder auch im präkanzerösen Stadium, bereits dann, wenn noch keine Diagnose eingetreten ist, liegt in der Regel immer eine gewisse Erschöpfung oder eine partielle Selbstschwäche im Inneren vor. Im Allgemeinen ist heute die Menschheit vom Nerven-Sinnes-System her sehr ausgezehrt und wird deshalb zunehmend schwächer innerhalb der stoffwechselaufbauenden Wärmevorgänge des Bauchraumes. Vielfach sind es einseitige mentale Anforderungen, die heute das Bewusstsein fast grenzenlos auszehren, oder es sind fehlgesteuerte Aktivitäten, die schon zu einer frühzeitigen Erschöpfung im Stoffwechselbereich führen und damit das produktive In-Beziehung-Treten

123

auf realitätsbezogene Weise zur Außenwelt verhindern. Die Schwäche, die hier bei der Krankheit in der Individualität sichtbar wird, kann unter Umständen, und das ist ganz besonders in späteren Jahren der Fall, nur noch sehr schwer aufgehalten werden. In jüngeren Jahren bestehen aber durch geeignete therapeutische Maßnahmen ganz realistische Möglichkeiten, wie durch Selbsterziehung und durch Förderung der Seelenkräfte diese verausgabte Lernbereitschaft des Bewusstseins wieder zu einer Regeneration und zu einem langsamen Neubeginn finden kann. Eine Verausgabung kann auf rein mentaler Stufe bestehen und sie kann weiterhin mehr in dem Empfindungsbereich des Herzens liegen, oder sie kann auch mehr in den Willensbereichen des gesamten körperlich bewegten Menschen sein.

Geeignete Maßnahmen können die erschöpfte Lernbereitschaft regenerieren.

Einige Beispiele aus der Erfahrung

Lassen Sie mich nun anhand einiger weniger Beispiele die unterschiedliche Empfindung von Subjektivität und Objektivität darstellen. Die praktischen Beispiele mögen hier wohl auf einfachste Weise den Sachverhalt verdeutlichen, der zur Aussage kommen soll. Es sagte einmal ein an einem Karzinom erkrankter Beamter zu seinem Therapeuten und Lehrer, dass er so brennend interessiert sei an den Aktivitäten des Yoga und dass er ein ungemein hohes Interesse entwickelt habe für die aktuellen Fragen der Spiritualität. Er sprach nicht von seiner Krankheit und er sprach ebenfalls nicht von jenen körperlichen Umständen, die ihn selbst in seiner Situation betrafen. Seine Augen funkelten vor Interesse und Feuer, das ihm durch spirituelle Schriften eröffnet wurde. Er war im wörtlichen Sinne nicht mehr bei sich, sondern er war ganz im Interessensfeld seiner neuen Möglichkeiten gegründet. Er lernte schnell und sowohl von der Quantität als auch von der Qualität viel und intensiv. Sein Aussehen änderte sich von einem fahlen Eingesunkensein zu einem dynamischen Aufgerichtetsein und zu einer tatsächlichen persönlichen Strahlkraft. Das Karzinom bildete sich in relativ kurzer Zeit zurück. Dieser Mann konnte die Grenze von seinem eigenen Ich hinüber zu einer neuen Realität überschreiten und somit auch einen gezielten Neuanfang im Leben herbeileiten. Der

Beispiel für schöpferische Aktivität, die zur Heilung führte.

124

Neuanfang brachte ihm eine Heilung. Sie war eine Heilung, die auf körperlicher, seelischer und geistiger Ebene und somit auf integrale Weise eintrat.

Dieses Beispiel zeigt, wie ein gedanklicher oder auch in der Empfindung und im Willen liegender Entschluss zu einer schöpferischen Aktivität führt und somit die Individualität auf neue und größere Stufen gehoben wird und wie von dieser erbauenden Seite auch die Heilung eintreten kann. Die Krebskrankheit ist aber eine sehr tief verankerte und somit eine schwerwiegende Krankheit, die nicht durch einen vorübergehenden Neuanfang eine vollständige Heilung erhalten und erfahren kann. Die Erfahrung zeigt auf diesem schöpferischen Pfad, der ganz der Selbsterziehung unterliegt und auch ganz unabhängig von den therapeutischen Maßnahmen ist, dass die Heilungen meistens für einige Jahre sicher und gut eintreten, dass aber dann oftmals Krisenpunkte entstehen, in denen sich das willentliche und auch mentale Potential erschöpft und die Krankheit von Neuem in ihr unangenehm degeneratives Wachstum ausholt. So kann es sein, und es ist auch des öfteren eingetreten, dass jemand, der an Krebs erkrankt ist, eine vollkommene Heilung für einen gewissen Zeitraum erfährt und dann aber dennoch in seiner willentlichen Substantialität erschöpft und meist auch sehr schnell an den Rezeptiven einer Krankheit stirbt. Die schöpferische Aktivität führt aber bei allen betroffenen Personen eine wertvolle und großartige Erfahrung herbei und zeigt wohl eine sehr wichtige und notwendige Tendenz auf, die in der Zukunft in die Medizin und Betreuung von Kranken hineinfinden muss.

Häufig ist es schwierig, die Aktivität langfristig aufrecht zu erhalten.

Ein anderes kleines Beispiel mit verschiedenen Ausdrucksformen soll diesem mehr positiven und weiten Interessensfeld gegenübergestellt werden. Viele Patienten sagen nach der erhaltenen Diagnose folgende Worte: »Ich will glauben an meine Gesundheit und ich will alles tun, damit ich selbst wieder gesund werde. Ich will meinen Glauben an Gott und an seine Liebe nicht verlieren. Man hat mir gesagt, ich schaffe es.« Diese so sehr typischen subjektivistischen Worte, die den Kreislauf einer Krankheit widerspiegeln, müssten hier eine deutliche Korrektur erfahren, damit sie sich in ein wirklichkeitsgemäßes und objektives Bild hineinfügen können. Der Patient sollte wohl besser nicht zu einem fremden Gott beten, sondern er sollte besser diesen Gott in seinem Sein und im Ursprung der Begrifflichkeit ergründen. Es wäre in den meisten

Ein passiv übernommenes Glaubensbild wirkt schwächend.

Fällen einer therapeutischen Begleitung für den Patienten sinnvoller, wenn er mit dem Begriff des Glaubens vorsichtiger umgehen würde und sich mehr eine Anschauung und eine Bewusstheit über jene Dimensionen aneignet, um die es sich tatsächlich handelt. Der Glaube kann im falschen Sinne zu einer Versuchung mit vielen Abhängigkeiten werden und somit geradewegs dasjenige seelische Potential eines einseitigen Lebenssinnes fördern. Der Patient kann mit dem Glauben seine Krankheit wahrhaftig in sich selbst fixieren; deshalb sollte der Glaube mehr zur Erkenntnis und schöpferisch aktiven Gedanken- und Empfindungsarbeit über die objektive Wirklichkeit gedeihen. Der Glaube kann zur Freiheit führen, und diese Freiheit eröffnet neue Perspektiven in der Menschheit. So gleiten die Augen nicht hinab in die Tiefen der eigenen organisch gehaltenen und verschwommenen Leiblichkeit, sondern weit hinaus und hinüber zu der Außenwelt und bilden sich über die schöpferische Wirklichkeit eine tiefe Ansicht. Durch diese schöpferische Ansicht und produktive Gedankenanteilnahme und Gedankenbildung entwickelt sich ein Neuanfang, der schließlich zur tragenden Kraft und auch zur Erhaltung der individuellen Reinheit verhilft.

Eine schöpferisch-aktive Gedankenarbeit wirkt stärkend.

Die heilstherapeutische Anwendung von Yoga-Körperübungen

Bad Häring, Sommer 1998

Die Körperübung des Yoga heißt *āsana*, was in wörtlicher Übersetzung so viel wie »sitzen« bedeutet. Die Übungen beginnen mit dynamischen, bewegten Phasen und enden in einer statischen Ruhe und somit in einer sogenannten Stellung. Die Stellungen des Yoga besitzen eine körperliche Dimension und einen Wirkungsbereich für das Bewusstseinsleben und schließlich tragen sie in ihrem verborgenen Keim eine geistige und offenbarende Energie. Die *āsana* trägt mit ihrer instrumentalen Funktion jene drei Glieder von Körper, Seele und Geist, die den Menschen in seiner Ganzheit und Universalität umschließen.

Die āsana besitzen eine körperliche, seelische und geistige Dimension.

Die *āsana* kann mit unterschiedlichen Schwerpunkten praktiziert werden. Je nachdem, welche Inhalte, welche Konzentration, Intensität, Zeit und welches Bewusstsein ihr beigemessen werden, entstehen die Grade und Möglichkeiten von Heilwirkungen. Die *āsana* ist deshalb ein Instrument mit praktischem und doch hochgradig spirituellem Charakter, das in nahezu unendlicher, variabler Vielfalt das Leben und die seelisch-geistige Entwicklung bereichern kann. Für jemanden, der an einer chronischen Krankheit leidet, und die Krebskrankheit ist in der Regel als eine chronische Krankheit zu verstehen, kann die Therapie mit Yogaübungen zumindest einen begleitenden, unter Umständen aber sogar auch einen primären Heilcharakter entfalten. Aus diesen Gründen wird in den folgenden Anregungen über die heilstherapeutische Wirkung der *āsana* berichtet.

Die āsana kann einen primären Heilcharakter entfalten.

Eine der vortrefflichen Wirkungen, die durch Yogaübungen entsteht, ist die Anregung des Ausscheidungssystems. Der Begriff eines Ausscheidungssystems ist hier nicht speziell im medizinischen Sinne definiert, sondern mehr in einem allgemeinen, laienhaften Verständnis charakterisiert. In der Regel sind bei der Krebskrankheit die Ausscheidungsvorgänge in einem mehr oder minder wägbaren Maße blockiert, wobei aber die natürlichen Ausscheidungen über die Darmwege und über die Blase meist

Bei der Krebskrankheit ist die Ausscheidung häufig blockiert.

auf ganz natürliche Weise gewährleistet sind. Der Körper muss sich der Schlacken und aller unbrauchbaren Stoffe täglich entledigen, damit ein gesunder, neuer Aufbau über die Blutbildung und über das Gewebe entstehen kann. Die Ausscheidungen geschehen über die Haut, über die Atmung, über den Darm und über die Blase. Dieses Ausscheidungssystem unterliegt, von einem geistigen Standpunkt aus betrachtet, dem Ich oder dem inneren Selbst, der innersten, schöpferischen Kraft des personalen Wesens. Im idealen Sinne sollte dieses Ich, das sich in einer freien Gedankenarbeit, gelösten und verinnerlichten Empfindungswelt und in einem besonnenen Willen äußert, mit seiner weiten Führungsrichtung das Leben leiten. Die Produkte der Ausscheidung sind Säuren wie die Kohlensäure oder die Harnsäure, und sie sind weiterhin verschiedene Stoffe, Fasern, Salze und Mineralien. Sie sind diejenigen Stofflichkeiten, die ein Absonderungsprodukt darstellen und der Erde zurückgegeben werden. Sie sind die Endprodukte aus stoffwechselintensiven Vorgängen, die im Körperinneren stattgefunden haben. Die Kohlensäure, die das Ausscheidungsprodukt des Atemvorganges ist, dient dem pflanzlichen Leben wieder zu erneutem Wachstum, und die kristallisierte Harnsäure dient auf dem Wege ihrer Absonderung dem Menschen zur Gedankenbildung. Indem die Harnsäure ausgeschieden wird, kann der Gedanke auf einer freien Grundlage des Äthers, der eine innerste Lebensenergie darstellt, erdacht werden. Die Ausscheidungen sind deshalb in ihrer Summe all jene Stoffe, die ein höher organisiertes Leben auf der anderen Seite ermöglichen. Indem der lebendige Organismus der Erde bestimmte Produkte zurückgibt, kann sich für die seelische und geistige Entwicklung Neues und Höheres im Sinne des Aufstieges zu einem universalen Geist entfalten.

Die Ausscheidungen sind die Grundlage für ein höher organisiertes Leben.

Dieses Ausscheidungssystem ist aber bei der Krebskrankheit blockiert. Es zeigen sich deutliche Indizien dafür, dass sich dasjenige, das sich absondern muss, nicht im richtigen Verhältnis absondert, und dasjenige, das als neuer Aufbau stattfinden soll, sich nicht als der wirkliche Neubeginn in der Seele manifestieren kann. So liegt eine innere Blockade oder eine Unstimmigkeit mit falschen Verhältnissen bei der Krebskrankheit vor. Die Ausscheidungsprodukte des von dieser Krankheit Betroffenen sind noch mit einem eigenwilligen Lebenselement durchdrungen. Sie sind noch nicht zur wirklichen Mumie und zu ihrem eigentlichen mineralischen Tod erstarrt. Aus diesem Grund besitzen sie auch einen mehr oder

Die Ausscheidungsprodukte enthalten beim Krebs-Patienten noch eigenwillige Lebenselemente.

weniger übelriechenden Charakter. Die Ausscheidungsprodukte sollten aber ganz ihren lebensähnlichen Begleitcharakter verlieren und sie sollten somit ganz Materie werden, die der Erde zurückgegeben wird.

Die Yoga-*āsana* kann zur Anregung des Ausscheidungssystems sehr gute Dienste erweisen. Die Übungen sind in der Regel weniger von ihrem mechanischen Charakter verständlich, sondern mehr durch ihren bewusstseinsanregenden und somit das Nervensystem stimulierenden Sinn von Bedeutung. Durch die Yogaübungen entstehen neue Eindrücke im Bewusstsein und intensivere Empfindungen. Diese bewusstseinsaktive Arbeit ist wie ein Neubeginn und ein belebender Blütenprozess. Die Belebung führt zu einem intensiveren Eingreifen des Willens in den Stoffwechsel, und somit entstehen auf ganz natürliche Weise geordnetere Ausscheidungsprozesse. Das Ausscheidungssystem funktioniert nach dem einfachen Gesetze, welches besagt: Es kann nur eine gesunde Ausscheidung stattfinden, wenn auf natürliche und gesunde Weise auch ein Neubeginn im Bewusstsein eintritt. Der Neubeginn führt zum Loslassen oder Ausscheiden von Altem und Unbrauchbarem. Die Körperübungen des Yoga geben hier auf psycho-physiologische Weise ein besseres Verhältnis und sind deshalb bei einer chronischen Krankheit, wie es die Krebskrankheit ist, sehr hilfreich.

Ein Neubeginn im Bewusstsein reguliert die Ausscheidungsprozesse.

Eine weitere, sehr günstige physiologische Wirkung entsteht auf das Lymphsystem, das in der Regel bei der Krebskrankheit in Mitleidenschaft gezogen ist. Viele Tumoren bewegen sich über das Lymphsystem metastasierend hinein in den ganzen Körper. Das Zentrum des Lymphsystems, soweit von einem physiologischen Zentrum gesprochen werden kann, befindet sich in den Payerschen Plaques im Dünndarm. Je nachdem, wie diese Region behaftet ist, entsteht ein inneres Fließen und ein entsprechender Druck wie auch eine lebendige Bewegungsrichtung in den Lymphen. Das Lymphsystem unterliegt den merkurialen Einflüssen. Hier bildet sich in der gegenwärtigen Medizin noch keine rechte Anschauung, wie bedeutungsvoll diese Region im Dünndarm und die dort sich befindlichen Lymphfollikel für das ganze Milieu des Körpers sind. Der Arzt Dr. F. X. Mayr hatte aber in seinen Forschungen ganz besonders auf die Wichtigkeit eines gesunden Milieus im Dünndarm hingewiesen. Aus diesem Grunde ist es für das Gesamtverständnis

Der Dünndarm ist bedeutsam für das Lymphsystem.

hilfreich, wenn wir einmal dieses charakteristische Zentrum des Merkur, das im Bauchraum seinen Ausgang nimmt, untersuchen. Der Dünndarm darf auch als diejenige Prädestinationsstelle verstanden werden, die dem *svādhiṣṭhāna-cakra*, dem zweiten Energiezentrum, nach der Tantra-Lehre entspricht. Es ist dies das stabilisierende Zentrum unseres Menschseins, das Zentrum der Ruhe, der Meditation, der Gelassenheit, des Gleichmutes, der Unerschütterlichkeit im Wesen. Es ist die Ruhe des Vegetativums und die stabile Kraft der Nerven. Es ist dies auch das Zentrum der Ausdauer und der Geduld. Der Merkur, der dort seinen primären Einfluss ausübt, ist wie ein Beamter zu verstehen, der eine Weiche für die Zukunft stellt. Der Merkur stellt die Weiche einer Bewegungsrichtung, die entweder mehr exkarnierend oder mehr inkarnierend ist. Im einfacheren Sinne dürfen diese Worte noch anders ausgedrückt werden: Hier in dieser Region entscheidet sich, ob jemand jene Kraft besitzt, die er in Geduld und ruhigem Verharren aufbringt und somit mehr eine Nähe zur Materie herstellen kann, oder ob er treibenden, exkarnierenden und somit entfremdenden Einflüssen unterstellt ist, die ihn aus der Nähe und Realitätsempfindung entfernen. Wenn nun jemand in dieser Region des Dünndarms geschwächt ist, so besitzt er nicht nur eine Neigung zur Unruhe und eventuell eine daran gekoppelte Fliehkraft, die sich bis zur Hysterie entfalten kann oder sich auch in unangenehmen Symptomen der Müdigkeit äußert, er wird auch in der Regel unter einer gewissen Lymphschwäche und einer Schwäche des gesamten Zirkulierens der Körperflüssigkeiten leiden.

Auf diesem Boden einer Schwäche im Dünndarm und somit einer Schwäche im Lymphsystem kann sich eine Metastasierung durch die Anziehung eines Organs über den Lymphweg viel leichter entfalten. Die Metastasierung dürfte sich wohl am besten aufhalten lassen, wenn das Zirkulieren im lebendigen Fließen des Lymphstromes gewährleistet ist. Hierzu müsste aber der Merkur mit seinen Einflusskräften auf richtige Weise in den Körper hineinfinden. Die Yogaübung hilft zu einem besseren Eingreifen von jenen nötigen Himmelseinflüssen, denn sie ist das praktische Instrument zur Entwicklung von Offenheit mit zugleich bestehender eigenschöpferischer Aktivität. Wenn der Übende in einer Yoga-*āsana* länger verharrt und dabei die gedankliche Kraft der Beobachtung aufrechterhält, wenn er für einige Minuten bei unbewegter Körperstellung den Atem frei im Fließen zulässt und das Bewusstsein gegenüber der Leiblichkeit zunehmend entfaltet, so entsteht eine lebendige Aktivierung im gesamten Lymphsystem. Diese wirkt sich belebend, erfrischend und in letzter Konsequenz heilsam aus. In diesem lebendigen Zirkulieren entwickelt der Übende einen Bezug zur Realität und lässt manche Bedrängnisse von treibenden Unruheeinflüssen zurück.

Eine weitere, sehr wichtige Bedeutung, wie die Yoga-*āsana* einen heilsamen Einfluss auf die persönliche Bewusstseinsentfaltung und somit auch auf das körperliche Wohlergehen nimmt, ist durch die Aktivierung der Wirbelsäule und ihrer Spannkraft gegeben. Freilich muss hier erwähnt werden, dass es immer eine heikle Angelegenheit mit der Yoga-*āsana* sein wird, wenn Knochenmetastasen und auch schwerere Organmetastasen vorliegen. Aber auch selbst dann, wenn Metastasen in den Knochen vorliegen, kann mit einiger Vorsicht manche *āsana* noch praktiziert werden. Die Anregung der Spannkraft in der Wirbelsäule führt zu einer inneren Festigkeit im persönlichen Wesen. Jenes Energiezentrum, das am Sonnengeflecht lokalisiert ist und das nach der tantrischen Lehre den Namen *maṇipūra-cakra* trägt, wird durch die verschiedenen Übungen weit geöffnet und angeregt. Dadurch entsteht ein lebendiger Aufbau im Stoffwechsel und ein sich natürlich weitender Bezug zum Leben. Ängste verlieren ihren engen, einschnürenden Raum.

Āsana, die die Spannkraft in der Wirbelsäule anregen, führen zu einer inneren Festigkeit.

Jene Übungen wie der Pflug, das Dreieck, die Kopf-Knie-Stellung, der Bogen, der Halbmond, das Sonnengebet mit seinen zwölf Teilübungen, die Waage und auch für den, der mehr sportlicher Natur ist, der Kopfstand, regen sehr intensiv diese Region um das Sonnengeflecht an und fördern somit eine innere Stabilisierung innerhalb der persönlichen Selbstdynamik. Sie sind die Übungen, die zu Weite und zu einer beginnenden Schöpferkraft führen.

Die Bedeutung von »Weite« beim Dreieck.

131

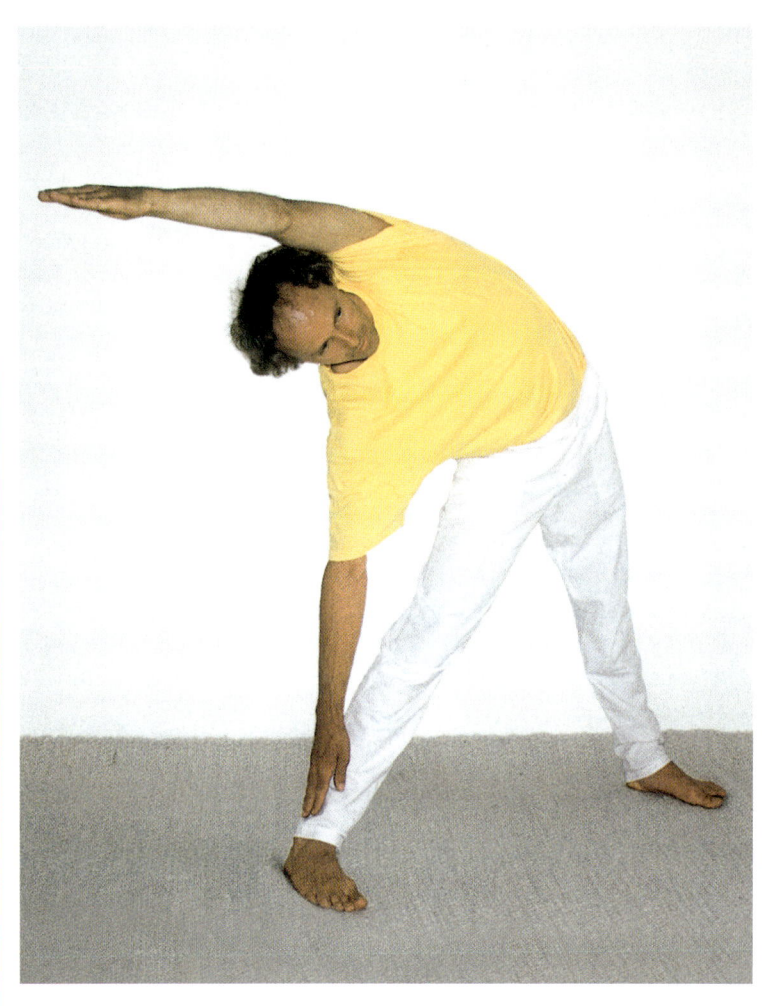

Das Dreieck

*In dieser Stellung äußert sich das Sonnengeflecht in
seiner weitenden Dynamik. Der Oberkörper bleibt
relativ entspannt, die Standposition stabil, die Mitte jedoch
ist aktiv, die Wirbelsäule nach der Seite hinausgedehnt
im gezielten Einsatz.*

Abschließend soll zu diesem Beitrag eine Übung zur Anregung und Verdeutlichung angeführt werden. Es ist die Übung des Dreiecks, die den Sanskrit-Namen *trikoṇāsana* trägt. Der Sinn der Interpretation liegt vor allem in der Darstellung eines Unterschiedes von passiver Übungsüberantwortung und schöpferischer Übungsgestaltung. Wenn diese Dreiecksposition in solider Ausführung nach beiden Seiten für eine Zeitdauer von 15 bis 30 Sekunden gehalten wird und dabei eine bewusste Ruhe bewahrt bleibt sowie auch der Atem in Bewegung gehalten wird, entsteht eine natürliche Flankendehnung und somit eine natürliche Weitung im Bereich des Sonnengeflechtes. Das Dreieck ist jene schöne Übung, die eine Weite unmittelbar durch ihren physiologischen Einfluss bewirkt. Der Übende kann sich dabei auch auf die Region des Sonnengeflechtes konzentrieren und in diesem Sonnengeflecht einen natürlichen Mittelpunkt mit direkter Zentrierung wahrnehmen. Das Dreieck bewegt sich stabil aus dieser Achse der einen Mitte heraus nach beiden Seiten im Wechsel und behält in sich selbst gleichzeitig Ruhe und Bewegung. In diesem Sinn der Ausführung entwickelt der Übende eine natürliche Offenheit und ein erstes Empfinden des Bewusstseins für die körperlichen Durchströmungen und für die Unterschiede von Weite und Enge. Nach der Ausführung der Übung fühlt sich der Übende in der Regel deutlich freier und im Umfassungsvermögen gehoben. Es ist aber dies noch eine Art Passivität in der Ausführung, denn die Wirkung entsteht vom Körper ausgehend auf das Bewusstsein und belebt dieses mit neuen Energien.

»Weite« kann mehr passiv physiologisch erfahren werden oder durch aktive seelische Gedankentätigkeit.

Die für einen chronisch Kranken empfehlenswerte Auseinandersetzung mit Übungen sollte noch eine intensivere Anteilnahme des mentalen Aktivseins und eigenen schöpferischen, seelischen Potentials enthalten. Der Übende sollte sich mit den Inhalten und mit dem Sinn der Übung so direkt auseinandersetzen, bis er über die Wahrnehmung der Sinne und die psychische Anteilnahme die innere Bedeutung der Übung erschaut. Er sollte die Weite in der Übung auch bei anderen wahrnehmen und sollte den Ausdruck auf künstlerische Weise kennenlernen. Er sollte sich im besten Sinne mit dem Phänomen der Weite, das der Stellung zugrunde liegt, auseinandersetzen und somit einen inneren gedanklichen wie auch empfindsamen Sinn in seiner Seele zu diesem Bedeutungsinhalt heranbilden. Mit der Auseinandersetzung auf diese schöpferische und produktive Art werden die Seelenkräfte, das sind das

Denken, das Fühlen und der Wille, zu einem intensiven Eingreifen und Arbeiten angeregt, und es entsteht aus dieser Intensivierung schließlich ein gefestigteres Gefühl in der Persönlichkeit. Das Bewusstsein wird auch vom Körper losgelöster, und die Gedanken können sich im Spiel ihrer eigenen Lichtdimension leichter entfalten. Der Übende wird schließlich nicht mehr aus sich selbst heraus die Weite entfalten, er wird bald die Weite nicht mehr aus dem Körper heraus entwickeln wollen, sondern er wird sie als eine kosmische Wirklichkeit, als ein Phänomen des Lichtes erfühlen, und er wird sie aus sich selbst und seiner gediegenen Bewusstheit in die Übung hineinlegen. Die Übung wird zu einer künstlerischen und lebendigen Übung, die sich aus dem persönlichen und frei gewordenen Ich entfaltet. Zu diesem Weg sollte ganz besonders der Krebskranke eine Beziehung aufnehmen und er sollte mit bestmöglichem Interesse aus einem schöpferischen, aus dem selbstaktiven Teilnehmen und Auseinandersetzen, getragenen Bewusstsein praktizieren.

Die vier Hauptorgane in Bezug zur Krebskrankheit

Die Bedeutung der Bauchspeicheldrüse

Bad Häring, Sommer 1998

Für den heutigen Abend wollen wir uns an das Thema der Krebskrankheit herantasten und einige Betrachtungen anstellen, die im Falle einer Erkrankung einige Möglichkeiten aufzeigen können, wie wir selbständig mit dem Wesen dieser so schwer erklärbaren Symptomatik umgehen können. Die Krebskrankheit dürfte eine der aktuellsten Krankheiten sein, und vor allem von den schweren Krankheiten dürfte sie eine der kompliziertesten sein. Es ist diese Krankheit mit sehr vielen Problemen umkleidet. Die Ärzteschaft weiß sich in letzter Konsequenz kaum einen Rat. Auch die Naturheilkunde bietet mit ihren Methoden immer nur eine gewisse Unterstützung zur Therapie, aber sie bringt in den wenigsten Fällen eine durchschlagende Heilung. Wir wollen uns heute Abend einmal ein Bild über diese Krankheit machen und aufskizzieren, wie die Organe zusammenhängen mit der Psyche und mit dem gesamten Wesen unseres Menschseins. Hierzu ist es ganz sinnvoll, wenn ich einen wesentlichen und grundlegenden Gedanken voraussende.

Wie hängen die Organe mit der Psyche des Menschen zusammen?

Es gibt viele Formen im Leben, die mit dem Begriff des »Alternativen« oder des »Alternativseins« betrachtet werden. Unsere Zeit ist eine materialistische Zeit, und es darf durchaus, ohne dass man Kritik übt, gesagt werden, dass wir inmitten einer rein materiellen Zeit, in einer rein materiellen Struktur leben. Zu dieser materiellen Struktur, die uns heute alle in den Sinnen, in den Gedanken, in den ganzen Handlungswegen umfasst, gibt es viele Bemühungen, die Alternativformen, Alternativwege und Alternativmethoden aufzeigen. Diese Alternativwege zeigen sich vielleicht auch im einfachsten Sinne, wenn wir das Gesellschaftssystem betrachten, mit den sogenannten »Aussteigern«, die plötzlich nur noch mit dem Fahrrad in die Arbeit fahren oder die Hütte im Wald bauen, weil sie nicht mehr teilnehmen wollen an dem bestehenden, ständig expandierenden, geschäftigen Leben. Die Alternativlebensform, die

Zu den heutigen rein materiellen Strukturen gibt es konträre Alternativwege.

135

ein gewisses konträres Spiegelbild zum Materialismus darstellt, wird in der Regel vom konventionellen Materialismus und seiner Selbstverständlichkeit belächelt, aber sie wird in der Regel in Ruhe gelassen oder zumindest als Randbewegung toleriert.

So haben wir mehr aufsteigende Bewegungen, die das Grundprinzip des materiellen Konsums im Wesentlichen pflegen, und wir haben im Spiegel dazu Bewegungen, die mehr zur Natur oder mehr zur Einfachheit oder zum Nichtmateriellen zurückkehren wollen. Beide Richtungen aber, die Alternativszene und die materielle Ideologie, dürfen nicht als spirituell bezeichnet werden. Es ist heute eine Tatsache, dass eine spirituelle Richtung nicht verstanden wird. Spiritualität kann eigentlich nicht verstanden werden, da das Bewusstsein dieser Zeit zutiefst in der Finsternis lebt, und das ist der Ausdruck für ein Denken und Wahrnehmen in der Unwissenheit. Die Unwissenheit ist im Sanskrit mit *avidyā* benannt. Sie beschreibt den Verlust der geistigen Wirklichkeit. Diese Finsternis oder das *avidyā* umgibt denjenigen, der mehr ein natürliches Leben wählt, wie auch denjenigen, der ein materialistisches Leben bevorzugt. Beide umgibt die Finsternis, denn die Finsternis ist auf unsere Seele gestülpt. Sie umkleidet wie ein übermächtiger Rausch unser ganzes Wesen im Denken, Fühlen und Handeln.

Die Ausführungen, die von mir gemacht werden, stoßen fast immer auf Widerspruch oder zumindest auf Unverständnis mit nachfolgender Empörung, weil es Ausführungen sind, die weder eine bestimmte parteiliche Richtung befürworten, noch eine bestimmte neue Form des Lebens beschreiben. Sie sind Ausführungen, die das Dasein von einem ganz anderen, lichten Standpunkt aus erklären, und dieser andere Standpunkt wird wohl oder übel, wenn die Aufmerksamkeit genau hinhorcht, den bisherigen Standpunkt in Frage stellen. Eine wirkliche Spiritualität stellt den Menschen in Frage in seiner Art des Denkens, in seiner Art, wie er zum Leben ausgerichtet ist. Deshalb wird solch eine Gedankenführung auch mehr oder weniger stark auf Verurteilung stoßen und sie wird oftmals eine hitzige Empörung gleich einem heftigen Widerspruch auslösen. Das ist die Reaktion des *avidyā*, welche sich wehrt, wenn ein geringfügiges Licht in ihr Reich hereindringen möchte. Diese Reaktionen sind aber natürlich, wenn eine Gedankenführung nicht nur von der Sinneswelt abgeleitet ist, sondern sogleich den Hintergrund unserer immanenten, geistigen Welt darstellt. Dieser Hintergrund, der aus

136

einer übersinnlichen, geistigen Schau resultiert, wird natürlich anders sein als derjenige, den wir tagtäglich im Gemüte wahrnehmen.

Dies ist eine wesentliche Tatsache, die wir berücksichtigen müssen, wenn wir solche Ausführungen hören. Dies sind Ausführungen, die immer nur durch längere Beschäftigung mit der Zeit als Wahrheit erkannt werden. Wenn wir diese Ausführungen direkt vergleichen mit unseren Erfahrungen, wie wir sie in der Welt sammeln und unseren Eindrücken, wie sie von morgens bis abends auf unser Gemüt einwirken, dann werden Sie vorerst zu dem Resultat kommen müssen, dass diese Ausführungen einfach nicht richtig sein können, weil sie mit den Gesetzen dieser Welt nicht so recht in Übereinstimmung zu bringen sind. Vor allem stellen sie, wie erwähnt, diese Welt und das Denken dieser Welt in Frage. Von diesem Standpunkt müssen wir ausgehen, wenn Imaginationen, Inspirationen mitgeteilt und zu einer Möglichkeit konstruiert werden, mit der dem Leben eine Orientierung gegeben wird, so dass der Materialismus unserer Zeit, die Finsternis unserer Zeit mehr in ein Licht verwandelt wird. Darin liegt die Intention dieser Ausführungen, dass wir über längere Sicht gesehen Möglichkeiten erhalten oder entscheidende Gesetze studieren lernen, die uns zur Verwandlung des Lebens helfen können. Es geschieht die Verwandlung des Lebens, gleich, ob von alternativen, rein der Naturheilkunde folgenden Zweckabsichten der Ausgang genommen wird oder ob von einem eher schulmedizinischen Standpunkt ausgehend der Ansatz erfolgt; denn je mehr solche Gedanken über Tage, Wochen und Monate erdacht, erfühlt und mit der wachsenden Kontemplation nachempfunden werden, um so mehr führen sie auch zu einer Verwandlung des Lebens. Und das ist das Wesentliche, was mit diesen Ausführungen gegeben ist, gleich, ob wir Laien sind auf dem Gebiet der Medizin oder ob wir von einer Fachseite, von einem Ärztestandpunkt aus dies Gesagte anhören.

Inspirative Gedanken können das Leben verwandeln.

Beginnen wir aber nun mit den Inhalten. Ein Inhalt dieser Ausführungen des heutigen Abends ist die Beschreibung der Bauchspeicheldrüse. Die Bauchspeicheldrüse hat für das nahe Volkswissen eine Funktion für den Zuckerstoffwechsel, sie produziert unter anderem das Insulin. Diese innersekretorische Funktion soll heute aber nicht in den Mittelpunkt der Betrachtung rücken, sondern wir wollen die Bauchspeicheldrüse von dem Standpunkt aus betrachten, wie sie exkretorisch hineingreift in das Verdauungssystem. Sie ist die zentrale Drüse, die die meisten Enzyme oder Verdauungs- fermente liefert für den Abbau und für die Umsetzung, für die Durchgestaltung der aufgenommenen Nahrung. Sie ist eine zentrale Drüse, die von ihrer Lokalität her eine zentrale Mitte im Bauchraum einnimmt. Die Bauchspeicheldrüse liegt wie ein kleiner Körper mit Kopf, Corpus und Schwanzteil ziemlich in der Mitte des Bauchrau- mes. Aus der einfachen anatomischen Betrachtung im Bilde wird die Mittenstellung deutlich.

Nach den älteren medizinischen Schriften hatte man früher ge- wusst, dass eine Krankheit in den Resorptionsorganen, das heißt im Darm, beginnt. Die Krankheit beginnt mit der Resorption der Nahrung. Dieser Satz, dass die Krankheit im Milieu des Darmes beginnt, tönt auch in den letzten zehn Jahren wieder erneut an un- sere Ohren. Man weiß, dass eine Krankheit, gleich, ob es sich um eine Erkältungskrankheit oder auch um eine schwerere Krankheit mit Zelldegeneration handelt, in irgendeiner Weise mit der Ver- dauung, vor allem mit der Art und Weise, wie die Verdauung ar- beitet, zusammenhängt. Das Verdauungssystem ist, wenn wir es ganz einfach mit einem Wort beschreiben, das Kommunikationssys- tem; dasjenige System, das in uns in der Tiefe des Bauchraumes ge- lagert ist und das sensibel reagiert auf all die Ströme, die wir auf- nehmen, die wir einmal bewusst aufnehmen und die wir weiterhin im größeren Umfang unbewusst aufnehmen. Das sehen wir bei- spielsweise an einem Kind. Ein Kind reagiert als erstes mit dem Verdauungssystem. Es nimmt die Ströme der Umwelt unmittelbar mit dem Verdauungssystem auf. Das kann beispielsweise mit der Nahrung geschehen. Mit der Nahrung nehmen wir einmal physi- sche Substanz auf, aber mit der Nahrung nehmen wir weiterhin auch all jene Wesenhaftigkeit auf, die der physischen Substanz von feinstofflicher Art her anlastet. Es ist nicht nur das Eiweiß, es sind nicht nur die Kohlenhydrate und die Fette, die wir aufnehmen, son- dern es sind auch diejenigen Wesenslichter, die der Nahrung anlas- ten von der ganzen Erzeugung her, vom Kochen bis hin zu demje- nigen, der sie serviert oder anbietet. Das Feinere haftet der Nahrung an. Es ist die Nahrung deshalb einmal sichtbar von einer Qualität gezeichnet und einmal unsichtbar von einer Wesenslichtwelt be- gleitet. Die Nahrung, die wir aufnehmen, wird im Bauchraum ver- arbeitet, sie wird verstoffwechselt oder sie wird durchgestaltet, und es wird das Entsprechende aufgenommen, und dasjenige, was nicht brauchbar ist, wird ausgeschieden. Dazu müssen die Verdauungssäfte arbeiten. Die Verdauungssäfte, die vielfach im Pankreas gebildet und zum Teil erst im Dünndarm durch Enterokinase aktiviert werden, müssen die Nahrung zersetzen. Das Zersetzen und das Durchgestalten durch bestimmte Verdauungssäfte, entsprechend der verschiedenen Eiweiße, Kohlenhydrate und Fette, findet in erster Linie durch den Bauchspeichel statt, und es ist dies ein Prozess, der sehr bemerkenswert ist und der im Bilde seiner Funktion deutlich beschrieben sein muss.

Eine neue Substanz entsteht, wenn die Nahrung umgestaltet wird. Die Eiweiße werden zu Aminosäuren abgebaut, und diese werden mit der Zeit über Aufbauvorgänge in der Leber in körpereigenes Eiweiß umgestaltet. Das Durchgestalten, das Umgestalten findet aber nicht nur im Sinne einer bloßen, herkömmlichen Verwandlung, wie es sich der denkende Verstand vorstellt, statt, sondern es findet dieses Durchgestalten so statt, dass Altes vollständig aufgelöst werden muss, damit Raum für ein Neues entsteht. Es ist ein neuer Raum, der entsteht. Das Alte muss vollkommen vernichtet oder abgebaut werden, erst dann entsteht das menschliche Eiweiß. Dieses Gesetz liegt der Schöpfung und ihrer beständigen Transformation zugrunde, oder, wenn wir es einfacher ausdrücken, es ist durch die spirituelle Sicht ein fortschreitender Tod und eine kommende, neue Raumzugehörigkeit sichtbar, und es ist auch unserem ganzen Leben in einer gewissen Weise die neue Raumzugehörigkeit immanent. Wir sehen nur nicht, dass wir jeden Tag von Altem Abstand nehmen, damit ein neuer Raum entstehen kann. Dieser Vorgang muss aber auch vollständig in der Verdauung funktionieren, denn wir können das Fremde, das wir über die Produkte aufnehmen, nicht einfach übernehmen in das Eigene. Damit beispielsweise das tierische oder pflanzliche Eiweiß ein eigenes Eiweiß wird, muss die Nahrung vollständig abgebaut sein. Durch die Verdauungssäfte, also die Enzyme, wird sie dann zum Teil schon in den neuen Aufbauweg hinübergebracht. Hier scheint die Krankheit zu beginnen. Hier in diesen Abschnitten der Verdauung, in der Resorptionsphase, wenn aus dem Dünndarm der Weg dann weitergeht über die Pfortader in die Leber, liegt meist eine wesentliche physische Beeinträchtigung oder Schwäche vor, die zur Krankheit führt.

Dieser fehlgesteuerte Weg, der in der Verdauung beginnt, oder diese pathologischen Mächte, die sich in der Verdauung ausgestalten können, können sich bis hinein in die schwerwiegendsten

Krankheiten ergeben, bis hinein in schwere Stoffwechselkrankheiten oder auch schwere psychische Symptome. So sind diese Aussagen sicherlich richtig, wenn wir sie von der Naturheilkunde oder auch von älteren Büchern nehmen, die übereinstimmend besagen: Die Krankheit beginnt im Bauchraum, sie beginnt im Darm.[1] Es stellt sich aber sogleich die Frage für unsere Betrachtung, warum dieser Verdauungsvorgang in irgendeiner Weise disharmonisch funktioniert. Warum werden die Nahrungsstoffe nicht genügend abgebaut und dann im richtigen Sinne wieder aufgebaut? Warum entsteht Disharmonie? Wenn wir den Prozess nun weiterverfolgen und ein ganzheitliches Bild unseres Wesens beschreiben, werden wir feststellen, dass diese Verdauungsarbeit immer unter der Schwelle des Bewusstseins stattfindet. Das, was sich im Dünndarm beispielsweise ereignet, ist ja wesentlich gesteuert vom autonomen Nervensystem, von dem Träger des Nervensystems, das uns auf autonome Weise leitet, das unser ganzes Wesen unbewusst führt. Das vegetative oder autonome Nervensystem greift geradezu in den Dünndarm hinein, und der Dünndarm ist, wenn wir ihn uns vorstellen in Bildern, fast ein direkter Ausdruck für ein Nervengeflecht; ein unglaubliches vegetatives Leben, ein zusammengedrängtes Ballungslumen ist er, das geradewegs auf das vegetative Leben hindeutet. Die Funktion in dem von glatter Muskulatur gesteuerten Darmepithel, die so unbewusst verläuft, nimmt wieder ihre ganze Steuerung oder ihre untergründige Aufmerksamkeit von den Hauptorganen. Auch diese Hauptorgane unterliegen der unbewussten vegetativen Regulation. Die Leber leistet eine Stoffwechselarbeit, die unter der Schwelle des Bewusstseins stattfindet. Auch die Nieren, die ebenfalls in das Verdauungssystem hineingreifen, zwar nicht direkt aber indirekt, unterliegen der vegetativen oder unbewussten Steuerung. Weiterhin ist es auch die Lunge, die ganz wesentlich hineingreift in das Verdauungssystem. Die Lunge ist sogar so maßgeblich beteiligt am Eiweißstoffwechsel, dass sie mit ihrer Art der Atmung vorrangig beschreibt, ob das Eiweiß mehr plastisch aufgebaut wird oder ob ein Mensch eher ganz dünn konditioniert ist, also leptosom gezeichnet ist. Die Lunge greift ganz wesentlich auch auf indirekte Weise hinein in das Verdauungssystem, sie steuert sich hinein in das Vegetativum.

Die an der Verdauung beteiligten Organe arbeiten unbewusst und autonom.

---

1 Ilja Iljitsch Metschnikoff, 1854-1915, Nobelpreisträger, prägte das bekannte Wort: »Der Tod sitzt im Darm«.

Dieses Verdauungssystem, das von den Organen gesteuert und von unbewussten oder autonomen Vorgängen geleitet ist, erhält aber wieder von einer weitaus bewussteren oder weitaus sensibleren Warte die Impulse, denn die nächste Station ist das zentrale Nervensystem, vornehmlich das sensible Nervensystem, das sich über das Instrument des Gehirns mit dem vegetativen Nervensystem immer in irgendeiner Weise austauscht. Was wir täglich empfangen, kann unbewusst sein und sogleich in das Vegetative hineingleiten, oder es kann bewusst sein und den Umweg über bewusste Verarbeitung, bewusste Aufnahme machen und sich aber mit der Zeit in das Vegetativum hinein abdrücken und somit in die Organregulation. Das, was wir durch die sensiblen Nerven aufnehmen, das, was wir täglich aufnehmen, das wird sich einmal durchgestalten hinein in die Organe. Das geschieht vielleicht nicht von heute auf morgen, aber innerhalb einer gewissen begrenzten Zeit findet diese Durchgestaltung von unserem sensiblen Nervensystem über das Instrument des Gehirns hinein in das Verdauungssystem, hinein in die inneren Organe statt.

Was wir mit den Sinnen aufnehmen, manifestiert sich in den Organen.

Schließlich ist – wenn wir den Prozess weiterverfolgen, und man kann ihn natürlich weiterverfolgen von der Physiologie her – das, was die sensiblen Nerven aufnehmen, dasjenige, was aus dem Sinnesleben kommt, aus der Sinneswahrnehmung kommt. Das Sinneswahrnehmen ist jene höchste Fähigkeit, die uns als ein feinster Prozess gegeben ist. Dieser Sinnesprozess leitet sich hinein ins Nervensystem über die sensiblen Nerven, leitet sich weiter über das vegetative Nervensystem hinein in die autonomen Steuerungen und wird mit der Zeit organisch. Das Sinnesleben ist der direkte Gegensatz zu dem, was in der Organwelt stattfindet. Wir können die Organe, beispielsweise die Leber, die Nieren, aber auch Herz und Lunge, bezeichnen als die manifestierten und irdischen Sinnesorgane, die nicht mehr Sinnesorgane sind, aber die im unbewussten Stoffwechselleben doch eine Sinnesfunktion weiter vollbringen. Sie vollbringen eine Sinnesfunktion und damit auch eine Steuerungsfunktion, nur vollbringen sie sie auf eine ganz andere Weise als ihre geistigen Brüder, die mehr im Licht geblieben sind, das sind beispielsweise die Augen, die Ohren oder der Tastsinn, welche wir als die direkten Sinne kennen. So ist ein Gegensatz gegeben: das unbewusste, aber manifestierte Leben in uns und das bewusste Leben in den Sinnen. Dieser Gegensatz ist von entscheidender Bedeutung.

Der Sinnesprozess ist ein Lichtvorgang.

Der Sinnesprozess, den wir äußerlich im Leben leben und in den wir ständig eingebunden sind während des Tagwachens, findet seine letzte Konsequenz im Organischen. Der Sinnesprozess ist sogar verantwortlich für die Anlage der Organe. Wäre kein Sinnesprozess vorhanden, so hätten wir auch in uns keine Organe. Das ist eine tiefe Wahrheit, die jetzt nur einmal ausgesprochen ist. Das, was der Sinnesprozess ist, ist ein Lichtvorgang, ein Lichtleben, ein Weben von Licht und Weisheit. Das, was in den Sinnen lebt, ist reines Licht, es ist Weisheit, es ist Seele. Im einfachsten Sinne ist es Weisheit und Seele, was im Lichte lebt. Und dieser Licht-Seelen-Prozess oder dieses Lichtleben, diese Weisheit, die wir ständig um uns herum haben und die auch über die Sinne direkt aufgenommen wird, gestaltet sich hinein in die Organe und nimmt dort die ganz spezifische Ausgestaltung. Wenn wir einen Fachausdruck nehmen für die Sinne oder für das Sinneslicht, für das Sinnesweben, dann würden wir diese Sinne bezeichnen als Götter. In Indien bezeichnet man dasjenige, was dieses Lichtweben ist, dieses Weisheitsleben, als *deva*. Es sind die Götter, die *deva*. Es ist nicht Gott selbst in seiner Einzigartigkeit, wenn man ihn beschreibt als das höchste Selbst, sondern es sind die Götter, die *deva* oder die verschiedenen höheren geistigen Hierarchien. Das umgibt uns durch das Licht, und dieses Licht nimmt sich hinein in seiner letzten Konsequenz bis in die organische Welt.

Die Krankheit beginnt in der Konsequenz dort, wo die Manifestation des Lichtes am dichtesten gegeben ist. In den Organen endet gewisserweise die Kommunikation aus dem Licht-Sinnes-Prozess. Aber betrachten wir jetzt den Licht-Sinnes-Prozess, dann werden wir feststellen, wie hier bereits etwas, das sich in irgendeiner Weise pathologisch oder belastend, befremdend äußert, beginnt. Das, was in den Licht-Sinnes-Prozess hineinkommt, ist eigentlich etwas Tragisches vom Standpunkt der normalen Auffassung oder vom Standpunkt der Unversehrtheit aus gesehen. Dieses Tragische, das in den lichten, göttlichen Sinnesprozess hineingeht, ist die Finsternis, die Versuchung, der Teufel der Begierde und Identifikation, der nicht der Sinn selbst ist, sondern ein Wesen, das gestürzter Natur ist, eine Dunkelheit, eine Finsternis, eine versuchende Macht. In die Sinne wirkt ein Wesen oder eine geistige Verführung, eine existentielle Macht hinein, die diesen Sinnesprozess aus dem eigentlichen Sinn selbst entfremdet und immer mehr Verdichtung und somit auch immer mehr Dunkelheit bewirkt. Die Dunkelheit bewirkt in der Folge das materielle Leben, das manifeste Leben, das wir sehen, während das Licht dasjenige ist, was wir nicht sehen. Das Licht, die Weisheit, sehen wir nicht, aber wir sehen die Resultate der Weisheit, die Konsequenz der Weisheit, und damit sehen wir den Körper. Aber das, was der Sinn selbst ist, das ist ein Geistiges, ja, sogar ein Göttliches. Der Sinn ist erhaben. Aber der Sinn verdichtet sich und geht hinein in die Manifestation, und so haben wir eine große Polarität oder, wenn wir von einer Emanationslehre ausgehen, wir haben einen Folgeprozess, der sich hinein in das Organische verankert.

Das Wesen, das sich innerhalb der geistigen Evolution hineingliedert, kannte man in den Religionen und benannte es mit verschiedenen Ausdrücken: als Teufel, Luzifer, Sünde, *asura*, als Versuchung, und als Leiden nach dem Buddhismus. Wer sich auf einem spirituellen Weg befindet, der sollte unbedingt diese hier dargestellte Unterscheidung nachvollziehen. Es ist nicht das Sinnesleben, das der Einzelne verurteilen sollte, sondern das, was in den Sinnesprozess hineinmündet. Jenes Dunkle sollte er erkennen und eliminieren, wenn er Meditation betreibt. Er sollte nicht den Sinnesprozess vollkommen verschließen, sondern er sollte erkennen, was in den Sinnesprozess pathologisch oder verfinsternd hineinmündet. Denn das ist auch dasjenige, was letztendlich für die Krankheit verantwortlich ist. Es mündet etwas hinein, das die eigentliche Lichtwelt verschleiert und somit eine Belastung in das innere Stoffwechselgeschehen bringt.

In der Meditation wird häufig der Fehler gemacht, dass der Mensch die Sinne von der Außenwelt verschließt und versucht, alles das, was ihm in den Sinnen entgegenkommt oder das, was zum Sinnesleben gehört, zu vermeiden, und ganz in eine mehr innere Wahrnehmung hineintaucht. Das kann zu grotesken Verwechslungen führen und es führt ganz häufig zu psychischen Störungen. Denn gerade wenn man krank ist bräuchte man das Sinnesleben mehr in der reinen Form und müsste dasjenige Wesen eliminieren, das hineinmündet in den Sinnesvorgang.

Für den Kranken ist ein reines Sinnesleben notwendig.

Es gibt in der *Bhagavad Gītā* eine wunderbare Stelle, die auf die Anhaftungen der Sinne, *saṅga*, und damit auf diesen Bedeutungsinhalt hinweist. Die *Bhagavad Gītā* beschreibt die Gesetze des Lebens. Sie beschreibt nicht nur die metaphysischen Gesetze, sondern die höchsten Gesetze, die übersinnlichen, offenbarenden Gesetze des

Die Bhagavad Gītā beschreibt die Gesetze des Lebens.

ewigen Selbst, und so beschreibt sie auch den zur Anhaftung neigenden Sinnesprozess. Die *Bhagavad Gītā* spricht von denjenigen Vorgängen, die Berührungen sind oder Anhaftungen und die sich in den Sinnen zeigen. Es heißt dort: Die Versuchung beginnt in der Berührung der Sinne oder in der Anhaftung der Sinne an den Objekten der Außenwelt. Es ist ein dramatischer Vers, denn wenn man diese Anhaftungen der Sinne pflegt, was wir ja gewöhnlich alle tun, dann entsteht dadurch weitere Anhaftung, und dies wird mit dem Wort *kāma* beschrieben. *Kāma* heißt begehren, etwas gewinnen und festhalten, es ist das Prinzip des Nehmens. Und diese Berührung, dieses Ergreifen und Begehren führt schließlich zur Verblendung, und die Verblendung führt schließlich zum Zorn, und der Zorn führt schließlich zur weiteren Verblendung und zum Verlust der Erinnerung. Und der Verlust der Erinnerung führt zum Verlust der Intelligenz, und der Verlust der Intelligenz führt zu *praṇaṇṣyati*, und das bedeutet, der Mensch kommt vollkommen zu Fall. Zu Fall ist eigentlich jeder in unserer Zeit gekommen, weil wir diesem Wesen der Dunkelheit unterliegen, weil wir diesem Wesen, das zugreift, begehrt und nimmt, ausgeliefert sind. Aber das soll uns jetzt nicht beunruhigen. Ich will diesen Vers nun einmal in Sanskrit rezitieren:

So heißt es dort: »Die Versuchung beginnt in der Anhaftung der Sinne an den Objekten der Außenwelt«.

> *dhyāyato viṣayān puṁsaḥ saṅgas teṣūpajāyate*
> *saṅgāt sañjāyate kāmaḥ kāmāt krodho 'bhijāyate*
> *krodhād bhavati saṁmohaḥ saṁmohāt smṛti-vibhramaḥ*
> *smṛti-bhraṁśād buddhi-nāśo buddhi-nāśāt praṇaṇṣyati*
> (*Bhagavad Gītā II, 62-63*)

Das Wesen der Dunkelheit sollte erkannt und eliminiert werden.

Dieses Wesen, das da hineinmündet, sollte erkannt werden, es sollte möglichst gut identifiziert werden und dann auch nach und nach eliminiert werden. Der Sinnesprozess soll aber weitergehen, denn der Sinnesprozess ist ein Lichtvorgang.

Durch den Stoffwechsel wird das Leibliche ausgestaltet.

Nun wollen wir wieder zum Körper zurückkehren und den Körper betrachten. Wie ist es mit dem Körper? Hier steigt ein Wesen in die Tiefe, und dieses Wesen geht mit der Zeit vom sensiblen Nervensystem hinein in das vegetative Leben, in das autonome Leben und breitet sich aus hinein in die Organe. Dort, im Stoffwechsel, wird ja der ganze Mensch oder das Materiell-Physische, das Leibliche ausgestaltet. Dort findet der Mensch seinen Aufbau, dort wird physische Substanz aufgebaut aus dem Stoffwechsel. Die Steuerung aber zur physischen Substanz entsteht nicht, wie man glaubt, aus dem Physischen, sondern sie entsteht aus diesem geistigen Vorgang, so, wie er sich aus den Sinnen hineingestaltet in die Organe. Diese physische Substanz, die sich ausgestaltet, benötigt entsprechende höhere Regulationen. Diese höheren Regulationen sind, um sie ganz einfach einmal zu beschreiben, im Wesentlichen in der Art und Weise wirksam, wie die Nahrung aufgenommen wird und wie die Nahrung schließlich durch die übergeordneten und hineinwirkenden Geistesimpulse durchgestaltet, umgestaltet und erbaut wird, wie sie zu neuer Substanz erbaut wird. Es kann nun diese Substanz aber häufig nicht vollständig abgebaut werden, weil sich zum Beispiel Schwächezustände im Sinnesleben zeigen, weil sich Schwächezustände in irgendeiner Weise dort zeigen, wo unsere Wahrnehmung zur Welt ist, unser Licht zur Welt ist. Wenn sich der Sinn vielleicht immer mehr durch das Wesen der Anhaftung verfinstert, durch bewusste oder unbewusste Anhaftung, dann können sich Schwächen im Stoffwechsel zeigen. Und diese Schwächen im Stoffwechsel kennen wir sicher alle, sie zeigen sich dann als Immunschwächen oder in entsprechenden Unregelmäßigkeiten in der Verdauung. Es kann sein, was sehr häufig ist, dass eine gewisse verdauungsüberschießende Aktivität oder ein ständiges, überreiztes Reagieren stattfindet. Dieser Reizzustand ist sehr häufig beispielsweise im Dünndarmbereich und nimmt seine Wege dann über viele weitere andere Organe und andere Bezirke. Dann hat man es häufig mit Allergien und Entzündungszuständen zu tun. Das ist darauf zurückzuführen, dass eine gewisse Schwäche schon in der Personalität und im ganzen Bewusstsein vorhanden ist. Es ist eine Überforderung beispielsweise vorhanden oder es ist in irgendeiner Weise eine psychische Desorientierung gegeben, und diese macht sich entsprechend bemerkbar mit Disregulationen.

Ist der Stoffwechsel durch den verdunkelten Sinnesprozess geschwächt, so können Krankheiten entstehen.

Es kann aber auch sein, dass dieser Reizzustand in der Verdauung sich gar nicht so sehr zeigt, und das ist bei der Krebskrankheit durchaus nicht selten. Es zeigt sich dieser pathologische Vorgang nicht unbedingt so auffällig als eine ständige, aktive Störung, als eine ständige Reizstörung. Es zeigt sich oftmals nur eine gewisse schleichende Tendenz vielleicht zur Obstipation oder einfach eine gewisse schleichende Tendenz zu einer Müdigkeit in den Verdauungsorganen oder einer stillen und nicht tiefen Entzündung in diesen Bereichen. Es hatte der Arzt Dr. F.X. Mayr, der die sogenannte Mayr-Kur zur Entlastung und Reinigung der Verdauungswege

Störungen im Verdauungssystem haben oft einen schleichenden, vergiftenden Charakter wie bei der Krebskrankheit.

145

entwickelt hat, schon festgestellt, dass etwa 50 Prozent aller Menschen entweder eine aktive oder eine latente Entzündung in den Verdauungswegen haben. Das ist natürlich und verständlich, wenn wir die Bedingungen ansehen, denen wir heute im Leben ausgesetzt sind, und die Anforderungen des ganzen Lebens auch betrachten. Diese Entzündung, die sich oft so latent in den Verdauungswegen bemerkbar macht, hat einen schleichenden und vergiftenden Charakter, und sie legt schließlich ganz langsam die Immunabwehr lahm, oder diese ist vielleicht schon vorweg mehr und mehr eingeschränkt, und es zeigt sich ein gewisser mangelnder Aufbauprozess im richtigen Sinne. Die Nahrung wird nicht vollständig durchgestaltet, nicht lebendig durchgestaltet, nicht lebendig abgebaut durch die Enzyme, und somit wird der Aufbauprozess auch nicht richtig eingeleitet. Es entwickelt sich ein Giftstoff, der bei der Krebskrankheit ganz häufig ist, den ich aber mit einem Namen nicht benennen kann, weil ich glaube, dass er bisher auch noch keinen Namen gefunden hat. Es ist ein Giftstoff, der so ähnlich ist wie Essigsäure. Essigsäure ist zwar im Organismus vorhanden, aber dieser Stoff hat etwas wie Alkohol. Dieser Stoff bringt damit noch weitere Intoxikationen in den Körper, und mit der Zeit vollzieht der Körper seine eigene gesetzeswidrige Ausscheidung, die sich in der Zelldegeneration bemerkbar macht. Es ist dann nicht mehr richtige Ausscheidung, sondern es ist eigentlich ein Versuch des Organismus, dass er mit dem Leben, das er hat, anders umgeht. Es kommt ein Fremdes zustande, es zeigt sich ein generativer Lebensprozess an verkehrter Stelle, und er ist damit degenerativ.

Dieses Geschehen, das in der Verdauung beginnt, kann jetzt unterschiedlich verstanden werden. So, wie es sich aus einer geistigen Sicht zeigt, ist es so, dass dieser Abbau, diese Durchgestaltung richtig funktionieren muss. Dazu muss das menschliche Leben im richtigen Verhältnis zur Welt und Schöpfung, zu den Mitmenschen stehen, und es muss vor allem eine gewisse Stärke entwickelt werden im psychischen Menschen. Die Bauchspeicheldrüse steht im Mittelpunkt dieses Verdauungsgeschehens. Es ist vielleicht ganz sinnvoll, wenn ich eine Zeichnung dazu mache, denn die meisten werden sicher Laien sein auf diesem Gebiet. Es ist dies ein sehr laienhaftes Verständnis, mit wenig Fachbegriffen besetzt, aber durchaus kann dieses laienhafte Verständnis auch sehr befruchtend auf die Vorstellung der Medizin und auf die Möglichkeiten der Therapie wirken.

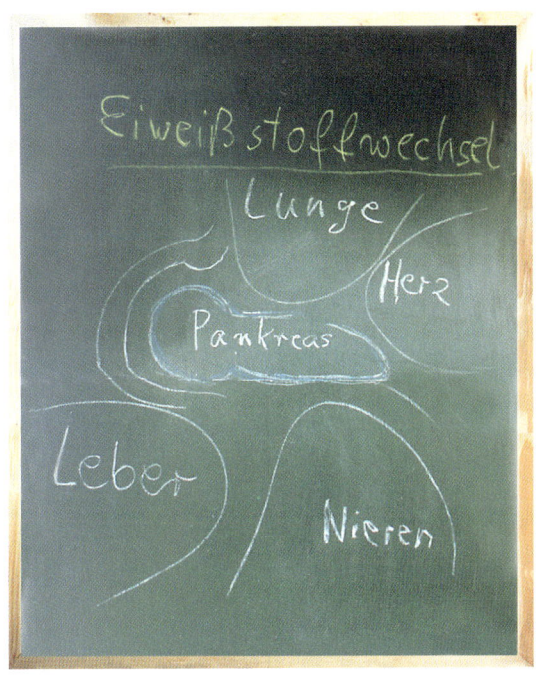

Tafelbild zu den vier Hauptorganen:
Die Enzymleistung der Bauchspeicheldrüse wird indirekt
durch ihre »geistige Raumesfülle« beeinflusst.

Wir haben ja in der gesamten Medizin und auch auf vielen anderen Gebieten die große Schwierigkeit, dass alles weiter und weiter verkompliziert wird und die Wege der Erkenntnis dennoch weniger werden. Die Verkomplizierung ist durchaus nur ein Täuschungsmanöver des Unwissens. Es sind die eigentlichen Wahrheiten, wenn wir sie nehmen, so, wie sie sind, einfache Wahrheiten, und auf diesen einfachen Wahrheiten würden sich nach und nach, auf zwar andere Weise, auf ganzheitlich logische Weise, die rechten Modelle und erklärenden Theorien entwickeln, aber sie würden sich einfacher entwickeln und sie würden damit den Intellekt nicht mehr so sehr auszehren und belasten. Aber das, was wir so allgemein in der Medizin und auf den verschiedenen wissenschaftlichen Gebieten haben, ist eine tatsächliche Belastung für unser ganzes gesundes Menschsein und letzten Endes, wenn wir vom Standpunkt des ganzheitlich integralen Wissens ausgehen, ist es

*Auf vielen Gebie-
ten zeigt sich
eine Verkompli-
zierung, die ein
Ausdruck des
Unwissens ist.*

nicht ein wirkliches Wissen, sondern nur eine Verkomplizierung des Unwissens.

Hier ist der Dickdarm, dann der Dünndarm, und hier ist das Pankreas, die Bauchspeicheldrüse. Hier findet der Einfluss der Enzyme wie Trypsin und Chymotrypsin statt, der Fermente, die dann entsprechend wieder weitere Enzymentwicklungen freisetzen hinein in den Dünndarm, und dann geht der Verdauungsbrei weiter zur Ausscheidung in den Dickdarm. Die Bauchspeicheldrüse nimmt eine zentrale Stellung ein. Sie ist in die Mitte des ganzen Verdauungsbereiches hineingegliedert. Von verschiedenen Seiten wirken herein dann die Lunge, das Herz, die Nieren und die Leber (siehe Tafelbild). Das wären die wichtigsten aktiven Organe, die in den Eiweißstoffwechsel hineingreifen, aber mehr indirekt dirigieren, so etwa, wie eine Verwaltung den Vertrieb und die Produktion leitet. Wir werden rein nach den messbaren Ergebnissen im Körper nicht die Lunge und auch nicht die Atmung in Verbindung bringen mit dem Pankreas, und wir werden vor allem die Nieren nicht in Verbindung bringen mit dieser zentralen Drüse. Die Verwaltung scheint nichts mit der Produktion zu tun zu haben, und dennoch kommen die Aufträge aus den Anweisungen der Verwaltungsstelle. Sie kommen aus einer gesamten Steuerung von Organen.

*Die vier Haupt-
organe beein-
flussen indirekt
die Verdauungs-
leistung.*

Ein kleines Beispiel kann den Zusammenhang von einem Organ zur Drüsensekretion im Bauchraum erklären. Wie ist es, wenn die Nieren geschwächt sind? Wenn die Nieren geschwächt sind, neigt der Mensch zur sogenannten »Exkarnation«, zur Exkarnation seiner Seele, das heißt, die Seele möchte hinwegstreben von der Erde. Die Seele möchte den Körper verlassen, sie möchte nicht so gerne hinein in den Körper, sie möchte sich mehr in Träume oder in andere Welten hineinbegeben. Dieser exkarnierende Prozess aus einer Nierenschwäche wirkt so auf das Pankreas ein – es muss nicht so sein, aber es ist häufig so, es können aber auch andere Prozesse hineinspielen –, dass das Pankreas ständig Verdauungssäfte produziert. Was ist dies, was gegen die Exkarnation hilft? Man hat infolge der hohen Verdauungsaktivität den Drang zu essen. Man muss etwas essen, damit man wieder besser in sich gehalten ist, damit das Nervensystem wieder mehr im Körper gehalten wird. Und so produziert das Pankreas immer wieder Säfte, und die Säfte reizen natürlich entsprechend den Dünndarmbereich. So entsteht die

*Bei einer Nieren-
schwäche neigt
man zur Exkar-
nation.*

Darmreizung, eine der häufigen Diagnosen unserer Zeit. Die Darmreizung muss nicht unbedingt sogleich in entsprechende direkte Vorgänge wie Diarrhöe einmünden, aber es ist durchaus ein Reizzustand, der damit aufkommt, und dieser Reizzustand kann sich weiter und weiter ins Chronische entwickeln.

Eine häufige Folge der Exkarnation ist die Darmreizung.

Dieser exkarnierende Vorgang ist aber bei der Krebskrankheit nicht so häufig, sondern es zeigt sich mehr ein Vorgang, der sich in einem oder auch mehreren Organen, aber meistens in einem Organ dominanterweise abspielt. Das kann sehr häufig die Lunge sein, es kann die Leber sein, es kann aber auch das Herz oder es können die Nieren sein. Diese Organe wirken, ähnlich wie im Beispiel der Nieren, auf das Pankreas, und das Pankreas nimmt hier genau die zentrale Rolle ein. Der Vorgang, dass das Pankreas disharmonisch die Regulationen einnimmt, beginnt damit in den Organen. Die Organe aber erhalten wieder die Steuerung aus dem gesamten Zusammenwirken des vegetativen Systems und schließlich in der Fortsetzung, wie wir gesagt haben, aus dem sensiblen Nervensystem und letztendlich aus dem Sinnesvorgang, aus dem Sinnesleben. So hängt das gesamte Gebilde in uns zusammen. Nun wird das Pankreas nicht so ohne weiteres in die Verdauung nach guter Laune hineingreifen. Es wird die Enzyme nicht einfach einmal mehr, einmal minder produzieren. Es wird zum Beispiel nicht umsonst zu wenig Enzyme für die Kohlenhydratverdauung freisetzen und somit disregulierend in den ganzen Verdauungsapparat hineingreifen und dort Gärungen verursachen.

Über den Weg der Sinne, über das Nervensystem, die Organe und das Pankreas entstehen Disharmonien.

Das Pankreas, die Bauchspeicheldrüse, ist das Organ, das man in der Medizin eigentlich bisher nur rein von der physiologischen Funktion her kennt. Die eigentliche integrale Bedeutung ist dabei aber nicht richtig identifiziert. Das Pankreas muss dasjenige ausgleichen, was in den Organen schon als Störung oder als Fehlanweisung besteht. Es ist ein ausgesprochenes Ausgleichsorgan. Wenn wir es beschreiben wollen, dann müssen wir es definitiv bezeichnen als Ausgleichsorgan. Es gleicht das aus, was schon als Steuerung vorweg besteht aus dem vegetativen System, vor allem aus Leber und Lunge, aber auch aus Nieren und Herz. Es ist gleichsam wie ein Waagebalken.

Das Pankreas ist ein Ausgleichsorgan.

Die Therapie mit Enzymen ist in der Naturheilkunde bekannt geworden. Es gibt zum Beispiel ein Medikament, das aus der Papaya entwickelt ist und das natürliche Enzyme aus der Papaya enthält, die den Eiweißstoffwechsel, vor allem die Trypsin- und Chymotrypsin-Wirkung begünstigen. Dass Enzyme gegeben werden, ist etwas sehr Wesentliches, denn wenn man diesen Weg mit den Enzymen einigermaßen bahnen kann, so dass das Pankreas die Störung nicht pathologisch in den Stoffwechsel hinein ausgleicht, sondern die Enzyme direkt eingreifen, dann ist dies hilfreich zur entsprechenden Unterstützung. Nur ist der Vorgang unter Berücksichtigung der gesamten Steuerung noch nicht geheilt, beziehungsweise wird eine solche Enzymtherapie immer nur Begleitcharakter zur Heilung haben können. Sie wird niemals den eigentlichen durchschlagenden Erfolg geben können, weil ja die pathologische Steuerung, beispielsweise aus Lunge oder Leber oder anderen Organen, noch genauso auf den Verdauungsapparat bestehen bleibt.

Eine Therapie mit Enzymen ist als Begleitung sinnvoll.

In der Krebskrankheit ist es vor allem der Eiweißstoffwechsel, der gestört ist. Der Eiweißstoffwechsel ist auf chronische Weise pathologisch. Es wird ein Eiweiß aufgebaut, das sich nicht richtig in den Zusammenhang des weiteren, natürlichen, gesunden Aufbaus des Körpers entwickeln kann. Dieser Eiweißstoffwechsel, dieser Eiweißaufbau ist durchaus etwas Kompliziertes. Er ist kompliziert vom Standpunkt des Geistigen und er ist auch als kompliziert bekannt vom Standpunkt der wissenschaftlichen Analyse. Wenn der Eiweißstoffwechsel funktioniert, dann funktioniert in der Regel schon bald der ganze Mensch. Aber dieser Eiweißstoffwechsel ist sehr sensibel und er neigt zu Schwankungen, er neigt immer zu Entgleisungen. Auch bei Krankheiten, die sogenannte »Geisteskrankheiten« sind – was eigentlich einen nicht ganz richtigen Begriff darstellt –, Psychosen sind damit gemeint, ist der Eiweißstoffwechsel im Wesentlichen gestört. Er ist bei der Psychose vielfach aus den Nieren gestört, aber er kann aus Herz, Leber oder Lunge genauso gestört sein. Man sieht auch, dass in der Psychose der Mensch vom Körperlichen her ganz anders wird. In der Krebskrankheit ist aber ebenfalls der Eiweißstoffwechsel gestört, und dieser Eiweißstoffwechsel sollte nach den Möglichkeiten, die zur Verfügung stehen, so gut wie es geht, in Harmonie gebracht werden. Hierzu dienen in der Naturheilkunde in erster Linie einmal die Entlastungen, die man machen kann auf Dickdarm und Dünndarm. Beide wirken in gewisser Weise immer zusammen, aber der Dickdarm steht mehr noch mit dem Nervensystem in Zusammenhang, während der Dünndarm stärker mit dem vegetativen oder

Bei der Krebskrankheit ist vor allem der Eiweißstoffwechsel gestört.

Auch bei Psychosen ist der Eiweißstoffwechsel gestört.

Dickdarm und Dünndarm sollten entlastet werden.

autonomen System zusammenwirkt, wobei beide auch autonom funktionieren. Der Dickdarm umrahmt den Dünndarm. Der Dünndarm ist mehr der Innere und somit der mehr noch im Ätherischen Funktionierende, der Eingekleidete und Eingehüllte, während der Dickdarm schon stärker mit den Bewusstseinsprozessen gekoppelt ist. Der Dickdarm steht vor allem mit dem in Verbindung, welche Stellung wir einnehmen in der Welt, während der Dünndarm die vermittelnde Innenantenne ist, er hängt mit der Beziehung zusammen, wie wir sie gedanklich und empfindungsmäßig zur Welt aufbauen. Und diese hängt wieder zusammen mit den Organen, die entsprechend Einfluss nehmen auf die gesamte Steuerung.

Die Ursache einer Krankheit beginnt im Sinnesleben. Sie beginnt dort, wo wir uns im Sinne des Lebens bewegen. Sie beginnt in einer Region, die geistig ist und die in uns und über uns als eine lichte Welt immerfort lebt. Das Problem der Krankheit können wir deshalb auch von dem Ansatz aus angehen, was wir denken und wie wir denken, wie wir unsere Gedanken aufbauen. Das ist überhaupt eine der wesentlichsten Therapieformen, die für die Krebskrankheit entscheidend ist. Es ist bei der Krebskrankheit sicherlich notwendig, dass verschiedene Methoden zum Einsatz finden, aber es ist wohl von allen Methoden zunächst die psychische Konfliktlösung herauszuheben. Gelingt es, den psychischen Konflikt, der ja doch bei einer Krankheit mehr oder weniger deutlich und chronisch vorherrscht, zu lösen, dann ist es zumindest so, dass das Krebsgeschehen einmal schweigt, also die Proliferation, das Wachstum, nicht mehr weiter stattfindet. Dieses Lösen der psychischen Konfliktsituationen ist vielleicht eine Aufgabe der Psychotherapie oder im weiteren Sinn der allgemeinen gesamten therapeutischen Betreuung. Es ist aber nicht nur ein Aufgabenfeld der Psychoanalyse oder psychischen Betreuung, sondern es ist vor allem auch eine Angelegenheit, die der Kranke selbst mit der Zeit in die Hand nehmen muss. Die psychische Konfliktlösung kann nur eintreten, wenn auch ein entsprechender Neubeginn, ein Neuaufbau, eine produktive Orientierung im Leben stattfindet. Es muss im Leben tatsächlich eine Orientierung der Hoffnung mit einer gedeihlichen individuellen Wendung eintreten, damit der Erkrankte die psychischen Konflikte überhaupt lösen kann. Von außen kann der Therapeut den Patienten nicht aus seiner Situation befreien, wenn nicht ein individueller, größerer, gedeihlicher, hoffnungsvoller Bewusstwerdeprozess von der eigenen Entscheidung ausgehend eintritt.

Eine Krankheit hängt zusammen mit dem, was und wie wir denken.

Psychische Konflikte sollten gelöst werden.

Eine vom Patienten gewünschte Neuorientierung ist notwendig.

151

Eine gedankliche Anregung soll jetzt den mehr praktischen Teil der Ausführungen beschließen. Es ist die Art und Weise wie wir denken und wie wir uns Anschauungen bilden etwas sehr Wichtiges. Wir bilden uns ja täglich Anschauungen über die Welt. Wir bilden uns Anschauungen über unsere Mitmenschen, über unsere Arbeiten und über unsere gesamten Verhältnisse. Es ist deshalb wichtig, wie wir uns diese Anschauung bilden, denn wir können sie auf verschiedene Art und Weise bilden. Das »Was« wird dabei in der Regel weniger gefragt sein als das »Wie«. Das »Wie« bringt mehr die Schöpferseite in Bewegung, während das »Was«, die Frage danach, was wir begutachten, mehr die Klassifizierung beschreibt. Wie bilden wir unsere Anschauungen?

Es wird in der Zukunft notwendig werden, dass über diese Art, wie man sich gesunde und weit gefasste Anschauungen bildet, immer mehr Menschen Bescheid wissen und andere darin auch führen können. Das ist notwendig gerade für die Krebstherapie, weil sonst die Psychotherapie oder Psychoanalyse oder das gesamte psychische konstruktive Feld nicht wirklich gedeihen kann. Hier muss es in der Zukunft entsprechende Therapeuten oder entsprechende kompetente, ausgebildete Personen geben, die über die Grundmerkmale der Gedankenbildung Bescheid wissen und auch andere betreuen können. Man findet letztendlich keinen Ausweg aus dem ganzen Krankheitsgeschehen, sei es nun die Krebskrankheit oder seien es auch andere Vorgänge, wenn man dieses Wesen, das da hineinsteigt in die Sinne und das zur Berührung, zur Anhaftung, zu *saṅgah mātrāsparśās*, zu der Berührung der Sinne ständig führt, nicht erkennt und zumindest so weit eliminiert, dass der Sinnesvorgang im richtigen Sinne zum Entwicklungsweg der Seele gedeihen kann. Das ist etwas Schwieriges, weil hier der Anfang noch nicht getan wurde und die Gedanken für diese Art von Therapie vollständig neu erscheinen. Wir haben für diesen Weg noch kaum eine Vorstellung, was damit gemeint ist. Es ist aber dringlichst notwendig, dass dieser Sinnesprozess entsprechend zur Seele gedeiht und das Wesen, das hineinsteigt, eliminiert werden kann oder zumindest auf eine unschädliche Stufe gebracht wird, wo es nicht mehr pathogene Wirkungen für die Körperlichkeit oder für das ganze Leben bringt.

Die Frage über den Sinnesvorgang und die daran gekoppelte Gedankenbildung wollen wir nun praktisch klären. Sie soll einmal so gut wie möglich in einer ersten Skizze hier geschehen, wie wir uns eine Anschauung bilden. Stellen wir uns einmal vor, wir sitzen an einem See, wir betrachten den See und sehen Fische darin schwimmen – es ist ein sehr triviales Beispiel. Wir schließen daraus, die Fische sind da, weil ein See da ist und weil sie nur im See leben können. Deshalb sind die Fische da, und vielleicht braucht der See auch die Fische. Das schließen wir vielleicht daraus, und so bilden wir uns eine Anschauung über das Verhältnis, dass der See und die Fische einmal eine Art Natursymbiose leben. Ich will mit diesem so einfachen Beispiel nur ausdrücken, dass wir unsere Eindrücke und unsere Erkenntnisse, so trivial oder so intellektuell hochwertig sie auch sind, von der sichtbaren Welt ableiten. Wir leiten sie von der Welt ab. Wir schließen, wenn wir die Wolkenbildung sehen, auf das entsprechende Gewitter, oder wir schließen, wenn wir eine Kleidung betrachten, auf den Preis. Das sind einfache Beispiele, aber sie zeigen ganz praktisch, wie der natürliche Gedankenprozess funktioniert.

Beispiele für einen natür- lichen Gedan- kenprozess.

Dieser natürliche Gedankenprozess leitet die empirische Wissenschaft. Man untersucht die Materie und kommt zu entsprechenden Folgerungen, die schließlich die Richtigkeit in der Praxis bestätigen können. Die Materie bildet den Ausgangspunkt der Betrachtung. Diese Materie, die den Ausgangspunkt der Betrachtung bildet, hat jetzt aber einen Kardinalfehler. Diesen Fehler hat man im Osten immer benannt. Man hat zur Materie gesagt: Das ist nicht die Wirklichkeit, das ist nur ein Spiel der Wirklichkeit, das ist ein *līlā* oder eine *māyā*, das ist eine Welt, die in Wirklichkeit eine schauspielhafte Täuschung symbolisiert. Sie ist eine Realität, aber sie ist, wenn man sie einmal von einem gelösteren Auge nimmt, wie ein Narrenhaus. Sie ist ein Spiel, das dem Menschen einmal dieses und einmal jenes vorgaukelt, und entsprechend seines Wissensstandes wird er einmal dieses oder jenes finden in dieser Welt. Er wird freilich viel, viel Wichtiges finden, das immer in der Logik sich aufgliedert. Aber eines wird er nicht finden in dieser Welt, und das ist der Sinn. Denn dieser Sinn lebt jenseits dieser Welt. Nicht wahr, wenn jetzt der Mensch den Sinn des Lebens sucht und die Materie analysiert, dann wird er den Sinn nicht finden in der Materie, denn er zerstückelt die Materie und schließt daraus auf das, was schon das nächste Betrachtungsobjekt sein könnte. Er erkennt nicht das, was der See von seiner Sinngestalt aussagt. Wenn wir den See betrachten, wenn wir einmal hinausgehen und diese schönen, hier im

Natürliche Ge- dankenprozesse bleiben in der materiellen Ebene.

Die materielle Welt ist eine Illusion, in ihr ist nicht der Sinn zu finden.

153

Inntal gelegenen Seen anschauen, den kleinen Stimmersee oder den Hechtsee, wenn Sie diese schönen Seen anschauen, dann bekommen Sie den Eindruck, dass eine romantische, feine Welt vor Ihnen liegt. Aber auch die Seen in der Chiemgauer Seenlandschaft und überall dort, wo die Süßwassergewässer sind, die sehr oft idyllisch eingebettet sind, haben etwas in sich, das sich dem Auge des Menschen offenbaren möchte. Wir haben tatsächlich hier im See, wenn wir den See betrachten – und betrachten Sie ihn einmal von diesem Standpunkt aus –, man hat hier eine unmittelbare Anregung für das Licht selbst, denn der See hat eine tiefe Analogie zum Licht. Der See lebt direkt in einer Analogie zu unserem Sinnesleben. Die Seen sind die Augen der Landschaft. Über ihrem glitzernden Wasser haucht ein zartes, unsichtbares Wesen, das eine Lebenskraft spendet. Diese subtile Lebenskraft oder dieses zarte Wesen im Außerstofflichen wirkt ordnend auf die Psyche. Die stillen Gewässer sind wie ein unhörbarer Ton durch die Orgelpfeife. Deshalb hat der See auch eine so beruhigende Wirkung auf das Nervensystem und auf die Sinne. Wenn man an einem See spazieren geht, so hat das etwas Beruhigendes für die ganze sinnliche Wahrnehmung.

Seen sind in ihrer Sinngestalt die Augen der Landschaft.

Gehen Sie einmal an einem See entlang und nehmen Sie diesen hier ausgesprochenen Gedanken in einer stillen Begleitung. Sie werden bald den See mit anderen Gefühlen erleben. Eine tiefere, metaphysische Bedeutung liegt in jedem Objekt. Damit wir die übersinnliche Bedeutung erkennen, hilft es nicht, wenn wir das Wasser analysieren und nach dem Sinn suchen, der im See liegt, sondern wir müssen von etwas anderem ausgehen, damit wir den Sinn finden, der im Objekt, im Resultat, im Ergebnis liegt. Wir müssen hier anders vorgehen. Und dieses andere Vorgehen haben wir in unserer Zeit, in unserer wissenschaftlichen Zeit mehr und mehr verlernt. Aus diesem Grunde dringen wir zwar tiefer hinein bis in die Gene des Menschen und lernen sogar, die Genome zu verändern, aber den Sinn des Lebens können wir nicht ergründen. Der Sinn bleibt uns fremd, ja, er wird uns sogar mit den zunehmenden Erfahrungen der Wissenschaft noch fremder. Das scheint ein Dilemma zu sein, denn noch nie war die Sinnfrage des Lebens so groß wie in dieser Zeit, wo der Sinn durch diese Art des Denkens verloren gegangen ist. Wir müssen nun anders umgehen, und dieses andere Umgehen ist eine Heilsdisziplin für die Zukunft.

Mit dem heutigen wissenschaftlichen Denken können wir die übersinnliche Realität nicht erfassen.

Noch nie war die Sinnfrage des Lebens so groß, wie in dieser Zeit.

154

Kommen wir wieder auf das Beispiel der Krebskrankheit zurück. Die Erfahrung in der Heilung bei Krebskrankheiten zeigt, dass sie innerhalb der psychischen Betreuung eigentlich nur glücklich verläuft, wenn der Krebspatient eine ständige Führung erhält. Der Krebspatient wird etwas machen, das ganz charakteristisch ist für diese Krankheit. Es ist eine nahezu bis an den Rand der Verzweiflung sich neigende Tatsache, denn der Krebspatient macht alles verkehrt, was er verkehrt machen kann. Wenn man den Patienten aus den Augen lässt, hat er nach kürzester Zeit den verkehrten Schritt getan, und man muss ihn am Arm nehmen und sagen: Nein, du bist links unterwegs, du musst rechts gehen. Er wird immer dorthin greifen und dorthin denken und dorthin seine Aufmerksamkeit richten, wohin er sie nicht richten soll. Die sich so unglücklich anfühlende Tatsache erklärt sich aber aus der Situation des gesamten Krankseins. Die Krankheit bedarf zu ihrer Heilung eines bewussten, neuen und ungewöhnlichen Schrittes sowie einer Überwindung der bisherigen Gewohnheiten und Konventionen.

Der Krebspatient benötigt meist eine ständige Führung.

Dies gilt übrigens nicht nur für den Krebskranken, sondern auch für denjenigen, der eine geistige Schulung durchgeht und an den sogenannten »Hüter der Schwelle« kommt. Dieser Schüler muss ebenfalls wesentliche Gewohnheiten ablegen und sich im Leben nach neuen Gedanken orientieren. Auch jener macht anfangs alles verkehrt, wenn er nicht mit äußerster Vorsicht und mit äußerster Aufmerksamkeit bei der Sache ist. Der Hüter der Schwelle ist jene Stufe, die passiert wird, wenn der Mensch an die Schwelle der geistigen Welt kommt und erstmals in die Logik hineinblickt, die neu für ihn ist und jenseits liegt; wenn er also in die eigentliche Sinneswelt, in die Weisheit der Welt hineinschaut, dort, wo die *deva* liegen, wenn er in die Götterwelt hineinblickt. Wenn er erstmals an diese Schwelle herankommt, so wird er hier, an dieser Schwelle, wenn er nicht ganz gehörig achtsam ist, von der Versuchung überrascht und wird ab dem Moment alles in seinem Leben verkehrt machen, er wird alle Wege, alle Schritte verkehrt leiten und entscheiden, die er nur verkehrt entscheiden kann. So bedarf es hier einer sehr sorgfältigen Ausrichtung. Spiritualität muss zu Beginn schon mit einer sorgfältigen Ausrichtung geschehen. Aber dann, wenn die Schwelle erreicht wird, muss sie übersorgfältig und konsequent von dem Schüler wie auch von dem Lehrer zur Aufsicht genommen werden.

Auch eine geistige Schulung erfordert eine sorgfältige Ausrichtung des Bewusstseins.

Bei der Krebskrankheit haben wir durchaus ein ganz ähnliches Geschehen, denn es ist ein Abschied von etwas Altem und ein Neubeginn notwendig. Das erklärt sich aus dem *karma* oder aus dem sogenannten »ursächlichen Geschehen«. Jener Mensch, der von solch einer Krankheit überrascht wird, kommt durch sich selbst nicht mehr weiter und benötigt nun in irgendeiner Weise Neues, sei es mehr materieller Natur oder, im besseren Sinne, mehr geistiger Natur. Er muss nun geistige Nahrung erhalten, er muss neue Nahrung erhalten. Die Ausführungen über das *karma* dieser Krankheit muss ich an einem anderen Tag machen. Sie sind aber hochinteressant und sie bedürfen eines ganzen Vortrages, damit sie einigermaßen in das Licht des Verstehens rücken.

Der Krebskranke benötigt neue, geistige Nahrung.

Dieses Geschehen, dass der Mensch nun keinen rechten Fortschritt mehr macht bei sich selbst, wenn er nur aus der gewohnten Welt, aus der sichtbaren Realität, aus den Resultaten der Sinneswelt seine Erkenntnisse ableitet, ist sehr zutreffend. Er muss nun den Weg finden und die Erkenntnisse von einer anderen Weise aus beginnen, damit er die tatsächliche Neubelebung und somit den geistigen Fortschritt und die Aufbauweise, die neue Möglichkeit in seinen Organen, gewinnt.

Wie geschieht dies? Es geschieht dieser Vorgang so, dass wir durchaus schon von den Sinnesobjekten die Erkenntnisse ableiten, aber sie nicht primär von den nur analytischen Beobachtungen ableiten, sondern von den geistigen Vorstellungen, von den Ideen heraus ableiten. Es ist für die Zukunft etwas Notwendiges, geistige Vorstellungen zu bilden und von diesen geistigen Vorstellungen ausgehend das Leben mit der Zeit in eine neue Belebung zu bringen. Eine geistige Vorstellung oder ein Ideal, ausgemalt in Gedanken, skizziert in Gedanken, vorgestellt in verschiedenen Begriffen, ist zunächst nur einmal ein Bild oder eine abstrakte Wirklichkeit. Diese Wirklichkeit, die gedacht wird, und diese Wirklichkeit, die von bestimmten Gedankenbildern abgeleitet wird, lebt sich aber dennoch hinein in die Organwelt. Und da sie sich hineinlebt in die Organwelt, wird sie schließlich auch zum lenkenden Fundament der Organwelt.

Es ist notwendig, sich geistige Vorstellungen zu bilden.

Bei der Krebskrankheit ist der Mensch in einem Geschehen eingebettet, in dem ihn eine Steuerung regiert, die unerwünschter Natur ist. So muss er eine neue Steuerung hinzubringen, und diese neue

Steuerung muss nun die Oberhand gewinnen. Nehmen wir einmal an, die Leber oder auch die Lunge greifen in den Eiweißstoffwechsel ein. Die Lunge greift ganz häufig in den Eiweißstoffwechsel hinein, und es ist auch zu beobachten, dass die Metastasen dann am meisten in die Lunge gehen, weil dort ein Zusammenhang gleich einer inneren organischen Sympathie besteht. Es nimmt sich sozusagen die Lunge plötzlich zu wichtig und bringt dadurch eine Disregulation in das Pankreas und somit in den gesamten Eiweißstoffwechsel hinein. Ein Organ nimmt sich in irgendeiner Weise zu wichtig, es nimmt ein Lebensgefühl zu wichtig. Es beginnt, zu stark selbst Seele zu werden, es beginnt, selbst zu stark Sinn zu werden. Dieses Organ, das beim Krebs dominiert, beginnt selbst, als ob es das Leben wäre, die Steuerung zu übernehmen. Der Behandler darf deshalb nun nicht das Organ mit Heilmitteln therapeutisch angehen, wie zum Beispiel mit hoch- oder niedrigpotenzierten Substanzen, denn es würde damit noch wichtiger werden, sondern die Therapie muss das Organ über den psychischen Prozess angehen, denn die Psyche ist soweit frei, nur das Organ nimmt sich zu wichtig und steuert hinein in den Stoffwechsel. Die Lunge nimmt sich häufig zu wichtig und dadurch entsteht eine gewisse Disharmonie in der gesamten innerleiblichen Ordnung, denn die Lunge ist für die Ordnung in der Verdauung ausschlaggebend.

Die Korrektur von Organverhaltensweisen erfolgt über die Psyche.

Wenn für die Therapie neue Ideen, neue Ideale gepflegt werden, Gedanken gedacht werden, die bisher vielleicht noch nicht in der Reichweite des Denkens lagen, so wird ein neuer Ernährungsprozess entwickelt. Dieser neue Ernährungsprozess wirkt sich so aus, dass sich die Organe wieder besser in den gesamten Eiweißstoffwechsel hineingliedern. Voraussetzung dafür ist aber in der Regel eine psychische Konfliktlösung, die mit der Psychotherapie oder von Seiten eines Arztes oder entsprechender Personen, die sich dazu berufen fühlen, eingeleitet wird. In der Regel herrscht mit diesem Eiweißstoffwechsel immer ein gewisses Temperament vor. Es ist beispielsweise die Leber verantwortlich für das depressive Wesen, für das Lebenselement, für das Festhalten am Lebenselement, was sich in irgendeiner Weise in Ängsten und ungelösten Mutterbindungen manifestiert zeigt. Und es gibt in der Regel auch konkrete Konfliktsituationen im Leben, die aufgelöst oder zumindest bewusst gemacht werden sollten. Vielfach sind Ängste aus Verdrängungen vorhanden, und wenn

Neue geistige Ideale bewirken eine physische Heilung.

Konflikte, Ängste und Verdrängungen sollten bewusst gemacht werden, damit ein neues Sinnesleben über die Gedankenbildung eintreten kann.

diese Verdrängungsprozesse bewusst gemacht werden, dann kann jener andere Vorgang des Sinneslebens, des neuen Sinneslebens, über die Gedankenbildung eintreten. Es kann damit dasjenige eintreten, was im trefflichsten Sinn als Meditation zu bezeichnen ist. Die Meditation mit ihrem feinen, übersinnlichen und freien Glitzern kann dann erfolgen, wenn auch diese Gedankenbildung erfolgt. Die Gedankenbildung ist notwendig, denn aus den Gedanken entwickelt sich schließlich die gesamte Durchgestaltung und Durchgeistigung des Wesens des Menschen. Die ganze Vergeistigung entwickelt sich aus den Gedanken. Deshalb ist es entscheidend wichtig, wie wir unsere Gedanken bilden.

In praktischer Hinsicht sieht das so aus, dass sich der Betreffende als Notwendigkeit einer geistigen Quelle zuwendet. Die Gedanken werden in der Regel gebildet, wenn wir Objekte haben, die wir erst zur Vorstellung führen müssen. Es ist möglich, dass wir über eine Pflanze oder über eine Naturerscheinung oder über irgendeine Sache im Leben uns aus dem Objekt eine Anschauung bilden. Wir müssen uns dazu aber Gedanken bilden. Wir können uns eine Empfindung und einen Gedanken über die Farbe Grün bilden. Wenn wir das Grüne anschauen in der Natur, so kommt ein erster Eindruck auf die Seele zustande. Wir müssen uns schließlich aber auch gedanklich mit dem Grün beschäftigen, wir müssen es uns vorstellen, im Stillen dieses Grün wirken lassen. Dadurch bekommen wir besser und eindrucksvoller eine Vorstellung. Gedanken müssen aktiv gebildet werden. Diese Gedankenbildung hebt den Menschen empor, macht ihn lichter, sie bringt ihm das erste Schimmern eines Tages. Entscheidend ist aber vor allem, dass derjenige, der nach Heilung sucht, sich Gedanken bildet über die Schöpfung, über den Sinn des Lebens und über dasjenige, was wirklich wesentliche Fragen sind. Das Lesen von spirituellen Schriften, wenn es wirklich spirituelle Schriften sind, ist schwierig, denn es stellt eine Anforderung dar für den gedanklichen und empfindsamen Menschen. Es können aus der Empfindungsseele heraus Gedanken in einer gewissen Weise schon erfahren werden, aber sie werden in der Regel dann auch über den Gedanken erfahren. Je schwieriger eine Schrift ist, um so mehr stellt sie eine Anforderung dar für den Einzelnen, denn er muss sich erst diese Gedanken bilden, er muss sie erst denken, er muss sie erst mit der Zeit als Realität in der Welt erkennen.

Für die Heilung ist eine aktive Gedankenbildung über den Sinn des Lebens förderlich.

Spirituelle Schriften stellen eine hohe Anforderung dar.

Wir können uns eine gedankliche Vorstellung über etwas aneignen, von dem wir heute immer sprechen. Wir sprechen beispielsweise vom Heiligen Geist. Und der Heilige Geist kann einmal im nivellierenden Volksgeist auftreten, wo etwas zufällig Wundersames geschehen ist, oder er tritt dort auf, wo man am meisten davon redet, und das ist in der christlichen Religion. Es ist aber der Heilige Geist bisher nur eine Sache, die man annimmt, eine Idee, die bisher noch nicht wirklich gedacht wurde. Und deshalb kann man den Heiligen Geist auch verwechseln mit allem nur erdenklich Dämonischen. Es ist eine tiefe Wahrheit, dass man Religion, Heiliges Geisteswirken mit Dämonischem verwechseln kann, weil man keine Vorstellung, keinen Sinn hat für diesen Heiligen Geist. Damit wir einen Sinn für den Heiligen Geist bekommen, müssen wir uns damit beschäftigen und rechte Gedanken bilden. Wir müssen uns mit einer Sache beschäftigen, die, ganz einfach gesehen, nicht in den Organen zu finden ist, sondern die außerhalb der Organe liegt. Wir müssen uns erst einmal auf abstrakte Weise mit dem Begriff beschäftigen, und schließlich müssen wir das Leben beobachten und uns weitere rechte Gedanken dazu bilden, wie dieses Prinzip, das wir als Heiliges-Geistes-Prinzip benennen, mit dem Leben zusammenwirkt. Dabei beschäftigen wir uns nicht mit der Krankheit, sondern wir beschäftigen uns mit einem wahrhaftigen Vorgang, der geistiger Natur ist. Denn dieses Nachsinnen, dieses Nachforschen lässt sich nicht sogleich fixieren hinein in die Organe. Je mehr dies in einer gewissen Anschauung und in einer gewissen Vorstellung weit wird und durchaus begleitet wird von einem ehrfürchtigen Element, von einem Element, das man bezeichnen kann mit einem gewissen Betteln im Geiste, mit einer Armut im Geiste, wenn dies mit einem Nichtwissen gegenüber der geistigen Wahrheit einmal angeschaut wird, mit einer aufblickenden Andacht, mit einem scheuen Gefühl vor dem Heiligen betrachtet wird, um so mehr wird dieser Licht-Sinnes-Prozess tatsächlich zum eigentlichen Leben in uns selbst. Wenn diese gedankliche Disziplin gelingt, wird der Mensch dadurch stärker im Lichte gegründet, was sich auf das Aussehen überträgt und das Immunsystem stärkt. Und diese lichte Gedankenarbeit wird sich positiv auf die gesamte Organsteuerung, positiv auf die Verdauungsleistung auswirken, sie wird sich immer in irgendeiner Weise positiv zeigen. Es ist damit zwar nicht eine Heilung versprochen, aber zumindest ist eine ganz wesentliche Möglichkeit aufgezeigt, wie die Heilung eintreten kann und wie sie schließlich zu einer

Heilsam ist es, sich nicht mit der Krankheit, sondern mit etwas Neuem, Unbekannten, zu beschäftigen.

Durchgestaltung bis hinein in die tiefen Schichten des Leibes stattfindet.

Es ist wahr, wenn der Mensch noch nicht vollkommen erschöpft ist
und er diesen Licht-Sinnes-Prozess leistet, kann er wohl die meisten pathologischen Disharmonien bei sich korrigieren. Es ist aber
im Allgemeinen schwierig, weil die Menschheit heute erschöpft ist.
In der Erschöpfung ist diese eigene, selbstentschiedene Aktivleis-
tung nicht mehr im ausreichenden Maße möglich. Es ist auch oftmals so, dass dieser Vorgang zu einer zeitweiligen Heilung führt
und dann vielleicht für fünf Jahre eine Heilung in das Krebsgeschehen beispielsweise hineinfindet. Aber es ist möglich, dass nach
vielleicht fünf Jahren die Kraft des Individuums erschöpft ist und
der Betreffende damit nicht mehr den Gedanken so weit in das
Licht heben kann, dass er seine alten Konventionen übersteigt.
Wenn die Schöpferkraft zu Ende ist, dann kann er beim besten
Willen natürlich auch nicht mehr gesund werden. Aber es stellt
sich die Frage: Kann eine andere Medizin ihn dann wirklich noch
gesund machen? Sie wird wohl nur einen gewissen kompensatori-
schen Effekt auf das physische Leben bewirken können, aber einen
ganzheitlichen Heileffekt wird auch die Medizin im herkömmlichen Sinn nicht leisten können.

Die Menschheit ist heute sehr erschöpft, und das macht diese Form
einer ganzheitlichen mentalen Therapie immer schwieriger. Es
wird das Heilsgeschehen immer schwieriger. Die Krebskrankheit
ist auch ein Ausdruck für dieses Erschöpftsein, für dieses vollkommene Erschöpftsein im Individuellen, und somit ist sie ein Ausdruck für ein Festhalten an den Gefühlen des Lebens.

In der Zukunft wird es notwendig, dass dieser Vorgang verstanden wird und dass eine geistige Belebung eintreten kann durch eigene Auseinandersetzung und durch Hinwendung an geistige,
wertvolle Schriften. Es ist notwendig, dass wieder Möglichkeiten
gedeihen; Möglichkeiten, die autodidaktisch von dem Einzelnen
aufgesucht werden können, die er bei sich selbst entwickeln
kann, aber auch solche, die von Therapeuten angeregt werden
und die unter einer gewissen Führung stehen. Es ist notwendig,
dass der Mensch von sich selbst aus mehr aus dem derzeitig über-
mächtigen Organischen herausfindet und nicht passiv Heilungen
erhofft, sondern seine Gedanken wieder so bilden lernt, dass ihm

Der aktive Licht-Sinnes-Prozess fällt schwer, da der Mensch heute erschöpft ist.

Die Krebskrank-heit ist ein Aus-druck für das Erschöpftsein.

Licht zufließt und mit diesem Licht auch Seele zufließt und dass die Heilung somit eintreten kann. Das ist in diesem Sinne Meditation, es ist in diesem Sinne eine spirituelle Übung, eine Übung, die zur Heilung führen kann. Meditation ist eine Übung, die aber den Menschen in jeder Form zum Menschsein, zum Selbstwerden, zum individuellen und doch universellen Sein näherführt. Sie ist eine zentrale Übung, die in der Meditation oder in verschiedenen Formen der Konzentration und der Seelenübungen ihren Ausdruck finden kann.

Meditation ist die aktive Gedankenbildung zu spirituellen Inhalten.

Damit hoffe ich, dass diese Gedanken eine einigermaßen sinnvolle Anregung bringen konnten und dass von dieser Warte aus auch ein praktischer Einstieg in das Therapeutische möglich wird. Praktisch gesehen heißt dies: Wir müssen uns auf solche Weise Gedanken bilden lernen, wie es auch der Seelenübung entspricht. Hier liegen die Möglichkeiten vor, die Möglichkeiten durch das Studium der Schriften und durch das praktische Üben und auch durch das, was immer wieder in verschiedenen Kursen und Seminaren angeregt wird. Das ist der Sinn auch dieser Anregungen, dass immer mehr Menschen es lernen, sich auf solche Weise lichtvolle Gedanken zu bilden, dass sie selbst zu Licht werden und dass damit die Grenzen des Alten überschritten werden können. Damit werden auch die Grenzen der Vergangenheit, des Gesetzes der Ursache, des *karma*-Gesetzes, überschritten.

Durch lichtvolle Gedankenbildung werden die Grenzen des Alten überschritten.

Dann wünsche ich Ihnen ein gutes Zurechtkommen mit diesen Inhalten und dass Sie die Hauptgedanken auch gut behalten können, dass sie jetzt zu Hause oder auf ihrem Heimweg schon weiter in die Vorstellung rücken, zumindest in die Erinnerung rücken, damit sie nicht vergessen werden und damit sie schließlich im langsamen Keimen zu einem Fundament werden. Es besteht die Schwierigkeit, die anfangs erwähnt wurde: Wir müssen uns mit diesen Gedanken beschäftigen, damit wir ihre Wahrheit und ihren praktischen Wert für das Leben erkennen. Ansonsten neigen wir dazu, sie als Phantasterei, als Utopie oder als Ketzerei darzustellen. Ohne sorgfältige Prüfung muss der heutige Wissenschaftler diesen Gedanken widersprechen und viele Gegenthesen anführen, denn er würde sich von solchen Gedanken nur auf den Arm genommen fühlen. Wenn man sie aber in aller Mühe und Geduld wirklich denkt, wenn man sie in die Vorstellung hebt, so werden sie auch mit der Zeit zu einer Realität und zu einer Wirklichkeit, und diese

Realität zeigt sich dann beim Menschen. Sie zeigt sich auch in einem Lichterwerden, das ein Schönerwerden des Menschen ist. Diese Anstrengung muss ich aber allen hier mehr als Aufgabe anbieten und anraten, denn diese Aufgabe kann nur jeder durch seine eigene Entscheidung und durch seine Bemühung angehen. Ich wünsche jedem damit eine gute Bemühung, ein tiefes Hineindenken, Hineinfühlen, ein Vorstellen und ein Weiterarbeiten auf diesem Gebiet. Ich will mich damit verabschieden und wünsche ein gutes Nach-Hause-Kommen.

Karma und die Krebskrankheit

Bad Aibling, 26. Juni 1998

Das Wort *karma* bedeutet Arbeit, Tat oder Verrichtung und stammt aus der wichtigen Sanskrit-Wurzel *kr*. Dieses Wort, das sowohl als Verbum als auch als Substantiv im Nominativ gebraucht wird, dürfte zu den wichtigsten Wörtern des Yoga zählen. *Karma* ist die Schaffenskraft des Willens, diejenige schöpferische Anlage, die in jedem Menschen liegt, und so ist *karma* die Bewegung des Willens und diese ist wiederum ein Tätigsein, das ohne Ende immerfort das gesamte menschliche Leben begleitet. *Karma* ist aber auch, im weitesten Sinne aufgefasst, die Bewegung der Schöpfung, denn die Schöpfung ist eine Arbeitsleistung und sie ist durch Opfer und Gabe entstanden. Die Realitätsexistenz, die mit dem Wort *karma* ausgedrückt ist, ist ein Gesetz, das dem Menschsein und dem Schöpfersein immanent gegeben ist.

Karma ist die schöpferische Anlage des Willens.

Die Auseinandersetzung für den heutigen Abend soll diesen *karma*-Gedanken, der ganz im Osten seinen Ursprung genommen hat, in die Beziehung zu demjenigen, was die leidvolle Krebserkrankung darstellt, aufzeigen. Die Krebserkrankung, und das dürften wir durchaus mit einigen natürlichen intuitiven Ahnungen erkennen, ist sicherlich nicht ein zufälliges Phänomen, das zu bestimmten Zeiten ganz plötzlich und überraschend ohne Vorankündigung auftreten würde. Diese Krankheit, die so sehr als Schrecken die gegenwärtige Zeit tyrannisiert, ist mit vielen inneren Ursachen, die noch geheimnisvoll in der Seele schlummern, in Verbindung. Die Krebskrankheit nimmt nach der geistigen Erkenntnisforschung in den meisten Fällen ihren Ausgang in einem früheren Leben. Sie ist eine Krankheit, die sich zumindest in den meisten Fällen nicht wirklich zufriedenstellend erklären lässt, wenn man nur das gegebene und sichtbare Leben mit den verschiedenen biographischen Stationen verfolgt. Betrachten wir aber einmal das Leben nicht nach der äußerlichen, physischen Seite, sondern nach den Wirkungen von mehreren Erdenleben. Der westliche Bürger glaubt ja leider immer noch, dass die Seele ihren Anfang mit der körperlichen Zeugung nimmt, und das Christentum definiert einen Freiheitsgedanken, der von einer Theorie abhängig ist. Das Gesetz des *karma*

Der Ausgang der Krebskrankheit liegt meist in einem früheren Leben.

163

beschreibt im einfachsten Sinne Ursache und Wirkung. Es beschreibt die verschiedenen Taten, die entsprechende Früchte oder entsprechende Folgesituationen hervorbringen. So ist es eine tiefe Wahrheit, dass jene Taten, die wir in früheren Leben begangen haben, einen Ausgleich oder eine gewisse Läuterung oder auch eine gewisse Förderung im jetzigen Leben erhalten. Denn mit diesem Ausgleich entwickelt sich ein höherer Aufstieg der Seele und eine Erfüllung des Gesetzes selbst, das ein schöpferisches Wachstum und Gedeihen von demjenigen bewirkt, das wir Gott nennen. Das *karma*-Gesetz führt zur Ausarbeitung eines Selbst und eines reinen Bewusstseins in diesem Selbst.

Dieses *karma*-Gesetz darf aber nicht auf ausschließlich moralischen Interpretationen stehen, denn es würden der höhere Sinn und die wirkliche Weisung aus dem höchsten schöpferischen Sein damit noch keine Erklärung erhalten. *Karma*, das Gesetz der Taten und das Gesetz allen Schaffens, das in der Welt stattfindet, ist mehr das schöpferische Sein selbst und seine ihm eigene Logik, die sich über die Moralität und über alle menschlich verfasste Ethik erhebt und das Leben mit seinen oftmals widersprüchlichen und schwer erklärbaren Bedingungen in eine größere Einheit und eine viel umfassendere Hoheit des Gedankens hineinführt. Wenn wir heute Abend über das *karma*-Gesetz sprechen, so sollten wir diese nun hier vorgetragenen Gedanken nicht als moralische Belehrungen nehmen und wir sollten vor allem auch nicht im passiven und somit blinden Glauben eine Art Reinkarnationslehre und ein Gesetz von Ursache und Wirkung der Taten annehmen. Der blinde Glaube, das passive Fürwahrhalten oder das kritiklose Bejahen eines so gewagten und gleichzeitig gewaltigen übersinnlichen Modells zur Erklärung der seelischen und geistigen Werdeformen des Lebens würde nur erneut zu einem Errichten von Postulaten und Dogmen führen, die wir in leidvoller Weise in der Religionsgeschichte im ausreichenden Maße kennen. Aus diesem Grunde erscheint es sehr hilfreich, wenn verschiedene Gedanken und Empfindungen zuerst einmal eine gewisse Formung und Anregung erhalten, damit der Gedanke dieses Gesetzes, das so geheimnisvoll im Leben verwoben ist, eine erste Konkretisierung und sinnvolle, wahrnehmbare Gestalt erhält. Es würde jemand, der nur gewisse Spekulationen über *karma* und Wiedergeburt und über die Wirkungen der verschiedenen Taten machen würde, keinen wirklichen Beitrag zu diesem Thema geben können und er würde bald in ausweglosen

Phantastereien enden. Das Gesetz des *karma* erfordert zur rechten Interpretation, die schließlich zur Bereicherung des Lebens führen kann, eine exakte Bildung von Gedanken und eine sorgfältige Erarbeitung von rechten Vorstellungen, die sich als identisch und wesensgetreu mit den geistigen Daseinsbedingungen zeigen. Der Weg hierzu führt über die Beobachtung von verschiedenen Verhältnissen und über die Entwicklung von Fragen, die das Dasein von einer anderen Seite in das Licht einer Sinnesbetrachtung rücken. Zuerst wird durch diese verschiedenen Beobachtungen und Fragestellungen ein Gedankensinn entfaltet, der sich schließlich als ein neues Bewusstseinsfeld eröffnet und der über dieses neue Wahrnehmen ein Auge für das Wesensgesetz des *karma* schenkt. Dieses Wesensgesetz des *karma* ist ein offenbarendes Gesetz, das sich im gesamten Leben ausdrückt und von demjenigen erschaut werden kann, der für diese aktive, schöpferische Gedankenbildung einen Sinn ausgeprägt hat. Ganz einfach gesprochen heißt dies, dass wir das *karma*-Gesetz nicht verstehen werden, wenn wir nur in einer Art passiven Offenheit oder in einer mehr spekulativen, intellektuellen Anjochung die verschiedenen Wesensseiten ergründen möchten. Vielmehr werden wir den Hintergrund des *karma*-Gesetzes erringen, wenn wir uns auf langsame und sichere Weise durch exakte Schulungsschritte den Bedingungen einer höheren Welt annähern. Dabei müssen wir aber beachten, dass diese höhere Welt, die in uns als ein tiefstes, offenbarendes Wesensgesetz liegt, ganz anderen Bedingungen und Begriffen unterliegt als diese Welt, die wir hier mit den Augen erschauen.

Um das karma-Gesetz zu verstehen, ist ein exaktes Studium von geistigen Realitäten notwendig.

Dies sollte einmal an einem kleinen Beispiel erklärt werden. Wenn Sie draußen in der Natur einen Baum beobachten, wie er seine Zweige in den Himmel streckt und sich weit über dem Erdboden mit seinem Holz erhebt, so bekommen Sie sicher ein gewisses Gefühl von der Erhabenheit dieser Naturschöpfung. Der Baum ist ein würdevolles Naturgeschöpf, er ist eine erhabene Erscheinung, eine große, eine aufragende Gestalt. Er erhebt sich weit in den Himmel und nimmt das Licht aus dem kosmischen Umkreis auf. Das ist jener Eindruck, den das Auge aus der irdischen Beobachtung im Sinneswiderschein des Lichtes gewinnt. Ganz anders ist aber der Baum in seiner Gestalt und seiner innersten Offenbarung, wenn er von der Himmelsregion oder von der geistig-göttlichen Welt aus seine Erklärung erhält. Er ist mehr ein Sinnbild für das Wesen der Erde. Und wenn man ihn mit unserer Sprache benennen möchte, so würde man ihn benennen als ein »In-die-Erde-Schauendes«. Die Wesensgestalt des Baumes, die sich sichtbar als eine ehrwürdige Gestalt für unsere Augen zeigt, ist vom Geistigen nicht anders benennbar als ein In-die-Erde-Schauendes. So ist gerade dasjenige, das sich für die Augen und physischen Sinne mehr als ein Hinausragendes oder Hinausleuchtendes und Hinaustragendes erkennbar zeigt, ein im geistigen Sinne Hereinschauendes, Hereinragendes, ein Wesen, das in die Erde blickt. Die Bedingungen, die in der geistigen Welt vorzufinden sind, sind meist geradewegs umgekehrt zu den physischen, sichtbaren Sinneserscheinungen. Diese Umkehrung oder diese ganz andersartigen Bewegungs- und Gestaltungsvorgänge des Geistigen sind deshalb für uns zunächst einmal schwer verständlich und bedürfen einer sorgfältigen Annäherung durch eine entsprechende rechte Gedankenbildung. Diese rechte, doch aber mühsam zu erringende Gedankenbildung entwickelt aber dann einen Sinn für die mysteriöse, gleichnishafte geistige Welt, die hinter allem Sinnesschein ruht.

Aus geistiger Sicht erscheinen die Dinge meist umgekehrt.

Dieses kleine Beispiel über die großen Unterschiede von einer – bitte entschuldigen Sie diesen Ausdruck, aber er ist so treffend wie kein anderer – Götterwelt zu einer irdischen Sinneswelt gibt demjenigen, der auf diesem Pfade sucht, einen ersten Anhaltspunkt, wie er seine Forschungen und seine Gedankenarbeit beginnen kann. Die Gedanken müssen, und das ist scheinbar das so Ungewöhnliche und so grotesk Anmutende, in der Übung von ganz anderen Ausgangsideen gebildet werden. Diese so ungewöhnlichen Vorstellungen und imaginativen Bilder sollen uns aber jetzt gerade in Bezug zur Krebskrankheit einen ersten Schritt in einen tieferen Wesenszusammenhang hineinführen. Stellen Sie sich einmal die Situation vor, wie die Diagnose Krebs einem Patienten übermittelt wird. Sicherlich sind Sie schon einmal mit der Atmosphäre vertraut geworden, die in der Situation der Krebskrankheit durch die Diagnose und durch die dahinschwebende Krankheit entsteht. Es ist wohl nicht übertrieben, wenn man hier die Behauptung aufstellt, dass mit der Diagnose Krebs das Leben sich verändert, dies sowohl für den Betroffenen als auch für die ganze Familie und den Freundeskreis. Solange das Wort »Krebs« nicht als reale Diagnose ausgesprochen ist, bleibt meistens noch eine gewisse Natürlichkeit im Umgange und im Miteinander vorhanden. Dann aber, wenn die Diagnose Krebs einmal von ärztlicher Seite gefällt wurde, entsteht eine nahezu unheimliche Atmosphäre, die man wohl nicht anders als eine Todessphäre bezeichnen kann. Der Betroffene weiß inniglich nun, dass er sterben muss, oder er denkt es sich zumindest in seinem Herzen. Es entsteht jene Atmosphäre, die wohl am trefflichsten als die Unheimlichkeit des Todes bezeichnet werden kann. Der Tod rückt nahe. Als ein versuchender Hilferuf treten dann gerade in krebsbelasteten Familien besondere Lebensillusionen gleichsam als Kompensationsmechanismen zu Tage. Vielleicht wurde niemals dieses Wort des Todes ausgesprochen, und dennoch aber rückt diese schleierhafte, zersetzende Atmosphäre bis hinein in die innersten Empfindungen der gesamten Familie. Das Wort »Krebs« scheint mit dem Wort »Tod« gleich zu sein. Wir stellen uns aber gerade für unsere Betrachtung im Sinne des Erforschens der geistigen Zusammenhänge und des *karma*-Gesetzes nun die Frage, warum geradezu bei der Krebskrankheit diese unheimliche Sphäre des Todes magisch auf die Familie herabsteigt, denn vergleichsweise müsste ja auch bei schweren Herzkrankheiten oder auch bei schweren Infektionszuständen der Todesgedanke und somit diese Atmosphäre des Sterbens sich herniedersenken müssen. Eigenartigerweise ist aber gerade das Wort »Krebs« mit der Wesensgestalt des Todes belastet, während andere oftmals sehr schwerwiegende und viel schneller zum Exitus führende Infektionen viel weniger mit dieser Unheimlichkeit belastet sind. Was liegt diesem Geschehen zugrunde und woher kommt diese unheimliche Atmosphäre, die die ganze Familie und sogar auch den Arzt gefangennehmen kann?

Die Diagnose Krebs löst häufig eine Todes-atmosphäre aus.

Zu der Beantwortung dieser Frage ist es gut, wenn man weiß, dass in verschiedenen Situationen und ganz besonders in jenen Situationen, wenn der natürliche Rhythmus des Lebens unterbrochen ist, eine gewisse Offenheit für die jenseitige geistige Welt erfolgt. Jener, der in einer psychischen oder physischen Krise ist, nimmt weitaus intensiver an der jenseitigen astralen[1] Sphäre des Geistes teil. Er wird durchlässiger für Wesensmächte oder Wesensströme aus einem übergeordneten Himmel. Dieser übergeordnete Himmel ist aber noch nicht die Reinheit der geistigen Welt, sondern es

In Krisen wird der Mensch offener für das jenseitige Totenreich.

1 Das ist diejenige Dimension und Gedankensumme, die auf direkte Weise in das Bewusstsein hineinstrahlt. Sie ist tragend für den Geist der Sprache, für alles Tönen und Schallen, für die Farbe und für die aufflammenden Eindrücke im Bewusstsein. Die astrale Energie bringt in ihrer letzten konsequenten Ausströmung die Erkenntnis hervor. Sie umschließt das Bewusstsein, trägt es mit Inhalten und führt in dem Reigen der verschiedensten feinstofflichen Wesen den in der Logik des Weltenplanes gehaltenen Gestaltungssinn der Schöpfung aus.

167

ist jene Sphäre, die als eine Art Todessphäre, als ein Reich der Toten über uns, oder besser sogar gesagt, in uns lebt und webt. Es ist dieses Reich jenes, das der Mensch einmal betritt, nachdem er über die Pforte des Lebens hinein in die jenseitige Welt schreitet. Unmittelbar nach dem Abscheiden des Leibes betritt die Seele dieses astralische Totenreich. In Krisenzuständen wird aber frühzeitig der Einzelne für jenes Todesreich offen, das im Verborgenen immerfort in uns ruht, aber das eine höhere Sphäre des Seelenlebens darstellt. Er nimmt mehr teil an dem jenseitigen Totenreich.

Betrachten Sie zu dieser Forschungsarbeit einmal die Krebskrankheit und ihre physische Äußerung. Die maligne Entartung ist immer durch eine destruierende und metastasierende Wucherung gekennzeichnet und zeigt in jeder Hinsicht eine Formentgleisung und einen Formverlust. Es erscheint das Leben in einem falschen Aufbau und somit mit vollkommen falschen Wachstumsvoraussetzungen. Das natürliche Zellwachstum entgleitet aus jeglicher Steuerung und Formgestaltung und wird zur pathologischen Wucherung. Das Leben nimmt sich einen Raum, der in sich keine harmonischen Grenzen bewahrt und somit eine zunehmende Belastung mit Vergiftungen im Körperlichen darstellt. Das beständige Wachstum von Körperzellen an falschen Stellen und im falschen Maße führt zu einer Degeneration. Diese Degeneration ist unnatürlich und somit in jedem Falle pathologisch. Sie ist ein Leben, das aus den sinnvollen Bereichen entgleitet. Die Beobachtung in ganz natürlicher körperlicher Hinsicht zeigt ein generatives Leben und zeigt ein Überhandnehmen des Zellwachstums als Ausdruck des Lebens. Es kann nun die vorsichtige psychologische Schlussfolgerung getan werden, dass sich dieses Leben einen besonderen Raum schaffen möchte, da es in einer anderen Form erstickt oder behindert ist. Tatsächlich zeigt die geistige Forschungsarbeit, dass immer dann, wenn karzinomatöse Entartungen entstehen, ein Tod im Sinne des geistigen Lebens eingetreten ist. Es ist ein Erlöschen eines Feuers, das bezeichnend ist für das integrative geistige Sein. Es fehlt im Himmel, dort, wo die reine Schöpferkraft beheimatet ist, der Funke des Selbstfeuers[2] oder der Schaffenskraft des Willens. Im einfachsten Sinne könnte man ausdrücken, dass ein

Die Krebskrankheit ist der Ausdruck für ein Erlöschen der Schaffenskraft.

2   Grill, Heinz: Die Entwicklung eines schöpferischen Denkens und Empfindens am Beispiel der Anatomie und Physiologie des Körpers, Lammers-Koll-Verlag; Vortrag vom 22. Juni 1996, Seite 236.

Tod in der Seele eingetreten ist und ein Leben im Körper aufgrund des Herausfallens der Seele aus dem geistigen Zusammenhang eintritt. Diese Beobachtung, die bei der Krebskrankheit regelmäßig gemacht werden kann, zeigt die großen Unterschiede von einem geistigen Himmel zu der irdischen Welt. Wenn ein Leben im Geiste und im Feuer des Selbst, im Feuer der Schaffenskraft existiert, so kann keine Degeneration in den Zellen eintreten. Umgekehrt zeigt aber die Degeneration in den Zellen den Tod in der geistigen Welt an. So führt der Tod im Sinne des geistigen Selbst zu einem gesteigerten Lebensprozess im körperlichen oder physischen, irdischen Dasein, und es führt aber das Leben im Geiste, gehalten in der Verbindung zu jener geistig-göttlichen Welt im Feuer des Selbst, zu einem natürlichen Abbau, zu einer natürlichen Formgebung, Durchgestaltung und Gliederung des Leibes mit gesundem Zellwachstum. Der Tod ist bei Krebs zuerst einmal nicht im physischen Körper, sondern er ist in jener Sphäre, die noch höher ist als der jenseitige astrale Himmel und der benannt werden darf mit einer Götterwelt, mit einer geistigen Schaffenswelt. Die Krebskrankheit zeigt den Tod in dieser schöpferisch-geistigen Region an und äußert noch nicht einen Tod im Physischen. Jener aber, der die Diagnose Krebs erhält, ahnt in seinem Herzen das Hereinbrechen des jenseitigen Himmels als Ausdruck für ein Herausfallen aus der göttlich-geistigen Welt. Der jenseitige Himmel mit der Todessphäre und mit den Gefühlen des Todes bricht wie eine unheimliche nächtliche Sphäre über ihn herein und nimmt sein Bewusstsein mit oftmals sehr irrationalen, beängstigenden Stimmungen gefangen. Aus diesem Grunde verändert sich das Leben meist sehr deutlich, wenn die Diagnose Krebs gestellt wird. Die unheimliche Sphäre des Todes neigt sich wie eine abendliche Dämmerung hernieder.

An diesem praktischen Beispiel, das die alltägliche medizinische Beobachtung vermittelt, äußert sich einmal ein Gefühl, das sich deutlich wie ein Todesschleier herabsenkt, und es äußert sich weiterhin am Körper ein gesteigertes Zellwachstum, eine Art Lebensgefühl, das ein Ausdruck für das Streben nach Erhaltung des sterblichen Körpers und für sein Wollen ist. Der Körper symbolisiert somit mit seiner äußerlichen Natur ein Wollen, und das Gefühl nimmt geradewegs dasjenige auf, was in den geistigen Welten vor sich geht, und das ist das Todesempfinden, die unheimliche Verzehrlichkeit des Todesgedankens.

Der Körper symbolisiert auf gegensätzliche Weise den geistigen Vorgang.

Eine Seelen-
übung zum
Verständnis des
karma.

Für die Lehre des *karma*, das heißt für jene Lehre des weltschaffen-
den Geistes, der überall in allen Taten und Verrichtungen des Lebens wirksam ist, kann eine einfache Seelenübung, die von jeder-
mann ausgeführt werden kann, ein erstes hilfreiches Verständnis
eröffnen. Wie wir bereits erwähnt haben ist es notwendig, dass wir
als Verständnisgrundlage Gedanken entwickeln und in rechter
Hinsicht Fragen stellen, damit das Seelenleben eine erste Grundlage und eine erste innere Vorstellung entwickelt, was es im Gesamten mit diesem Wesensgesetz des Lebens auf sich hat. Eine Seelenübung bildet erste Empfindungen und erste Gedanken zu dem
Gesetze des *karma* heran. Dadurch gewinnt das Gesetz eine erste
greifbare oder zumindest eine erste wägbare Gestalt. Stellen Sie
sich hierfür einmal vor, dass Sie, nehmen wir an, vor fünfhundert
Jahren gelebt haben und dort in ihrem Lebensgang einen bestimmten Auftrag verrichtet haben. Diese Vorstellung muss nicht richtig
sein, sie ist mehr als reine Vorstellung, als eine Realitätsgrundlage
zu denken. Dieser Auftrag, den Sie dann ganz einfach einmal annehmen, kann mehr zu Gott ausgerichtet gewesen sein und dadurch der Bestimmung der Seele nahegekommen sein, oder er
kann mehr hinweggeführt haben und der Seelenbestimmung damit nicht gerecht geworden sein. Die Antwort auf diese Frage ist
nun nicht möglich, denn sie liegt ganz im Dunkeln begriffen. Die
Fragestellung eröffnet aber erstmals ein gedankliches Hinblicken
oder ein vages Empfinden über die Möglichkeit eines schon bestehenden und bestandenen Lebensauftrages. Es ist für diese Übung
vor allem wichtig, dass die Fragestellung etwa in diesem Sinne
ganz konkret vorgenommen wird. Dabei darf sich der Suchende
durchaus mit der Schwierigkeit konfrontiert fühlen, dass er nicht
weiß, was er in einem früheren Leben getan hat und wer er gewesen ist. Diese Bereiche soll er durchaus noch einmal in Dunkelheit
gekleidet wissen. So fragen wir uns und nehmen die Gedanken der
Seelenbestimmung als eine konkrete Anweisung für den Zeitraum
von einigen wenigen Minuten wahr. Der Lebensauftrag ist wie ein
»quo vadis?«, ein »wohin gehst du?«, oder im Partizipum, »wohin
sind wir gegangen?«. Wenn wir uns nun so mit einer Übung und einer ganz konkreten Fragestellung konfrontieren, so werden wir
zwar keine Antwort auf das frühere Leben erhalten und vielleicht
auch gar nicht unbedingt mit Sicherheit sagen können, ob wir nun
fehlgegangen sind oder erfolgreich den Weg einstmals beschritten
haben. Bitte denken Sie nicht, dass ich Sie mit einigen unsinnigen
Übungen ärgern will. Der nächste Schritt in der Betrachtung ist aber

Der Übende stellt
sich grundle-
gende Fragen zu
seinem noch
unbekannten
Lebensauftrag.

170

eine erste praktische Gefühlsbeobachtung, die auf uns selbst angewandt wird. Welche Gefühle haben wir, wenn wir eine derartige Frage in die Möglichkeit und Anschauung bringen? Indem die Gefühle nun beobachtet werden, erhalten wir einen ersten Rückschluss auf dasjenige, was einstmals vorgegangen ist. Die jenseitige Ebene, die in der sogenannten astralen Welt erlebt wurde und als eine Zwischenstufe zwischen dem vergangenen Leben und dem gegenwärtigen Leben gilt, kann bei sorgfältiger Fragestellung und subtiler Gefühlsunterscheidung eine erste leise Andeutung erhalten. Es ist möglich, dass Sie nun in einfachster Hinsicht dreierlei Arten von Gefühlen bei dieser Seelenübung wahrnehmen. Ein erstes Gefühl kann in einer guten Selbstzufriedenheit, in einer satten Selbstgenugtuung bestehen. Ein zweites Gefühl, das nahe verwandt mit dem ersten ist und doch ganz gegensätzlich sich ausdrückt, ist ein Gefühl der Angst, ein Gefühl, das sich durchaus in eine Panik oder sehr beengende Stimmung steigern kann. Hiervon ist das dritte Gefühl sorgfältig zu unterscheiden, und dieses Gefühl, das ebenfalls in der Übung auftreten kann, ist die Stimmung von Furcht. Diese Furcht ist nicht eine Angst oder gar ein Schrecken, sondern sie ist ein wahrhaftiges, feines Empfinden von überwältigender Macht, ein Gefühl oder Empfinden, das sich schon in ersten leisen Andeutungen von einer Ehrfurcht zeigt. Wenn eine Seelenübung in diesem Sinne zur Erforschung des Wesensgesetzes des *karma* und zum leisen Ertasten der eigenen Bezugsrichtung, die aus vergangenen Welten herkommt, zur ersten Vorstellung gelangt, müssen die Gefühle sehr sorgfältig unterschieden werden. Die ersten beiden Gefühle von Genugtuung oder Angst sind ein deutlicher Hinweis, dass in die Ebene, die man als eine sogenannte *loka*[3], eine geistige Sphäre, bezeichnen kann und die vor allen Dingen über das Denken an andere Ausschlag gibt, kein großer Lohn hineingetragen wurde. Es ist diese *loka* eine von sieben Sphären, die der Mensch nach dem Abscheiden aus der physischen Welt in der astralen Sphäre durchwandern muss. Hier, in dieser Sphäre, erlebt er seine innersten religiösen Gefühle, die er vor allem in einem Denken ausgeprägt hat, die weit und offen nach außen ausgerichtet waren oder die eng und einschnürend an ihn selbst fixiert waren. Wenn ein Gefühl der Furcht, das sich bis hin zur Ehrfurcht steigert, erlebt wird, so ist das im Sinne eines, so weit man das sagen kann, positiven Erinnerns. Es ist eine Andeutung aus der

Als nächster Schritt werden die damit entstandenen Gefühlsstimmungen beobachtet.

3 Anmerkung zu Studienzwecken: gemeint ist die Venussphäre

Himmelssphäre, die der Einzelne erlebt und die er als eine gewisse Kraft zur Andacht, die einem Himmelspotential entspricht, aufnimmt. Im Großen und Ganzen heißt dies, dass wir eine Welt mehr erinnernd erleben, wenn wir eine Frage stellen und die Gefühle genau beobachten. Wir erleben dasjenige Empfinden, das wir in eine der Himmelssphären hineingetragen haben und im Durchgang durch diese astralische Sphäre wieder bis in dieses Leben herübergenommen haben. Es kann aber gerade für denjenigen, der sich noch nicht mit Seelenübungen beschäftigt hat, eine mehr oder weniger deutliche Schwierigkeit zeigen in der Unterscheidung der Empfindungen. Jemand, der sich noch nicht mit Seelenübungen beschäftigt hat, wird anfänglich eine Angst von einer Furcht nicht wirklich unterscheiden können. Mit einiger Übung, dies vielleicht über Monate oder sogar Jahre hinweg, gewinnen diese Eindrücke in der inneren Empfindungswelt eine klarere Gestaltung und einen deutlicheren Aussagewert. Diese Durchformung des Empfindungslebens ist im Sinne der Seelenübungen und stellt einen wesentlichen Wert des Übens selbst dar.

Mittels dieser Übung können früher erlebte Empfindungen wieder in das Bewusstsein gehoben werden.

Die Seelenübung durchformt das Empfindungsleben.

Diese Seelenübung, die ein gewisses erstes Empfindungspotential freisetzt, erscheint mir allgemein sehr wertvoll für jemanden, der an Krebs erkrankt ist. Die Übung erscheint mir auch sehr wertvoll für Therapeuten, die mit Krebskranken arbeiten. Es ist durchaus möglich, dass diese Seelenübung im einzelnen Falle mit einer gewissen Angst beginnt, die sich aber dann doch langsam auflösen kann und in eine leise Furcht und Ehrfurcht einmündet. So einfach die Fragestellung erscheint und so einfach die Empfindungsbeobachtung daraufhin geschehen kann, so wirksam kann sich diese Übung im Sinne eines ersten Heilsansatzes aus der Psyche und aus der eigenen Vorstellungswelt entwickeln. Diese Seelenübung kann gewisse Verdrängungen auflösen und erste andächtige, fromme oder zumindest objektive Empfindungen wachrufen. Die Übung wirkt im Allgemeinen stärkend auf die Lebenskräfte und auf das Immunsystem. Sie wirkt vor allen Dingen stärkend durch ihren mehr objektivierenden Charakter.

Die Seelenübung wirkt stärkend auf die Lebenskräfte und das Immunsystem.

Nach diesen ersten gedanklichen Vorbereitungen stellt sich die nun doch so interessante und scheinbar wesentlichste Frage des Vortrages über die Ursache der Krebskrankheit. Welche Ursache liegt der Erkrankung aus dem früheren Leben zugrunde? Was war in einem früheren Leben, welche Verfehlungen oder welche Eigen-

Wie sind die Zusammenhänge zwischen der Krebskrankheit und einem früheren Leben?

tümlichkeiten haben in einem früheren Leben stattgefunden und führen deshalb in der Gegenwart zur schweren malignen Entartung? Gibt es gemeinsame Bilder, die auf eine gewisse Disposition hinweisen? Ist die Ursache der Krebskrankheit immer in einem früheren Leben gesät oder kann sich die Ursache der Zelldegeneration auch in ganz anderen Verhältnissen und Situationen, die mehr aus diesem Leben hereinspielen, entwickeln? All diese Fragen lassen sich nun nicht definitiv ohne Einschränkungen und ohne Vorbehalte aufzeichnen. Wie wenig auf dem Gebiet der *karma*-Forschung eine absolute Definition aufgestellt werden kann, zeigt beispielsweise das Erkrankungsbild selbst, das ja in den verschiedensten Altersstufen, sowohl in jungen als auch in älteren Jahren den Betreffenden befallen kann. Die Krankheit betraf, wie die Geschichte von heiligen Menschen zeigt, oftmals sehr tiefsinnige Menschen, die im Geiste Gottes mit höchster Weisheit gegründet waren, und sie betrifft ebenso den Arbeiter, der eine ganz natürliche Frömmigkeit zur Schöpfung der Erde lebt, und weiterhin betrifft sie den Akademiker und sogar denjenigen, der viel Bewegung hat und Sport treibt. *Ramana Maharashi* oder *Rama Krishna*, die großen Lehrer des Yoga in Indien, starben an Krebs. Wenn man an die Geschichte von *Rama Krishna* denkt, der an schwerem Kehlkopfkrebs erkrankt war, so wird man durch geistige Forschung feststellen, dass er gegen Ende seines Lebens an einer Erschöpfung litt, die ihn trotz der ekstatischen *samādhi*-Zustände, der Zustände in Trance-Meditation, doch nicht mehr teilnehmen lassen konnte an der geistigen Welt. *Rama Krishna* hatte aber seinen Lebensauftrag erfüllt und konnte nun keine weitere Energie aus den geistigen Welten beziehen, und so musste der Körper krank werden. Die Krankheit hatte nichts zu tun mit einem früheren Leben, sondern sie kam über ihn aufgrund der pausenlosen Erschöpfung und auch durch die harten Anforderungen, die seine Schüler an ihn stellten. Das Beispiel von *Rama Krishna* zeigt, wie eine Krankheit mehr von außen aufgenommen wird.

Die Krebskrankheit kann auch von außen aufgenommen werden.

In den meisten Fällen ist jedoch die Krebskrankheit sehr deutlich auf eine frühere Ursache, die im vergangenen Leben gesät wurde, zurückzuführen. Die kanzerogene Belastung steigt vor allen Dingen in den letzten Jahren auf ungeheure Weise an. Vor etwa fünfzig Jahren hätte eine junge Person noch keine Krebsängste haben müssen, denn diese Krankheit war in dieser Zeit noch ganz auf den älteren Menschen ausgerichtet, dessen Stoffwechselsystem langsam

In den meisten Fällen ist jedoch die Krebskrankheit deutlich auf eine Ursache, die in einem vergangenen Leben gesät wurde, zurückzuführen.

173

zum Erlahmen kommt. Wenn man durch geistige Forschung die Seelen sucht, die an Krebs heute erkranken und ihre frühere Position eruiert, so stellt man meistens fest, dass sie dann geboren waren, als die ersten materialistischen Tendenzen in die Kultur hereingezogen sind. Diese ersten materialistischen Tendenzen kamen etwa mit dem Ende des Mittelalters und zunehmend mit der Barockzeit, der Renaissance und der Romantik bis hin zu unserer heutigen naturwissenschaftlichen Periode. Mit der Zeit der naturwissenschaftlichen Ära schwächte sich zunehmend das Stoffwechselleben, und es traten immer mehr Krankheiten auf, die vorwiegend in die Richtung einer Degeneration tendieren. Die Ursache für die Krebskrankheit lässt sich aber dennoch schwer zeitlich festlegen. Sie lässt sich nicht von Kultur- zu Kulturperiode bestimmen, sondern sie lässt sich mehr von demjenigen ableiten, wie das Ich des Menschen oder das sogenannte Selbstbewusstsein in Beziehung zur Umwelt trat. Je nachdem, wie das Selbstbewusstsein eines Menschen ausgerüstet ist, so zeigt sich der gesamte Werdegang hinüber in die geistige Welt. Das Selbstbewusstsein kann zu einer Tragödie führen und Leiden hinterlassen oder es kann zu großen Aufschwüngen, Bereicherungen und damit zu einer gebenden Gabe an den Himmel führen. Ist das Selbstbewusstsein wahrhaftig vom Geist durchdrungen, so strahlt aus diesem Menschen eine großartige Gabe fortwährend weiter. Ist aber das Selbstbewusstsein rein zur irdischen Welt ausgerichtet und klammert es sich an den verschiedenen Besitztümern und kleinlichen Aspekten der Welt fest, so entsteht eine nehmende und belastende Wesenssubstanz, die ein Leiden hinterlässt. Die Betrachtung des Selbstbewusstseins führt zu einer deutlichen Erkenntnis, welche Konstitutionen im späteren Geborenwerden wieder erscheinen.

Die Stellung des Ich ist für weitere Leben entscheidend.

Hierzu sollen einmal zwei kleine Beispiele herangeführt werden, wie das Selbstbewusstsein sich in Beziehung zur Außenwelt richten kann. Die Beispiele sollen aber aus dem jetzigen Leben und aus unserer ganz praktischen Anschauungswelt hergeleitet sein, damit sie eine einigermaßen konkrete Vorstellung vermitteln über dasjenige, um was es sich handelt. Stellen Sie sich einmal vor, Sie sehen eine religiöse Gruppe, und diese religiöse Gruppe besitzt einen geistigen Mittelpunkt, beispielsweise den Heiligen Geist, den sie verehrt. Diese Verehrung geschieht aber nicht, wie man sie sich erwünschen würde, in Form von andächtigen und frommen Gefühlen, in Form von Ehrerbietung und Danksagung, sondern vielmehr im

Sinne eines gewissen Sich-wichtig-Nehmens und einer Bereicherung der eigenen Gefühlswelten. Diejenigen, die in Form von Kulten oder Gebeten eine geistige Quelle oder allgemein den Heiligen Geist verehren, schaffen keine personale Beziehung und kein wirkliches Denken an die geistig-göttliche Gestalt, sondern sie denken mehr an ihre eigene Erlösung und an ihre eigene Bereicherung in der Seele. Das Denken gleitet nicht, wie es wünschenswert wäre, in die Weite und hinüber zu der Offenbarung Gottes, sondern es gleitet direkt entgegengesetzt in die eigene Innenwelt und manifestiert sich dort, wo das sogenannte Ego ruht. In diesem Sinne kann eine Religion geradewegs zu dem Gegenteil führen und ein mehr egoistisches, fixiertes und somit rein vitalisierendes Denken hervorbringen. Wenn Sie in eine solche Gruppe einmal hineingeraten sollten, und diese Gruppen sind heute auf allen religiösen Gebieten wie auch im Yoga sehr häufig, so werden Sie sicher kein angenehmes Empfinden erhalten. Die Menschen dort aber bereichern ihre Gefühlswelt und benützen den Lobpreis für ihre eigene Genugtuung. Sie sind stark, ja, sie sind oftmals sogar allen anderen überlegen. Diese Überlegenheit äußert sich aber nicht in einer wirklichen Freiheit und einer wirklichen Geistdurchdringung, sondern sie äußert sich in einer ganz einseitigen Vitalisierung der Gefühle und somit in einer heimlichen Egozentrik. Wenn Menschen dies heute praktizieren oder wenn sie es früher praktiziert haben, so führt dies in der sogenannten und schon bereits erwähnten Himmelssphäre zu einer schweren Einsamkeit und zu einem inneren Defizit. In einer entsprechenden Himmelssphäre erlebt schließlich der Einzelne sein eigenes Denken und seine eigene Verschlossenheit im Denken. Er erlebt seine eigene Kraftlosigkeit und seine ihm damit überantwortete Einsamkeit. Aus dieser Einsamkeit fühlt er die unterlassene Pflicht, die aus dem vergangenen Leben resultiert. Hier, in diesem astralen Himmel, wird nun der Wunsch geboren nach einer Erschöpfung und nach einem Abriss des Lebens, das dann in der nächsten Verkörperung als Krebs erlebt wird. Die Krebskrankheit darf aber dann nicht als eine Art Strafe aufgefasst werden, sondern sie ist vielmehr das weise Erziehungsmittel der Natur, das das Denken nun weiten und hinüberführen soll in einen Neubeginn und in eine größere Weite. Es sollte von dem, der an Krebs erkrankt ist, immer ein Denken erlernt werden, das weit hinüberreicht in eine objektive Spiritualität. Es sollten wahrhaftige und aufrichtige andächtige Gefühle zu dem, was wir Gott nennen, entwickelt werden. In der Regel

Religiöse Praktiken, die egozentrisch sind, führen im nachtodlichen Leben zu Einsamkeit.

Die Krebskrankheit entsteht aus dem Wunsch nach einem spirituell orientierten Denken.

können aber gute Heilungserwartungen mit Hilfe einer sorgfältig gewählten spirituellen Schulung eintreten, denn es ist vorwiegend das Denken, das sich weiten soll und das in einer tiefen, frommen Andacht zu einer heiligen Quelle hinüberfinden soll.

Viele Möglichkeiten können in der Vergangenheit ein falsches Selbstbewusstsein erzeugt haben.

Nun existieren die verschiedensten Möglichkeiten, wie der Lebensauftrag und wie die Bestimmung der Seele durch ein falsches Freiheitsgefühl oder falsches Selbstbewusstsein in vergangenen Zeiten fehlgegangen sein können. Ein weiteres, ja, sehr weltliches Beispiel soll noch zur besseren Ergänzung hier eine Andeutung erhalten. Stellen Sie sich doch einmal ganz weltlich vor, Sie sind auf der Straße unterwegs und überholen ein Lastauto. Während Ihres Überholvorgangs auf der Autobahn bemerken Sie plötzlich hinter sich eine Hupe und Blendung. Sie fahren vielleicht schon die maximal zulässige Geschwindigkeit, aber der Fahrer, der hinter Ihnen fährt, ist nicht ganz mit Ihrer Geschwindigkeit einverstanden. Wenn Sie es dann schaffen, dass Sie ihren Überholvorgang glücklich beenden und noch vor dem Lastauto sich einordnen können, hebt dann der vorbeifahrende Hintermann noch einmal die Faust und drückt noch einmal kräftig die Hupe, um Ihnen deutlich zu machen, dass Sie hier auf der Straße fehl am Platze sind. Nun, das was mit diesem Beispiel ausgesagt werden soll, ist das Verhalten im Sinne des Selbstbewusstseins. Dieser sogenannte »king of the road« oder »king of the life« oder wie er auch seine Benennung finden mag, lässt sich überall im Leben erkennen. Es gibt Menschen, die ein Freiheitsideal leben und dabei nicht bemerken, wie sie andere damit gewaltsam verletzen. Das Verletzen anderer kann vielleicht im jugendlichen Eifer geschehen und es kann unbedacht und vorübergehend einmal in einer Phase des Lebens stattfinden. Vielfach gibt es aber Menschen, die leider nur durch diese Art von Gewalt und durch diese Art von Selbstbewusstsein ihr Lebensrecht beweisen wollen. Sie sind die Unabhängigen, sie sind diejenigen, die immerfort Recht besitzen, sie sind diejenigen, die sowohl im religiösen, politischen wie auch gesellschaftlichen Leben scheinbar das Sagen haben und dies, wenn sie einmal nicht das Sagen haben, zumindest mit entsprechenden Mitteln durchsetzen. Sie sind mehr oder weniger rohe Gestalten des Lebens und in diesem Sinne doch an einem gänzlich falschen Standpunkt des Selbstbewusstseins angelangt. Der Geist in seiner transzendenten Wirklichkeit kann noch nicht dieses Leben durchdringen. Nun gehen aber diese Menschen nach dem Tod, wenn sie, sagen wir ganz grob, gar nichts Weiteres

176

in ihrem Leben vollbringen konnten, in die verschiedenen astralischen Sphären hinüber und erleben dort die Formen der Einsamkeit. Sie erleben ihre eigenen Taten und müssen jene Leere, wenn sie in die seelische Jenseitsregion eintreten, in einem peinlichen Feuer des Ausgezehrtseins durchschreiten. Aus dieser jenseitigen Welt der Reinigung nehmen Sie die Erfahrung der Unfreiheit ganz mit hinüber in eine nächstfolgende Geburt. Vielleicht ist diese Geburt erst viele hundert Jahre später, aber sie nehmen die Erfahrungen aus der jenseitigen Welt hinüber. Aus diesen Erfahrungen wünscht sich der tiefe Kern der Seele in seiner ureigenen Lebensdirektion eine Krankheit wie es beispielsweise die Krebskrankheit ist. Der Einzelne wird somit in der weisen Führung seiner selbst und seiner Schicksalsbestimmung in einer Familie geboren, in der jene elementaren Kräfte ruhen, die den Krebs auslösen. Freilich kann es auch eine andere Krankheit sein, es muss nicht die Krebskrankheit sein, doch ist die Krebskrankheit vielfach bezeichnend für diese Stimmung, die einmal aus einer anderen *loka*, aus einer anderen Sphäre des Himmels, im Herzen aufgenommen wurde.[4] Die Krankheit ist manchmal mit ihrem Charakter dann so bösartig und so schwächend, dass der Betroffene innerhalb eines sehr kurzen Zeitraumes dahinstirbt. Er ist in keinster Weise weder mit den Mitteln der Medizin noch mit den Möglichkeiten einer bewussten Lebensgestaltung und spirituellen Schulung zu retten. Er muss im rapiden Tempo dahinsterben, damit er einmal eine gewisse Hoffnungslosigkeit und Übergabe an die Menschheit erleben lernt. Dadurch gibt er seinen Leib hinüber und hinterlässt dasjenige Seelengebilde, das in ihm noch unerlöst zurückbleibt. In diesem Dahinsterben zeigt sich eine tiefe Abhängigkeit und eine tiefe Hoffnungslosigkeit, die nun übertragen wird auf die Angehörigen und die Familie.

Die Krebskrankheit wie auch jede andere Krankheit entsteht durch eine magisch-geheimnisvolle Anziehung, die aus der Seele und aus ihrem Feuerfunken der Erinnerung selbst gewünscht wird. Es ist das Dahinsterben im leiblichen Elend ein Wunsch der Seele selbst, und es ist die Krankheit ein Ausdruck für einen Willen, der noch nicht entfaltet ist und sich somit übergeben muss an das Gefüge des Schicksals. In vielen Fällen einer Krebskrankheit lassen sich diese verschiedenen Eindrücke und Erfahrungen nachvollziehen. Es ist aber wohlgemerkt nicht in allen Fällen ein gleiches Bild

Das gelebte Selbstbewusstsein führt im Jenseits zu entsprechenden Erfahrungen.

Aus diesen Erfahrungen entsteht der Wunsch nach einer Krankheit im nächsten Leben.

Die Krankheit ist ein Wunsch der Seele.

4   Anmerkung zu Studienzwecken: gemeint ist die Sonnenregion

ersichtlich. Jede Krankheit, und ganz besonders die Krebskrankheit, hat viele Gesichter und sie kann durch die verschiedensten Ursachen entstehen. Hier sind nur einige wenige, durchaus des Öfteren eintretende Erfahrungen berichtet.

Die Krebskrankheit hat viele Ursachen.

Charakteristisch für die Krebskrankheit ist jener Nullpunkt oder jene Erschöpfungsphase, die sich meist mehr oder weniger deutlich im Immunsystem widerspiegelt. Diese Erschöpfungsphase kommt durchaus durch die verschiedenen Bedingungen des Lebens zustande und wird oftmals durch die äußere Aufnahme von kanzerogenen Substanzen noch verstärkt. Für die spirituelle Betrachtung ist aber der innere Wunsch der Seele wichtig, der aus seiner eigenen inneren Feuerkraft zu jenem Erschöpfungspunkt hinsteuert. Die Seele wünscht sich jene körperliche Erschöpfung und Auszehrung und jene verminderte Abwehrlage im Immunsystem, damit ein größerer Wunsch im Sinne des religiösen Aufstieges einmal entstehen kann. Die Krebskrankheit ist nach der geistigen Bedeutung die Forderung eines Loslassens von allem Alten und vor allen Dingen von der Bindung an ältere, vergangene Bereiche des Lebens und sie stellt die Notwendigkeit zu einem schöpferischen Neuanfang dar. Sie ist die Krankheit, die in ihrer karmischen Entwicklung dadurch gekennzeichnet ist, dass sie keinen Weiterweg im subjektiven Eigensein vermittelt und somit eine größere Offenheit nach außen im Sinne von Erkenntnis und weiter Empfindung zu höheren Welten nötig macht. In einem früheren Leben hat meistens bei der Krebskrankheit eine Art Unterlassung der wirklichen Pflichten und der schöpferisch-geistigen Auseinandersetzung bestanden, und somit konnte die Gabe des Selbst nicht in die Geburt treten. Jetzt, in diesem Leben, tritt die dringende Notwendigkeit nach vollkommener Neuorientierung auf, denn der Krebs zerstört den Leib und zeigt ein Herausfallen aus den Lebenssphären. Durch die spirituelle Auseinandersetzung und durch einen wahrhaftigen Neubeginn mit Loslösung von alten Bindungen kann dieser neue Zusammenhang zu den geistigen Welten geknüpft werden. Der Sinn der Erkrankung ist ein spiritueller Neubeginn, der sich als eine existentielle hygienisch-gesundheitliche Forderung zeigt.

Die Krebskrankheit fordert das Loslassen von allem Alten.

Der Neubeginn besteht in der spirituellen Auseinandersetzung mit den geistigen Welten.

Nun haben wir bisher eine grundlegende Unterscheidung zwischen denjenigen Welten angeführt, die geistig sind, und denen, die sich irdisch darstellen. In der geistigen Welt erlebt der Mensch dasjenige, was er ist, was er in die Himmelsschöpferregion hinein-

Unterschiedliches Erleben in der irdischen und der geistigen Welt.

trägt und somit was er tatsächlich aus seinem Wesen gibt. In der irdischen Welt erlebt er aber dasjenige, was der Mensch aus sich selbst macht. Dasjenige, was der Mensch aus sich selbst macht und das ihm selbst anhaftet, hat aber für die geistige Welt keinen Wert. Für die geistige Welt besitzt nur dasjenige einen Wert, das zu einer Gabe und einer Schaffenskraft für andere wird.

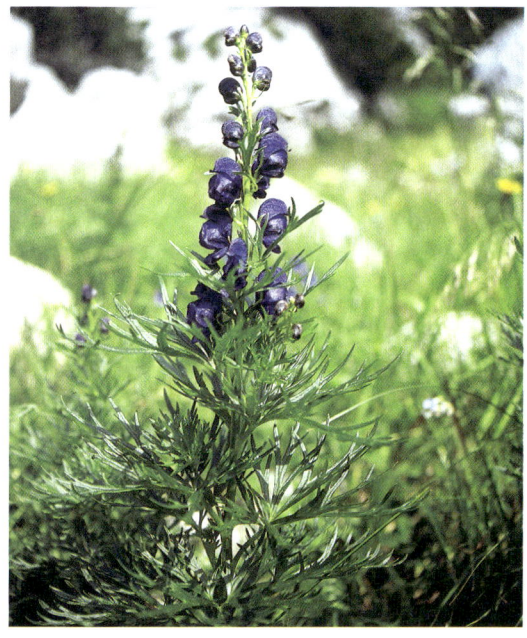

*Der Eisenhut (aconitum napellus) ist eine
starke Giftpflanze, die jedoch in homöopathischer
Dosierung zur Heilpflanze werden kann.*

Bisher sind die verschiedenen Eindrücke und Bilder auf erzählende und somit mehr oder weniger nur gedankliche Weise an Sie herangeführt worden. Lassen Sie mich nun anhand von zwei Blumen noch einmal gleichnishaft das geistige Lebensgesetz und den Sinn der gewählten, aus der Seele gewünschten Inkarnation aufzeigen. Hier auf der Bühne sind zwei verschiedene Blumen. Sie zeigen sich als zwei verschiedene Wesen und besitzen einen ganz

Eisenhut:
Sinnbild für die
Vergeistigung
des Lebens.

Glockenblume:
Sinnbild für die
Schönheit der
Zierde.

unterschiedlichen Charakter und Aussagewert. Erstere Blume ist der Eisenhut, der Aconitum, die zweite Blume ist die so häufige und in vielen Variationen erscheinende Glockenblume. Der Aconitum darf durchaus als ein Sinnbild für die Vergeistigung des Lebens betrachtet werden, und die Glockenblume darf als ein Sinnbild für die Wesenseigenschaft des Seelischen in Form der Zierde gelten. Die Glockenblume ist das Sinnbild für die Schönheit der Zierde. Wenn Sie nun einen Eindruck davon gewinnen wollen, wie eine Krankheit durch verschiedene astralische Wesen verursacht wird, so hilft es, wenn Sie einmal die zwei Blumen in ihrer Unterschiedlichkeit betrachten. Der Aconitum ist eine ganz typische Giftpflanze, die einen astralischen Schimmer um ihren Hut und auch um ihre ganze Wesensgestalt trägt. Bei der Glockenblume jedoch ist dieser astralische Schimmer, ja, dieser giftige Schleier, nicht sichtbar. Das Licht scheint auf die Glockenblume ganz unberührt und webt sich in die Pflanzengestalt ohne Widerstand hinein. So sehen Sie, natürlich geistig, nicht physisch, bei dem Eisenhut eine astralische Wesenheit und bei der Glockenblume ein ganz natürliches Weben und Fluten von Lichtstrahlen. Sicherlich können Sie dies jetzt nicht auf Anhieb sogleich identifizieren. Wenn Sie aber über mehrere Wochen hinweg immer wieder bestimmte Giftpflanzen wie auch die Belladonna beobachten und sie vom Empfindungseindruck her mit ganz gewöhnlichen Blumen vergleichen, so werden Sie eine leise Ahnung von jenem astralischen Schleier, der um die Giftpflanze gelegt ist, bekommen. Was haben aber diese Blumen oder diese Beispiele über die verschiedenen Lichtverhältnisse nun mit der Krebskrankheit zu tun? Hier soll auf ein ganz natürliches Beispiel hinübergeleitet werden. Wenn nun jemand aus den vergangenen Daseinsstufen eine Krebsdisposition mitnimmt, so wünscht er sich aus seinem innersten seelischen Feuer, unbewusst und doch gezielt, eine Geburt in einer Familie, die derartige astralische Mächte in ihrer atmosphärischen Struktur trägt. Dasjenige, das Sie beim Eisenhut wahrnehmen können, ist eine astrale Gestalt. Und je stärker die astrale Gestalt bei einer Pflanze hervorkommt, um so giftiger ist sie. Der Eisenhut trägt eine sehr starke, ja, sehr auffällige astralische Gestalt. Ebenso ist es aber auch beim Menschen. Bei allen Menschen weben und leben astralische Wesenheiten und sie kommen aus den jenseitigen Himmeln und bemächtigen sich der Organwelt des physischen Körpers. Der physische Körper und seine gesamte Vitalität hängt in letzter Konsequenz ganz von dem ab, wie unsere Ahnen gelebt

180

und was sie hinterlassen haben. Unsere Ahnen hinterlassen Leiber, die die Nachkommenschaft durchfluten. So gibt es die verschiedensten Leiber, die zu den verschiedensten Krankheiten disponieren. Die Krebskrankheit ist ein ganz typisch ausgeprägter Leib, der sich meist innerhalb von Familien fortsetzt, bis er seine Erlösung findet oder bis er zumindest keine Angriffsflächen mehr innerhalb dieser Familienkonstitution finden kann. Aus diesem Grunde sind bestimmte Familien zu Krebs mehr disponiert und andere wieder gar nicht. Man spricht heute von den sogenannten genetischen Faktoren. Geistig gesehen sind es aber astralische Leiber von Verstorbenen, die sich innerhalb des Blutes einer Familie fortsetzen. Diese astralischen Leiber sind bezeichnend für die Gefühle, die innerhalb einer Familie leben. Bestimmte Gefühle oder Gefühlsäußerungen, Gefühlseindrücke, Gefühlsstimmungen leben in einer Familie und sie bestimmen auch die Vitalität der Nachkommenschaft. Gefühle sind ein Ausdruck für dieses astralische Wirken von verstorbenen Seelen. Bitte verwechseln Sie aber diese Gefühle nun nicht mit Wahrheitsempfindungen, mit frommen Empfindungen oder mit Empfindungen gegenüber bestimmten Gedanken und bestimmten Eindrücken des weltenschöpferischen Seins. Die Gefühle, die sich hier fortsetzen, bezeichnen mehr diese vitalen Wesensanlagen, die auch die ganze Physiognomie des Menschseins zeichnen. Die Gefühle sind noch nicht wirkliche Gefühle geworden und sie sind damit noch mehr leiborganische Projektionsmuster. Diese leiborganischen Projektionsmuster sind in Wirklichkeit ihrer geistigen Gesinnung verstorbene Seelen, die sich nur dem organischen Leben des Menschen bemächtigen. Derjenige, der nun eine innere Anlage zu Krebs mitnimmt aus vergangenen Lebenserfahrungen, der dieses Krankheitsbild für sich selbst wünscht, wird geradewegs in eine Familie hineingeboren, in der solche Leiber entsprechend der Organwelt beheimatet sind.

Die Erklärung für dieses Schicksalsgefüge ergibt sich aus der Betrachtung des Menschen selbst. Der Mensch will in seinem Leben zu höheren Daseinsstufen aufsteigen und will ebenfalls, dass seine Mitmenschen zu diesen höheren Ebenen kommen. *Karma* ist die Arbeit des Menschen und es ist die Arbeit der Schöpfung und die Arbeit Gottes. *Karma* ist nicht nur die Arbeit eines einzelnen Menschen, sondern auch einer ganzen Gemeinschaft. Der Mensch ist in seinem Geborensein des Selbst ein Erlösender, der hereintritt in die verschiedenen Verhältnisse und dort die Verantwortung für seine

Unsere Ahnen beeinflussen den physischen Körper und die Gefühlsstimmungen.

Arbeit übernimmt. Je weiter er nun den Geist in Christus erkennt, oder, im östlichen Sinne gesprochen, das ewige, unberührte Selbst identifiziert, um so mehr kann er an der Erlösungsarbeit teilnehmen und er kann diese Leiber befreien, die in der Schöpfung unerlöst von den Ahnen zurückgeblieben sind. Wenn wir den Menschen definieren, so müssen wir ihn bezeichnen als einen, der erlösend in die Schöpfung hineingeht. Der Mensch ist ein Erlösender, der sich in die physische Leiblichkeit inkarniert. Diese Erlösungsarbeit ist aber eine sehr langsame, die über die Zeiten der Evolution geschieht. Lange Phasen werden die Leiber der Verstorbenen, die organisch gebunden sind und die unsere gefühlsvitale Anlage beschreiben, den Geist überwältigen. In letzter Konsequenz aber wird der Geist den Leib überschreiten und somit den Leib erneuern. Es wird bleiben der Geist und es wird vergehen die astralische Wesenheit im unerlösten Himmel.

Der Mensch will durch Bewusstseinsentwicklung sich und andere erlösen.

Ein letzter und abschließender Gedanke sollte das Thema über *karma*, das ein philosophisch-östliches Thema ist, mit der westlichen Lehre des Christentums verbinden. Würde der Gedanke des *karma* ohne sorgfältige Prüfung nur als ein gewisser Zusatz oder als eine exklusive Ausschmückung zu unserem bestehenden christlichen Kulturgut hinzugenommen werden, so müssten wohl viele Missverständnisse entstehen. Der Gedanke des *karma*, der in den buddhistischen und hinduistischen Religionen wurzelt und die Yogalehre bis zum heutigen Tag begleitet, ist nicht alleinig auf moralischer Ebene verständlich. *Karma* ist Tat und Bewegung, es ist Wille und Schaffenskraft, und damit ist *karma* eine geistige Führung, die den Menschen in all seinen Gliedern durchwebt. So, wie der Wille Teil des gesamten Menschseins ist, so ist der Gedanke des *karma* ebenfalls mit dem Menschen verwoben. Stellen Sie sich für die abschließende Betrachtung vor, dass Sie zwei Handlungen, die in einer Linie miteinander verbunden sind, erfahren. Nehmen Sie an, Sie leisten heute Abend eine schlechte Rede und können damit abends nicht einschlafen. Die schlechte Rede betrachten Sie als die Ursache für das Nicht-einschlafen-Können. Die erste Handlung ist mit der zweiten verbunden. Die Handlung bringt die entsprechende Wirkung hervor. So können sich Handlungen über kurze oder längere Zeit vollziehen und entsprechende Früchte kreieren. Jede Handlung besitzt eine nachfolgende Wirkung. Wenn Sie heute eine glückliche Auseinandersetzung mit heiligen Schriften finden, werden Sie morgen wohl ein inniglicheres und angenehmeres Selbstbewusstsein im Leibe fühlen. Der Tag von heute determiniert den nächsten Tag. Jede Handlung bringt entsprechende Reaktionen und Ergebnisse hervor. Die *karma*-Lehre sagt im einfachsten, profanen Sinn, dass schlechte Handlungen zu schlechten Reaktionen mit Leiden führen und gute Handlungen zu einer Bereicherung und einem spirituellen Aufstieg beitragen. Diese Logik lässt sich wohl sehr leicht nachempfinden, wenn das Leben einigermaßen sorgfältig unter die Lupe genommen wird. Der Gedanke des *karma* würde aber auf der moralischen Stufe stehenbleiben, wenn der höhere Aspekt des Geistes keine Berücksichtigung erhalten würde. Die Bewegung des Willens, die Tat oder Arbeit, die Schaffenskraft oder das schöpferische Reagieren in der Welt sind frei von den Gegensätzen von Gut und Böse. Sie sind wohlgemerkt in ihrer ureigenen Bewegung frei, wenn auch die verschiedenen Mächte der Versuchungen den Willensaktionen unseres Menschseins anhaften.[5] Die Reinheit eines Tätigseins ist immerfort gegeben. Dasjenige aber, das die Versuchung darstellt, bringt eine heimliche Tücke in die Handlung und bringt somit ein verunreinigtes, mehr ersichtliches Ungleichgewicht und eine Entstellung in das Leben. Aus der westlichen Lehre des Christentums würden wir sagen, dass der Mensch keiner Befreiung und Erlösung mehr bedarf, denn der Christus Jesus hat den Menschen sowie auch die ganze Menschheit von der Sünde erlöst. Durch dieses Erlösungswerk des Jesus Christus würde sich der Yoga der Erkenntnisbildung und der unendlich liebenden Hingabe erübrigen. Das kann aber wohl doch nicht so in diesem Sinne sein, denn es wäre doch grotesk, wenn eine große Seele, die als Gottheit bezeichnet wird, für die ganze Erlösungsarbeit eingetreten ist und der Mensch dabei seiner Aufgabe der Teilnahme am Erlösungswerk nicht gerecht werden müsste. Große Verirrungen sind durch die kirchliche Lehre und vor allem durch die Bequemlichkeit des Volkes eingetreten. Die Reinkarnationslehre, die Lehre von der Präexistenz der Seele, und auch die Lehre des *karma* kamen in den früheren Schriften vor und sie waren ein Teil der frühchristlichen Ära. Sie wurden aber aus kirchenpolitischen Gründen und auch aus jenem Überhandnehmen des dunklen Zeitalters ganz aus der Lehre des Christentums heraus-

Der Gedanke von karma, von Ursache und Wirkung, war in der frühchristlichen Ära bekannt. Er wurde aus kirchenpolitischen Gründen aus der Lehre gestrichen.

---

5   Diese unterscheidende Betrachtung entspricht im Gehalt und in der Konkretisierung der östlichen Philosophie des Yoga, vor allem der Lehre der *Bhagavad Gītā*. Diese Philosophie besagt, dass der Wille grundsätzlich frei ist, jedoch die Absichten und Inhalte, die der menschliche Geist diesem Willen beilegt, führen zu den moralischen Bewertungen von Gut und Böse.

gestrichen. Aus diesen Gründen müssen wir heute sowohl zu einer neuen Anschauung des Christentums kommen, als auch zu einer Synthese mit den östlichen Gedanken, die durchaus vielfach noch älteren Ursprungs sind.

Damit eine Synthese von den Gedanken des Yoga und den Inhalten des westlichen Christentums entsteht, ist es hilfreich, wenn die Aufmerksamkeit noch einmal auf zwei Handlungen hingelenkt wird. Was verbindet zwei Handlungen miteinander? Sie leisten heute eine glückliche Arbeit und erfreuen sich morgen eines Wohlgefühls. Wer verbindet die Handlung von einem Tag zum nächsten oder von einer Stunde zur anderen? Hierüber macht sich in der Regel der philosophische Geist des Westens gar keine Vorstellungen. Die Verbindung erscheint so logisch und so natürlich, so dass ein tieferes Nachdenken darüber gar nicht als nötig erscheint. Wir beten vielfach hier im Westen zu Christus und bemerken nicht, wie der Christus im Lichte des schöpferisch gestaltenden Seins fortwährend in unsere Handlungen hineingreift und die Früchte der Handlungen heraussaugt, ja, aufnimmt in sein eigenes Mysterium, in seine eigene, unberührte Seinsexistenz und von sich selbst aus durch das schöpferische Offenbarwerden des Lichtes den entsprechenden, neuen Konditionszustand schafft.[6] Der Christus ist es, der zwei Handlungen miteinander verbindet oder der die karmische Wirkung der Handlungen äußert. Dies ist eine immanente und zugleich transzendente Verbindung. Sowohl die guten als auch die schlechten Taten werden aufgenommen durch den Christus und sie werden insgeheim durch den Christus erlöst. Die Erlösung aber ist noch nicht vollständig, denn der Christus bleibt unberührt von der Erde, und da er unberührt bleibt, sondert er die entsprechende Gestalt aus seinem ureigenen Lichte, aus seinem Selbstwirken aus. Das, was fortwährend aus dem Christus aufgenommen wird, gestaltet sich um und schafft den neuen Körper und somit den neuen Leib des Menschen. Wenn wir heute eine Tat begehen, die, sagen wir, glücklich ist, so nimmt der Christus die Früchte des Glücklichseins auf, gestaltet sie um und bringt sie in einem entsprechenden Leib zum Ausdruck. Der Mensch im irdischen Dasein mit seinem physischen Leib und all den psychisch anhaftenden Wesensmächten ist lediglich eine Absonderung aus

---

6 Dieser zentrale Gedanke entspricht einer verborgenen, aber immer existenten esoterischen Wahrheit.

dem geistigen Wirken des Christus. *Karma* wirkt fortwährend durch uns und erschafft immerwährend neue Gestalten und neue Formen, neue Konditionen und Bedingungen. Der Herr, der dieses *karma* führt, ist der Christus selbst. Hier webt auf ganz praktische und realistische Weise der Christus an unserem Werdegang.

Dieser letzte Gedanke ist ein rein meditativer Gedanke, der wohl erst über längere Zeit seine Berechtigung und seine rechte Bestätigung erhalten wird. Wer aber eifrig auf der Suche nach den geistigen Wahrheiten ist und diese Gedanken als Leitfaden nimmt, der wird mit der Zeit im ätherischen Sein den Christus erkennen und wird erkennen, wie er als ein Herr der Arbeit, als ein Herr des Schaffens und Gestaltens immerfort an uns seinen Ausdruck nimmt. Der Christus ist der Herr der Arbeit und das *karma* selbst.

Ein meditativer Gedanke: »Der Christus ist der Herr der Arbeit und das karma selbst«.

Die Erklärung der Krebskrankheit aus der Wesensschau des Geistes – I

Mühldorf, 1. September 1998

Unterstützende Möglichkeiten durch Yoga und praktische Anwendungen aus der Naturheilkunde

Wie bereits in der Vorrede erwähnt, beschäftigt sich der Hauptinhalt des Vortrages mit der Selbstaktivierung, mit der inneren Durchgestaltung des eigenen Denkens, des eigenen Fühlens, des ganzen eigenen Wesens. Lassen Sie mich einmal vorweg einige wenige Gedanken zu diesem bevorstehenden Thema über die Wesensschau des Geistes im Bilde der Krebskrankheit anführen, damit Sie etwa ein Bild haben, wie der Charakter des Denkens oder der Charakter der gesamten Anschauung, wie er von mir gegeben wird, entwickelt ist.

Es ist dieses Denken, so wie es auch in Worten ausgesprochen ist, für den Zuhörer manchmal schwer greifbar und anfangs ungewöhnlich. Die Bildererklärungen und Gedankenschöpfungen lassen sich nicht sogleich auf materielle Weise verstehen, und somit entsteht die Tendenz, dass der Einzelne zuhorcht, aber das Gehörte sehr schnell wieder vergisst, gleichsam wie einen Traum, der ihm kurze Zeit später entschwindet. Der Grund liegt in der Art der Ausführungen, in der Art und Weise, wie das Denken mit den Gedankenschöpfungen ausgerichtet ist. Das Ziel, das dieser Vortrag hier anspricht, liegt darin, dass die Gedankenführung eine Synthese herleitet zwischen dem, was Spiritualität[1] bedeutet, und zwar eine ganz konfessionslose Spiritualität, und dem, was mit dem praktischen Leben in Verbindung steht. Normalerweise sind praktische Dinge des Lebens und Spiritualität oder das, was wir als spirituelle Erfahrungen bezeichnen, zwei voneinander sehr

Ziel dieses Vortrages ist eine Verbindung von Spiritualität mit dem praktischen Leben.

---

1 Spiritualität wird hier nicht als profane Begrifflichkeit, sondern als eine gezielte, bewusste Erfahrungsform betrachtet, die den Menschen mit den höheren, übersinnlichen Welten verbindet.

186

verschiedene Bereiche. In dem Denken von mir ist aber das ganze Wesen so geformt oder so gegründet, dass es in die Materie tiefer hineindringt und mehr den Sachverhalt, um den es sich handelt, beschreiben möchte.

Wir besitzen im Gegensatz zu diesem von mir erwähnten Denken ein modernes, kritisches Denken, das sich ganz besonders auch auf dem Gebiet der Medizin modernisiert hat und das darin besteht, dass der Verstand als Instrument des Denkens sofort definiert, vorschnell urteilt und gewissermaßen auch sehr leicht verurteilt, und weiterhin, dass der Verstand mit seinem Denken übereifernd eine Sache ergreift, sie fixiert, sie festigt und sie dadurch unmittelbar wie materielles Gut betrachtet. Der Unterschied des Denkens, wie er von mir hier verstanden ist, liegt in der Zielrichtung und in der freien Bewegung der Gedanken selbst. Die Zielrichtung des Denkens ist nicht materiell geprägt.

Der Unterschied des materiell geprägten Denkens zum sogenannten freien Denken liegt in der Zielrichtung und in der freien Bewegung der Gedanken.

Diese Gedanken, die nun von mir geschildert werden, sollen die Krebskrankheit mehr beschreibend wiedergeben, und auch die daran geknüpften Therapiemöglichkeiten sollen sich auf beschreibende Weise aneinander aufbauen und dadurch in Beziehung zu dem gesamten Feld der Pathologie treten. Die beschreibende Darstellung nähert sich auf günstige Weise mehr der Materie und damit Wesen der Sache an. Je mehr aber ein Urteilen oder Verurteilen oder ein fixiertes Definieren erfolgt, um so mehr entsteht sogleich eine Trennung zwischen dem Objekt und uns selbst. Diese Trennung ist vielfach eine Ursache für viele folgenschwere Irrtümer auf dem Gebiet der Medizin. Je mehr sich aber unser Denken aus dem typischen Intellektualismus erhebt, es sich beschreibend und hineinfühlend zu dem Wesen der Krankheit annähert, um so mehr wirkt dieses Denken heilsam und es wirkt auch zufriedenstellend. Wie aber am Anfang gesagt wurde, ist diese Art des Denkens für uns sehr ungewöhnlich und damit nicht sogleich rezeptierbar. Wir sind eigentlich ein materielles Denken gewohnt. Das materielle Denken wird in der Schule erzogen und es wird auch im Sinne eines Selbstbewusstseins als der eigentliche Maßstab genommen. Das beschreibende, das charakterisierende, das hineinfühlende Wahrnehmen und Denken nähert sich aber auf ganz andere Weise einer Realität an, und so erscheinen manchmal die Ausführungen, so einfach wie sie auch nach Möglichkeit gehalten sind, dennoch schwer greifbar. Wer heute Abend das erste Mal zuhört, wer zum

Ein beschreibendes Denken wirkt heilsam.

Eine innere Beziehungsauf- nahme zu dem Gesprochenen ist für das Ver- ständnis not- wendig.

ersten Mal hier ist, der wird vielleicht einige Zeit benötigen, bis er den Anschluss an diese Aussagen findet. Aber selbst auch für denjenigen, der schon ein oder zwei Jahre immer wieder Vorträge besucht, wird das Gesagte sehr leicht entschwinden, wenn es nicht eigenständig durchgedacht wird, eigenständig von unserer sogenannten schöpferischen, aktiven Denkleistung ergriffen wird. Es erfordert deshalb das Zuhören bei einem Vortrag in dieser Art der Gedankenschöpfung, in dem sich Spiritualität und in diesem Fall die Medizin mehr annähern sollen, in dem eine Synthese aus Spiritualität und der praktischen Medizin hergestellt werden soll, eine zunehmende innere Beziehungsaufnahme, die wir selbst aufbringen müssen. Diese schöpferische Anteilnahme an den Gedanken müssen wir heute innerhalb des therapeutischen Umgehens im Miteinander auf möglichst guten und weiten Ebenen ausprägen.

Ich will aber die Ausführungen so einfach wie möglich halten und sie auch mit einigen konkreten Bildern verdeutlichen, damit auch für das Auge ein Anschauungsmaterial gegeben ist, denn wenn man nur das Ohr benützt, so ist es anfangs sehr schwer, dass man dem Rhythmus des Sprechens folgen und sich Vorstellungen bilden kann. Viele Personen tun sich leichter, wenn sie ein konkretes Anschauungsmaterial haben und sich über das Auge ein erstes Bild von der Sache machen können. Beginnen wir so mit dem Thema der Krebskrankheit.

Verschiedene Erklärungsmodelle
zur Krebskrankheit

Schulmedizin:	kanzerogene Substanzen, genetische Disposition, chronische Entzündungen (wie bei Colitis ulcerosa), Natrium-Kalium-Gleichgewicht und Verschiedenes mehr.
Psychosomatische Medizin:	lange oder intensive Konflikte, Verdrängungen, schwere Kindheitsphasen, Überforderungen des Nervensystems meist schon in der Kindheit, chronische psychische Auszehrung.
Naturheilkunde:	Immunschwäche, falsche oder einseitige Lebensführung, Ernährungsbelastungen, Impfungen (als Problemverlagerung).
Geistige Sicht:	mangelnde Durchorganisation des Eiweißbildestoffwechsels führt zu Kanälen, die ein fremdartiges Wachstum aufnehmen. Ein Endpunkt des Lebens ist erreicht, ein Neuanfang noch nicht geleistet.

Die Krebskrankheit kann von verschiedenen Standpunkten aus betrachtet werden. So, wie man von verschiedenen Richtungen in ein fremdes Land reisen kann, so kann man auch eine Krankheit von verschiedenen Standpunkten aus betrachten. Es ist leider eine Tragödie in unserer Zeit, dass sich meistens die verschiedenen Zweige in der Medizin, zum Beispiel die Naturheilkunde und die Schulmedizin immer noch kämpferisch gegenüberstehen und die eine Richtung die andere abwertet. Für eine Krankheit wie die Krebskrankheit dürfen wir aber nicht nur einen Standpunkt und einen medizinischen Zweig betrachten, sondern müssen von verschiedenen Ebenen aus das Geschehen erfassen, damit wir annähernd ein Bild gewinnen, um welche pathologischen Einflüsse es sich handelt. Wenn wir nur von einer Ebene ein Erklärungsmodell aufstellen, so werden wir damit eine Art Monokausalität errichten, die zwar in dem betreffenden Fall meistens richtig ist, die aber der gesamten Therapie, die notwendig ist, doch nicht die ausreichende Hilfe anbietet.

Die Krebskrankheit kann von verschiedenen Standpunkten aus betrachtet werden.

Jeder Standpunkt hat seine Berechtigung und muss für die Therapie berücksichtigt werden.

Die Krebskrankheit wird von der Schulmedizin, insbesondere von der Zellularpathologie, erklärt, und es werden in erster Linie die kanzerogenen Stoffe verantwortlich gemacht. Wenn genügend kanzerogene Stoffe in den Körper eindringen und auch das Immunsystem vielleicht durch chronische Entzündungen geschwächt ist, dann kommt es nach den Thesen und Forschungen der Schulmedizin meist früher oder später zu einer pathologischen Zellentartung, das heißt, eine gesunde Zelle degeneriert zu einer Krebszelle und das Immunsystem kann den beginnenden Herd nicht mehr in Schach halten. In der Folge beginnt eine Wucherung, ein Tumorwachstum in irgendeinem meist schon prädestinierten Organbezirk. Diese in Lehrbüchern gehaltene Erklärung dürfte die hauptsächliche Deutung sein, wie sie die Schulmedizin zur Krebskrankheit konstatiert.

Eine sehr wesentliche Komponente bei der Krebskrankheit, die unbedingt erwähnenswert ist, ist die psychosomatische Medizin und ihre psychosomatische Deutung der Krankheit. Bei jeder Krankheit, und das ist durchaus nachweislich, ist zunächst eine körperliche Ursache erkenntlich; sei es falsche Ernährung, sei es Gifteinwirkung wie kanzerogene Stoffe oder seien es irgendwelche anderen Einflüsse. Eine körperliche Wirkung ist nahezu immer ersichtlich. Stoffe, falsche Ernährung, Rauchen oder falsche Lebensführungen, Toxine oder einseitige Belastungen lösen die Krankheit aus. Diese körperliche Wirkung wird aber nicht die einzige Ursache sein. Hinter der körperlichen Wirkung steht auch eine psychische Wirkung. Der Körper wirkt auf die Psyche, aber noch viel mehr wirkt die Psyche auf den Körper. Wenn man die Krebskrankheit vom psychologischen Aspekt aus untersucht, kommt man meistens auf sehr deutliche Eindrücke, auf Phänomene, die bemerkenswert sind und die durch Psychoanalyse oder durch entsprechende Bewusstwerdung unbedingt korrigiert werden sollten. Wenn man die ganze psychologische Komponente bei der Krebsbehandlung außer Acht lässt, was sehr häufig geschieht, so besitzt die Therapie weniger Chancen. Meist scheitern die bestgewähltesten Eingriffe, wenn man auf die Psyche nicht genügend Wert legt.

Bemerkenswert und doch ganz anders ist der Standpunkt der Naturheilkunde. Er wurde im vorhergehenden Vortrag vom Februar ausführlicher dargestellt. Die Naturheilkunde legt die Strategie ihrer Heilsarbeit etwas anders, sie sucht mehr Einfluss auf das

Immunsystem zu nehmen. Sie beachtet gar nicht so sehr den Krebsherd, sondern beachtet mehr den Gesamtzustand des Körpers und
vor allem das gute Funktionieren des Immunsystems. Der Immunstatus wird möglichst gehoben durch entsprechende Heilmittel,
eventuell auch durch psychologische Unterstützung. Es wird durch
verschiedene Anwendungen, die meist von subtiler und feinstofflicher Natur sind, die Gesamtkondition des Körpers verbessert.

Die Natur-
heilkunde
konzentriert sich
auf das Immun-
system.

Die nun folgende geistige Sichtweise setzt nun aber noch ganz anders die Heilstherapie an. Bitte beachten Sie den Unterschied, dass
ein psychologischer Standpunkt nicht unbedingt, ja, in den wenigsten Fällen an die geistige Sichtweise heranreicht. Die psychologische Sichtweise ist anders als eine geistige Sichtweise. Vielfach wird das heute verwechselt und vielfach kommen aus der
mangelhaften Unterscheidung der Fachgebiete dann Verhäkelun-
gen, die Verwirrungen bringen. Die Begriffsdeutungen sind deshalb hier an den Anfang der Ausführungen gestellt. Die geistige
Sichtweise sieht in der Krankheit mehr das innere Verhältnis,
wie die Seele zum Leib in Beziehung steht. Diese Seele ist aber
nicht eine Psyche, sondern diese Seele ist ein innerster Feuerfunke, der nach dem Tode weiterlebt und sogar erst nach dem
Tode sein eigentliches Wesen entfalten kann. So, wie die Seele
zum Körper in Beziehung steht, so wird auch die Kondition des
Körpers aussehen und es werden sich den geheimen Weisungen
entsprechend Gesundheit oder Krankheit in den Wechselverhält-
nissen entfalten. Die geistige Sichtweise sieht deshalb mehr den
innersten Feuerfunken der Seele und die Einordnung der Seele
und betrachtet das gesamte Bild des Menschen von einem übersinnlichen Standpunkt ausgehend. Dies ist ein Standpunkt, der
heute verlorengegangen ist und heute in der Medizin auch kaum
mehr erscheint.

Die geistige
Sichtweise
berücksichtigt
das Wesen der
Seele.

Wenn wir heute von der Krebskrankheit und ihrer geistigen Bedeutung sprechen, dann ist es interessant, was derjenige, der diese
innerste Schau entwickelt hat, bei dieser Krankheit sieht. Er sieht in
dem Körper und namentlich in dem sogenannten lebenskräftigen
Leib, in dem Leib also, der das Leben gibt, bestimmte Kanäle oder
bestimmte Hohlstellen, bestimmte nicht durchgearbeitete, nicht
durchgestaltete Stellen, die ganz besonders prädestinieren für das,
was Zelldegeneration, also malignes Wachstum ist. Wir haben alle
solche Stellen in uns, sei es im Bauchraum, sei es in der Muskulatur,

Hohlstellen im
Lebensleib sind
Voraussetzung
für mögliche
Tumoren.

191

sei es im Gehirn – bitte verstehen Sie das nicht falsch – es sind Stellen, die nicht vollständig von der Entwicklung in den Kindheitsjahren ergriffen wurden und dadurch nicht die rechte Gestaltung gewonnen haben. Diese Stellen sind somit für etwas aufnahmefähig, das man bezeichnen kann als ein Kosmisches. Sie sind aufnahmefähig für ein Kosmisches, das aber in den Kosmos gehört und nicht in den irdischen Leib, in den physischen Leib. Wir haben also in unserem Körper – der eine mehr, der andere weniger – bestimmte Stellen, die von der Entwicklung nicht ausreichend ergriffen worden sind. Diese Stellen geben eine Offenheit für das, was einmal pathologisches Wachstum sein kann. Freilich müssen dazu die entsprechenden Faktoren dazuwirken. Es muss beispielsweise eine ausreichend große Belastung von Seiten verschiedener Noxen, von kanzerogenen Stoffen einwirken. Es muss die entsprechende Konfliktsituation vorhanden sein, die das Immunsystem schwächt. Vielleicht spielt in der individuellen Natur die Ernährungssituation eine Rolle. Aber wenn einige typische Bedingungen zusammenkommen, dann kommt es in der Folge häufig zu dem, was wir in der Diagnose mit maligner Tumorbildung bezeichnen.

Die geistige Sichtweise stellt also fest, dass im Körper durch die entsprechenden Entwicklungsvorgänge in den ersten drei Lebensjahrsiebten, also etwa bis zum 21. Lebensjahr, gewisse Defizite eingetreten sind. Ganz einfach können Sie sich das vorstellen, wenn es mehr bildhaft gesagt wird. Wenn Sie einen Brotteig ordentlich kneten oder mit dem Löffel kräftig bearbeiten, dann wird er mit der Zeit zu einer kompakten, geschmeidigen, durchgearbeiteten Masse. Wenn er aber nicht richtig durchgearbeitet wurde, dann bilden sich darin vielleicht Mangelstellen, an denen das Mehl noch nicht ausreichend verbunden ist mit dem Gesamten. So bildhaft wie das Beispiel zeigt, ist es auch mit der Erziehung, mit den Einflüssen in der Kindheit. Es ist häufig, vor allem im fünften, sechsten, siebten oder achten Lebensjahr, dass sich ungünstige Einflüsse entwickeln, dass eine mangelnde Durchgestaltung in der gesamten Persönlichkeitswerdung vorliegt und dass gleichzeitig auch Überforderungen bestehen, die aber nicht eine richtige Eingliederung des seelischen Wesens ermöglichen, das in eine Leibbeziehung treten möchte. Die intellektuelle Überforderung ist eine der häufigsten Ursachen, die den inneren Lebensleib zu einer ungeschmeidigen Kanalbildung gestalten lässt, der das Pathologische einmal anziehen wird. Solche Kanalstellen im Lebensleib hat also jeder in sich. Und da jeder

Hohlstellen bilden sich bis zum 21. Lebensjahr.

mehr oder weniger solche hohlen, offenen, inselartigen Stellen[2] in sich hat, ist es auch keine Besonderheit, wenn eine maligne Entartung zu einer Zeit, wenn Konflikte das Leben schwächen, in den Körper eintreten.

Erwähnenswert für die vorbereitende Betrachtung sind die Möglichkeiten der Heilsansätze, damit wir uns ein Bild darüber machen, welches Wesen durch die verschiedenen Arten der Medizin in uns angesprochen wird. Es ist eigentlich sehr deutlich, dass bei der Schulmedizin die Heilsausrichtung auf den Körper geschieht, vor allen Dingen auf den Krankheitsherd des Körpers. Wenn wir die Diagnose erhalten, dass irgendwo in einem Organ ein Defekt besteht, so wird dieser Defekt durch Allopathie oder durch anderweitige Maßnahmen, wie zum Beispiel Operation, angegangen und zu beseitigen versucht. Es wird also der Krankheitsherd direkt durch die Medizin ergriffen. Die Behandlung ist, wie man treffend sagt, symptomatisch, auf die Symptome der Krankheit ausgerichtet.

Die Behandlung bei der Schulmedizin ist symptomatisch.

Ganz anders richtet sich aber die psychosomatische Medizin aus. Sie richtet sich gar nicht so sehr an den Körper mit seinen Krankheiten. Sie betrachtet den Körper und schließt auf die Psyche oder schließt von der Psyche wieder auf den Körper. Damit wird das Bewusstsein in erster Linie angeregt. Wenn die Konflikte durch Psychoanalyse gelöst werden sollen oder allgemein ein Heilsprozess, sagen wir durch Traumdeutung, durch Bewusstwerdung der Träume, Bewusstwerdung verschiedener unbewusster Abläufe in Gang gesetzt wird, so ist das ein typisches Bereichern und Erweitern desjenigen Gliedes, das auch unser Hauptwerkzeug im Leben ist: unser ganzes Denken, unser Fühlen, unser fassbares Seelenleben oder eben unser Bewusstsein. Wir sprechen mit der psychosomatischen Medizin in erster Linie den Bewusstwerdeprozess an. Es ist also eine andere Richtung als der Körper angesprochen. Die Therapie richtet sich auf eine Heilung des Bewusstseins aus.

Die psychosomatische Medizin arbeitet bewusstseinsorientiert.

Wieder anders ist der Ansatz – in den meisten Fällen, denn es gibt sehr viele Unterschiede und viele Zusammenströmungen der verschiedenen Richtungen – bei der Naturheilkunde. Wenn wir dem Körper ein entsprechendes pflanzliches Heilmittel verabreichen, in homöopathischer Dosierung oder in einer anderen Aufbereitung, so

---

2 Rudolf Steiner bezeichnete die krebsprädestinierten Stellen mit dem Begriff »Ätherinseln«.

wird in erster Linie das, was Lebenskraft ist, zu einer Art Schwingen oder zu einer Neubelebung gebracht. Die Naturheilkunde, häufig ist es die Homöopathie, möchte ein Kräftewirken in unserem Lebensleib, das heißt in unserer Lebenskraft anregen, so dass sich die Lebenskräfte organisieren, sich das Immunsystem stärkt, sich die Abwehrkräfte bilden und verbessern und dass mit der feinstofflichen Wirkung das Gesunde über das Pathologische einmal siegt.

Nun ist es sehr wesentlich, dass wir den vierten Punkt, der im Sinne eines geistigen Heilens geschieht, einmal zur Kenntnis nehmen. Auf dem Gebiet des Geistheilens geschieht sehr viel ungünstiges Definieren, sehr viel dilettantisches Experimentieren, denn es weiß eigentlich kaum jemand, was mit der Geistheilung tatsächlich vor sich geht. Eigentlich ist der Begriff »geistiges Heilen« in sich ein irreführender Ausdruck, denn ein geistiges Heilen gibt es in der Wirklichkeit nicht. Lassen wir aber einmal den Begriff noch so, wie er in der Umgangssprache gebraucht wird. Wenn wir den Geist heilen oder wenn wir den Menschen von dem aus heilen wollen, was sein innerstes Seelenwesen, sein Feuerfunke der Seele ist, dann wissen wir heute meistens gar nicht mehr, was wir eigentlich heilen wollen, wie wir es heilen wollen und wie es dann entsprechend in Beziehung stehen sollte zum gesamten übrigen Leben. Das, was Geistheilung ist, sollte hier zwar nicht abgewertet werden, aber es soll die Schwierigkeit mit diesem Begriff aufgezeigt sein.

Hier ist angeführt worden, es soll das sogenannte Ich oder das Selbst im Menschen gestärkt werden. Es soll ein gesünderes, ein besseres, ein tieferes Selbstbewusstsein entwickelt werden. Der Mensch soll freier werden von niedrigen Tendenzen und es soll ein reineres Selbstwerden eintreten. Es soll, wie es im Yoga gerne definiert wird, ein sogenanntes höheres Selbst die Führung über das niedrige Selbst gewinnen. Was heißt das aber, dass ein höheres Selbst über das niedrige Selbst die Führung gewinnen sollte? Hierüber sprechen viele Yogarichtungen. Es stellt sich die Frage: Wie sieht es aus, wenn jemand ein sogenanntes höheres Ich entfaltet hat, oder wie kann es in etwa aussehen, wenn jemand stark geworden ist in seinem Selbstbewusstsein? Wenn jemand tatsächlich in dieser inneren Anlage der Seele kräftig geworden ist, wenn er gesund in dieser Seele geworden ist und somit auch eine gewisse Gesundheit weiterhin entfaltet, wie kann in der realen Wesensbetrachtung dieses Bild aussehen?

194

Es soll einmal dieses Selbstbewusstsein ganz kurz beschrieben werden, wie es entwickelt werden sollte, damit es einen heilsamen Charakter entfaltet. Durchaus kann definitiv gesagt werden, dass jener Mensch, der stark in seinem Selbst ist, zurückweicht in seinem Körper, in seiner Aufdringlichkeit des Körperlichen. Das Körperliche hat nicht mehr jene übliche Dominanz und auch nicht mehr so sehr die erregende und ergreifende Ausstrahlung, der Körper weicht zurück, gleichsam wie eine Blume. Es ist das Selbst, also das Ich des Menschen, das zweischneidige Schwert, wie Sie vielleicht schon einmal in der Johannes-Apokalypse gelesen haben. Die Apokalypse beschreibt den Propheten, aus dessen Munde das zweischneidige Schwert kommt.[3] Dieses zwei-schneidige Schwert zeigt diese Selbststellung, dieses Ich des Menschen an. Erinnern wir uns. Was ist das Ich des Menschen? Das Ich kann auf der einen Seite zerstören, wenn es Macht gewinnt, so wie im Nationalsozialismus im extremen Fall. Auf der anderen Seite kann dieses Ich zu größter Liebe, zu seelischer Verbindung führen. Es kann auf der einen Seite sich zu einem machtvollen Tier erheben. Das ist ganz besonders, wenn wir nur Negatives im Leben ausleben, wenn wir nur unseren Wünschen, unseren Leidenschaften, unserer Gier, unseren Habsüchten folgen, wenn wir nur das, was uns selbst betrifft, in den Mittelpunkt stellen. Dann wird der Mensch mehr zu einem aufdringlichen Bürger dieser Erde. Man sagt in der Fachsprache, er gewinnt dann mehr die Natur des Tieres. Er kann auf der anderen Seite, wenn dieses Ich gestärkt wird, zu einem nahezu engelhaften Fühlen kommen, er kann sanft werden. Wenn dieses Ich im richtigen Sinn geboren wird, gewinnt das ganze Wesen von dem gnadenhaften Geist einen Schimmer der Liebe, der Anmut, der Sympathie, der Warmherzigkeit, ja, man kann es nicht anders bezeichnen als eine engelsgleiche Schönheit. Wenn das Selbst geboren wird, dann hat der Mensch die Fähigkeit, dass er achtsam der Schöpfung begegnet und sich selbst nicht mehr aufdringlich und nehmend in den Mittelpunkt drängt. Man sieht vor allem in diesem Heilsweg, der im geistigen Sinne durch schöpferische Aktivität beginnt, der zwar durch fremde Kräfte einmal eingeleitet werden kann, aber der vor allen Dingen durch die eigene Individuation, durch die eigene Wahrheitssuche und Wahrheitsverwirklichung beginnt, man sieht in diesem Weg, dass die Fähigkeit entwickelt wird zur Beurteilung nach außen im Sinne einer real geformten Beziehungsebene. Je aufdringlicher aber der Mensch auf der anderen

Das Ich oder das Selbst ist ein zweischneidiges Schwert.

Die Entwicklung des rechten Ich erfordert eine schöpferische Aktivität.

3 Offenbarung 1,16

Seite durch das niedrige Selbst wird, um so mehr stürzt er eigentlich nur mit seinen Zugriffen auf den anderen los und drängt ihm sein Wesen auf. Er kann den anderen nicht gewähren lassen, weil er den anderen materialistisch ergreifen möchte, Forderungen an den anderen oder an die Schöpfung stellt. Das niedrige Selbst ist der Gier unterlegen, und so kann der Mensch im Sinne dieser niedrigen Tendenzen ganz diesen Eigenschaften unterliegen und nur noch zugreifen wollen. Jener aber, der diese innerste Seele zur Entfaltung bringt, und das ist ein langer Weg, das darf man nicht unterschätzen in der ganzen Ausgestaltung und Langwierigkeit, wird in der Regel heiler im körperlichen Sinne, er wird schöner, der Körper weicht zurück und er gewinnt die Fähigkeit zu einem lichten und erleuchtenden Denken. Das ist ein sanftes und kraftvolles Denken, das nicht urteilend ist, das nicht ergreifend ist, sondern ein Licht selbst, das den Gedanken im Sinne der Sache erfahren kann.

Die Galvanotherapie

Wenden wir uns nun aber als Nächstes einer noch recht unbekannten aber sehr praktischen Therapieform zu. Die Galvanotherapie ist eine der Hoffnungen unserer Zeit. Die Statistiken, die über diese Therapieformen angefertigt wurden, sprechen weitaus mehr Hoffnung aus als alle schulmedizinischen Ergebnisse. Es erklärt sich auch der Zusammenhang der Erfolgsstatistik der Galvanotherapie aus dem gesamten Hintergrund heraus, wenn man diese Möglichkeit, die nicht nur in jüngerer Zeit praktiziert wird, sondern schon auf einige Jahrzehnte zurückgeht, für die Krebstherapie in Betracht zieht.

Wie die Galvanotherapie stattfindet, will ich zunächst einmal anhand der Dias erklären, damit Sie ein Bild von der Methode haben. Es handelt sich hier um ein Mammakarzinom. Es werden direkt in den Tumor hinein – es handelt sich hier um einen Knoten von etwa drei Zentimeter – Elektroden gesetzt, ein Plus- und ein Minuspol, so dass der Tumor an den entscheidenden Stellen erfasst wird und ein Strom zum Teil 40 Minuten lang, wie es Dr. Pekar in Bad Ischl macht, oder 60 Minuten lang, wie es Dr. Meyer in Regensburg macht, also für eine gewisse Zeit mit der entsprechenden Voltzahl durchgeleitet wird. Das ist durchaus schmerzhaft und versetzt dem Tumor einen ziemlichen Schock. Der Erfolg der Methode ist aber stets eindrucksvoll, denn der Tumor metastasiert nicht, im Gegensatz zu den Resultaten die die Operation zeigt. Wenn man operieren würde, dann ist in der Regel eine Brustamputation bei einem Knoten von drei Zentimetern häufig angezeigt. Heute vermeidet man die radikalen Eingriffe und sucht sich kosmetisch gesehen günstigere Wege. Meistens wird aber sogleich eine Chemotherapie notwendig, um die Metastasierung vorübergehend zu verhindern. Die Chemotherapie mit Zytostatika hat aber wiederum die Problematik, dass das Immunsystem entscheidend geschwächt wird. Auch die Operation ist mit einer Schwächung verbunden, abgesehen davon, was es für den Menschen inniglich und für sein Selbstwertgefühl bedeutet, wenn er ein Organ verliert. Bei der Galvanotherapie nimmt, wie die Erfahrung gezeigt hat, einerseits das Kosmetische einen sehr günstigen Verlauf, andererseits metastasiert der Tumor nicht. Weiterhin entwickelt sich eigentlich fast immer eine Teilrückbildung, nur in sehr seltenen Fällen kommt es zu keiner Rückbildung. In 30 bis 40 Prozent der Fälle entwickelt sich sogar eine vollständige Regression. Der Tumor kapselt sich ab, er wird vom Abwehrsystem ergriffen oder bringt einen Fistelkanal nach außen und wird dann über einige Wochen, ganz besonders, wenn das Immunsystem einigermaßen gestärkt wird, geheilt. Die Galvanotherapie mit Elektroden und Strom ist sicher nicht eine Methode, die man als absolut bezeichnen kann. Sie spendet aber, und dies ist von erfahrenen Ärzten bestätigt, eine wirkliche Hoffnung in der Tumortherapie. Es gibt heute nur wenige Ärzte, die sie praktizieren, und diese Ärzte haben keinen leichten Stand, da eben die Medizin sich ihr chirurgisches Dogma nicht so leicht nehmen lässt. Und somit erscheinen die Ergebnisse der Galvanotherapie in den seltensten Fällen in den öffentlichen Statistiken. Es werden in der Galvanotherapie bei größeren Tumoren, sogar bei faustgroßen Tumoren, bis zu zwölf Nadeln gesetzt. Es wird förmlich der Tumor aufgespießt und mit Strom durchsetzt.

Die Heilsphase, die im günstigen Fall eintritt, ist bemerkenswert. Das Ergebnis ist, dass die Brust erhalten bleibt und dass der Tumor in ein sogenanntes »carcinoma in situ« übergeht, in einen abgeschlossenen Tumor also, der in sich verkalkt und somit nach außen auch keine weiteren Metastasen mehr bildet. Diese Heilsphase kann verschieden lange Zeiten beanspruchen.

Bei der Galvanotherapie gibt es keine Metastasierung des Tumores.

30 bis 40-prozentige Wahrscheinlichkeit der vollständigen Rückbildung.

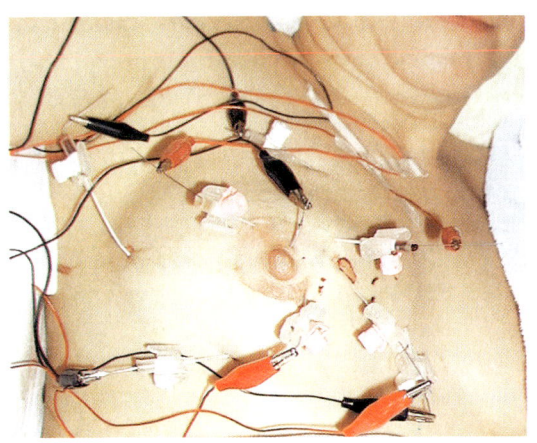

Erste Galvanotherapie von insgesamt fünf.
Das Bild zeigt die Behandlung der rechten Brust in Lokalanästhesie
mit acht Plastikelektroden. Insgesamt intratumoral verabreicht
wurde eine Ladung von 2.500 Coulomb.

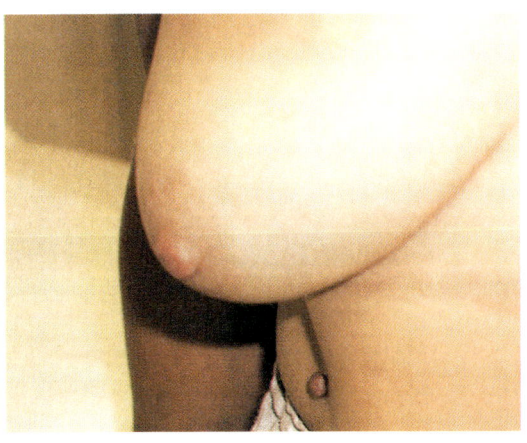

Brust zwei Jahre nach der Galvanotherapie des Mammacarcinoms.
Insgesamt wurde eine Ladung von 2.500 Coulomb
in fünf Sitzungen verabreicht. Die Brust ist unversehrt.
Sie zeigt caudal eine fast nicht sichtbare narbige
Einziehung zwei Jahre nach der
Behandlung auf.

Diese Therapie ist auf den Körper ausgerichtet. Die Therapien wie Operation, Zytostatika und die Strahlentherapie, sind die Möglichkeiten, ja, mehr die Mittel der Wahl, die die Schulmedizin ansetzt. Die Galvanotherapie richtet sich ebenfalls an den Krebsherd, also direkt auf das Krankheitsgeschehen aus. Es sollte ja bei einer Krebskrankheit der Tumor schon in irgendeiner Weise behandelt werden. Die Erfahrung zeigte aber, und viele wissen das sicherlich, dass die Chemotherapie mit Zytostatika von der kurativen Heilsquote unter 10 Prozent liegt. Nach außen wird das zwar nicht so deutlich ausgesprochen, es steht mehr in Naturheilkundezeitschriften, aber das weiß ein Heilpraktiker, das weiß auch ein Arzt. Weiterhin ist es auch häufig so, dass die Operationen mehr Unruhe verursachen als wirklichen Erfolg.

Die Galvanotherapie ist erfolgreicher als andere körperorientierte Therapien.

Die weitere Frage, die aber bei der Galvanotherapie entsteht, ist die, dass wir den Körper behandeln und nicht das Immunsystem, und dass weiterhin der Schritt in der Seele ausbleibt. Lassen Sie mich einmal kurz erklären, wie das Verhältnis in Bezug auf das Leib-Seele-Gleichgewicht nach einer Galvanotherapie aussieht. Diese Beschreibung ist sehr wertvoll, denn durch sie entsteht ein Bild von dem, was der Krebs ist und wie er auch auf ungesehenen Ebenen sein Wirken entfalten kann, wenn nicht weitere unterstützende Schritte von innen heraus durch ein inneres Erkraften der Seele eintreten. Sie können sich das so vorstellen, dass Sie zum Beispiel irgendwo in der Muskulatur ein Sarkom haben, das ist ein sehr bösartiger Krebs. Nun besteht die Möglichkeit, dass Sie bei der Galvanotherapie entsprechende Elektroden setzen lassen und dass dies dann unter Lokalanästhesie in ambulanter Behandlung beseitigt wird. Das Sarkom wird umgepolt und damit für das Abwehrsystem angreifbar gemacht. In den meisten Fällen schrumpft damit der Tumor. Bei Sarkomen ist das zum Teil sehr schwierig, aber wenn bis dahin keine Operationen stattgefunden haben, dann ist die Chance größer als wenn schon Operationen stattfanden und Strahlentherapie eingesetzt wurde oder Zytostatika gegeben wurden. Der Tumor, sagen wir einmal, schrumpft, er bildet sich zurück. Eingangs wurde erwähnt, dass der Tumor eine Art Hohlorgan oder wie ein Kanal im Leibe ist, der sich einen Weg bahnt, genau dort, wo am wenigsten bisher eine Gestaltung des Gewebes stattgefunden hat. Der Tumor setzt also am schwächsten Organ an, das am wenigsten von der Seele ergriffen wurde. Es ist so, als ob wir eine gewisse Lücke in uns hätten, eine Art Inselregion, die nun

Die Galvanotherapie berücksichtigt aber nicht das Immunsystem und die Seele.

durch die Galvanotherapie zugeschüttet oder zugefüllt wird. Wir machen also dort, wo diese Inselregion ist, mit der Strom-Methode nicht das Gewebe gesund, sondern wir bringen die Möglichkeit von immer mehr Kalkeinlagerungen durch das Eingreifen des Abwehrsystems dort hin. Es wird diese Region, die mangelhaft entwickelt ist, die mangelhaft von der Seele ergriffen wurde und so das Tumorwachstum empfangen hat, von dem Strom im ständigen Durchfließen von etwa 40 oder 60 Minuten zugeschüttet oder dicht gemacht. Wenn das geschieht, dann entwickeln wir in uns eine Art feste, kompakte Stelle, die sich weiterhin aber dem seelischen Ergreifen entzieht. Die Krebskrankheit ist ebenfalls wie eine Art Seele, die unablässig ihr eigenes Leben hervorbringt. Sie ist sogar eine machtvolle, seelenähnliche Einflusskraft, die sich in den Kanal des Körpers hineinfindet und die Physis wie auch die Psyche dirigiert. Wer sich mit der Krebskrankheit und der Psyche, die für sie beispielhaft ist, auseinandersetzt, bemerkt das machtvolle, seelenähnliche Wesen, das ganz langsam den Menschen ergreift und ihn mit einer anderen, unangebrachten Macht durchsetzt.

Wir sind als gesunde Menschen eine Einheit von Seele und Leib. Unsere Seele wie auch unser Bewusstsein müssen ständig durch den Körper pulsieren; die Seele muss fließen wie ein Fluss durch das Flussbett gleitet. Wenn die Galvanotherapie praktiziert wird, haben wir eine Stelle im Körper, die nicht mehr durchströmbar ist. Sie wird nach bester Möglichkeit abgeschirmt in ein sogenanntes »carcinoma in situ«, in eine Region, die sich herausnimmt und verkalkt. Damit verbleibt ein, wenn auch geringer Teil des Leibes, der als Instrument der Seele für eine weitere Entwicklung nicht mehr verfügbar ist. Diese Stelle ist für das Seelische nicht mehr ergreifbar. Es kann sich wohl jeder vorstellen, der seine Gedanken weiter entwickelt und sich eine tiefere Anschauung über die Heilsmöglichkeiten aneignet, dass nun jener auch einen weiteren Entwicklungsschritt im Leben gehen muss, denn sonst wird er früher oder später einer gewissen Leere oder Unzufriedenheit verfallen. Er muss eine höhere Region seines Bewusstseins einnehmen. Er muss sich, ganz einfach ausgesprochen, mit seinem Bewusstsein auf körperfreiere Ebenen begeben lernen. Wenn der Körper nicht mehr im ausreichenden Maße zur Verfügung steht und nun ein Organ dicht, undurchströmbar, kalkartig oder einfach tot wird, dann muss das Bewusstsein weitere Möglichkeiten auf körperfreier Ebene erringen. Sie sehen, wie die Notwendigkeit von Spiritualität und Medizin heute dringendst besteht, denn das körperfreie Bewusstsein ist ja nichts anderes, als dass sich der Mensch mehr im Glauben oder in einem freieren Denken und einem freieren Fühlen auf neuen Ebenen bewegen kann, die nicht so sehr verhaftet sind in das Leibliche. Hierzu muss er aber jene gewagten Schritte der Glaubensrealisation unternehmen, er muss sich schulen in seinem ganzen Bewusstsein, er muss eine schöpferische Kraft entwickeln. Diese schöpferische Kraft muss für jede integrale Heilsentwicklung zur Entfaltung kommen.

Das Leib-Seele-Verhältnis

Damit sind wir angelangt an dem Punkt, was die Spiritualität bewirken soll. Wie kann der Einzelne in jener Zeit, die ganz den schweren Eingaben des materiellen Konsums unterliegt, sein Bewusstsein weiter entfalten? Wie kann jemand neben der physischen und vielleicht auch psychologischen Unterstützung seinen Glauben entfalten? Wie kann jemand sein Bewusstsein so entwickeln, dass es heilsamer zur Verfügung steht? Das ist eine Frage, die heute abend sicher nicht ausreichend geklärt werden kann. Die Frage der praktischen Spiritualität kann in ersten Ansätzen mit einigen Beispielen jedoch eine Anregung erhalten. Sie kann vor allem auch das Grundverhältnis wieder etwas näherrücken, über das wir uns eine Anschauung bilden wollen. Dieses Grundverhältnis beschreibt, wie die Seele mit dem Leib in Beziehung steht. Bei jeder Krankheit ist das Leib-Seele-Verhältnis gestört. Sie kennen vielleicht den Merkurstab, das Symbol der Heilkunst, das Paracelsus und Hippokrates schon gehabt haben und das um 400 v. Chr. zurückgeht auf Aesculus. Der Merkurstab wird auch Aesculapstab genannt, der von der Schlange umwunden ist. Diese Schlange erscheint auch im Yoga und in vielen weiteren Schriften. Sie wird zum Teil als die Versuchermacht dargestellt, aber andererseits auch als eine sehr große, sehr befreiende, sehr mächtige Macht, die auch als *kuṇḍalinī*-Kraft im Yoga bezeichnet wird. Die Schlange symbolisiert das Rückenmark, das Trägerorgan des Bewusstseins. Dieses Symbol der Heilkunst wird mit dem Stab dargestellt, der für das Eingreifen des Göttlichen steht. Die Schlange, die von unten heraufsteigt, soll mehr dasjenige symbolisieren, was manchmal wie – bitte nehmen Sie es nicht wörtlich – ein Weibliches ist, das

Wie sieht eine praktische Spiritualität aus?

Das Leib-Seele-Verhältnis und die Bedeutung des Aesculapstabes und der Schlange.

201

Gift ist oder das Symbol der Erde, das von unten heraufgleitet. Das haben die Weisen früher zur Zeit von Platon noch gefühlt, dass es eine Schlange gibt, die tatsächlich wie eine Art Astralmacht heraufgreift im Menschen, sie fühlten direkt das Heraufgreifen eines irdischen Bewusstseins und eines oft krankmachenden Einflusses, das sie auf das Rückenmark und Nervensystem bezogen, und sie fühlten auch das Hereingreifen des Merkur, des Götterboten, der über eine rechte Intelligenz und reine Empfindung das gesunde Verhältnis zwischen Leib und Seele bringen soll. Ganz einfach gesagt, trägt dieses alte Symbol, das man auch in Lexika vereinfacht dargestellt findet – dreieinhalbmal wäre die Schlange im richtigen Sinne gewunden, es wird heute vereinfacht nur noch zweimal gezeichnet – die tiefere Bedeutung, dass das Leib-Seele-Verhältnis immer wieder durch den sogenannten Merkur, also durch das Eingreifen des Geistigen, in Harmonie kommen soll. Merkur ist der Planet, der auch dasjenige Verhältnis in uns schult oder in uns zu einer Mitte regelt, das ein seelisches Inkarnieren und eine Harmonie im Gleichgewicht bringt. Die Seele kann in uns zu tief in den Leib hineinstürzen und dann werden wir körperlich gesehen geballt und kräftig und fest, oder die Seele kann aus uns entweichen, und dann werden wir dünn und schwächlich. Wenn eine der beiden Formen zu weit fortschreitet, bewirkt diese Tendenz Krankheit. Die Seele muss im richtigen Gleichgewicht zum Leibe stehen. Dieses Bild wird im Merkurstab beschrieben, mit dem Verhältnis des geistigen zum irdischen Bewusstsein, also mit der Schlange zum Stab.

Übungen zur Festigkeit und Entwicklung eines Formempfindens

Dieses Verhältnis kann auf sehr schöne und eingehende Weise studiert werden. Hierzu dienen vor allem auch Yogaübungen. Der Yoga, wie er von mir ausgerichtet ist, hat schon durchaus eine andere Gewichtung erhalten als man sie normalerweise in den klassischen indischen Systemen findet. Der Yoga von mir hat eine Art künstlerische Komponente, auf die sehr viel Gewicht gelegt wird, erhalten. Durch diese künstlerische Seite, die mit der Selbstverwirklichung verbunden wird, kann das Leib-Seele-Verhältnis besser studiert werden. Der, der Yoga übt oder sich allgemein mit diesen Dingen vertraut machen möchte, sollte in erster Linie die Erkenntnis entwickeln, wie die Seele zum Körper in Beziehung steht. Er sollte fühlen lernen, was der Körper selbst ist, welche Kräfte an ihm wirken und wie dieses Seelische gesundmachend und wie es krankmachend in Beziehung treten kann. Je besser dieses Leib-Seele-Verhältnis studiert werden kann, um so besser kann auch die nötige Disziplin einer Selbstverantwortung eintreten. Wir dürfen uns nicht der Illusion hingeben, dass wir beispielsweise hohe Möglichkeiten des Glaubens finden, oder, wenn wir mit dem indischen Begriffe sprechen, eine direkte Selbstverwirklichung sogleich aus uns selbst heraus entwickeln könnten, wenn wir das Leib-Seele-Verhältnis nicht richtig kennengelernt haben. Wir sind zu tausendfachen Irrtümern auf dem Weg der Spiritualität verurteilt, wenn wir dieses Verhältnis nicht ausreichend zur Kenntnis genommen haben. Deshalb bedarf der Yoga immer auch eines Studiums, das sich mit diesen Begriffen des Leibes und des Geistes auseinandersetzt. Vom Schüler bedarf es eines Studiums, das zu einem anschaulichen und erfahrenen Wissen führt über das Verhältnis, wie die Seele mit dem Leib in Beziehung steht. Was ist der Körper, was ist die Seele und was ist der übergeordnete, unmanifestierte, der größere, universale Geist, den wir auch Gott nennen?

Selbstverwirklichung setzt ein richtiges Verständnis des Leib-Seele-Verhältnisses voraus.

Ich will einmal einige ganz deutliche Beispiele zeigen und anhand von Übungen bildhaft verdeutlichen. Bitte verstehen Sie diese Übungen nicht als eine Demonstration eines technisch versierten Könnens oder als eine Theatereinlage, die zur Belustigung dient. Ich muss manche Dinge karikieren, damit man einigermaßen sieht, um was es sich handelt. Es wird von mir bei der Demonstration darauf geachtet, dass sich mein Bewusstsein in ein Fühlen hineingibt, das für die entsprechende Krankheit beispielhaft ist. Die Übung muss das etwas übertrieben ausdrücken und muss dem gegenübergestellt sein, wie es dann in einem günstigeren, gesunden Verhältnis aussieht. Nehmen Sie die Eindrücke der Demonstration nun bitte zur Ansichtserfahrung, damit Sie sich eine Anschauung über diese Verhältnisse bilden können. Es soll das Leib-Seele-Verhältnis studiert werden. Am einfachsten kann es studiert werden, wenn man die Wirbelsäule betrachtet und namentlich die *cakra* etwas fühlen lernt, die sogenannten Energiezentren des Körpers, die man in der Regel am einfachsten daran sieht, wenn man die Wirbelsäule daraufhin betrachtet und analysiert, wo sie geschwächt ist. Wenn man die Wirbelsäule betrachtet, wo sie geschwächt ist,

Das Leib-Seele-Verhältnis lässt sich gut an der Wirbelsäule beobachten.

203

dann bemerkt schon das Laienauge meistens sehr offensichtlich, wo im Menschen auch ein Energiedefizit ist, wo die sogenannte Schlangenkraft, die eigentlich harmonisch in der Wirbelsäule fließen sollte, nicht so recht gesund aufsteigen kann und deshalb etwas Krankmachendes in das Leib-Seele-Verhältnis bringt. Ich will das einmal demonstrieren:

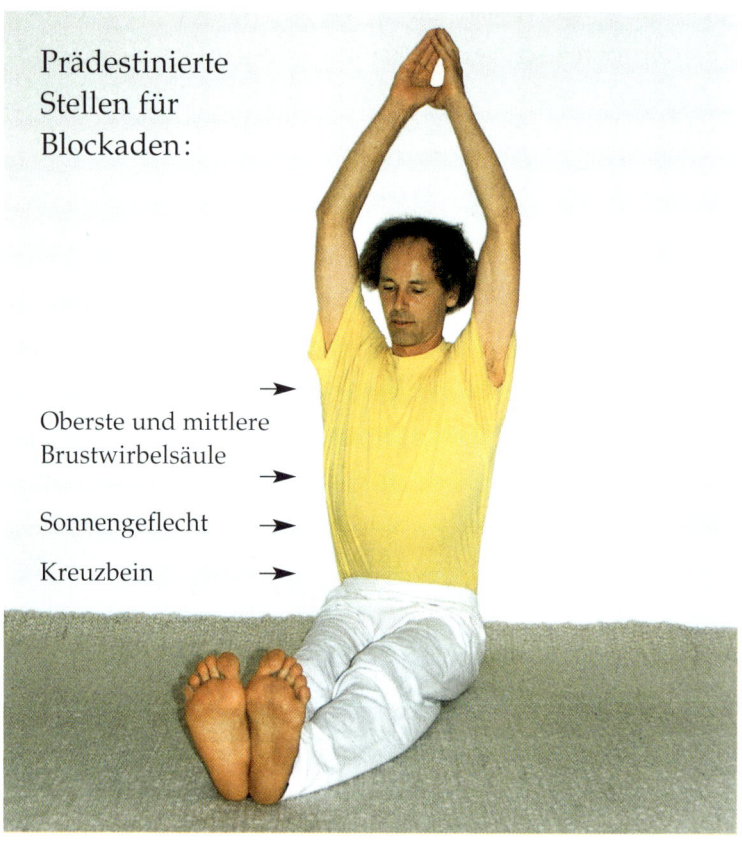

Prädestinierte
Stellen für
Blockaden:

Oberste und mittlere
Brustwirbelsäule

Sonnengeflecht

Kreuzbein

Die Lebenskraft richtet den Körper ganz natürlich auf.

Eine Haltung sollte ganz natürlich durch die Spannkraft aufgerichtet sein. Der Körper sollte wie getragen sein durch die sogenannte Lebenskraft. Wenn die Lebenskraft geschwächt ist, dann hat das Rückgrat Mühe zur natürlichen Aufgerichtetheit. Die Lebenskraft bringt den Körper automatisch mehr aus der Wirbelsäule, mehr von innen heraus zum grazilen, sympathischen Aufgerichtetsein. Er richtet sich auf aus einer Strahlkraft, die mehr von innen heraus kommt.

204

Allgemein geben die Übungen ein besseres Formempfinden, welches in der Therapie sehr heilsam wirken kann. Wenn Sie einmal bei Übungen oder auch in Beziehung zur Materie, was das Gleiche ist, auf das Formempfinden achten, dann werden Sie merken, dass die Form in gewisser Weise auch etwas Beengendes, Statisches bis hin zu etwas Bedrohlichem darstellen kann. Die Form ist das Gegenteil des Geistigen. Die Form ist das Manifestierte, und das geistige Leben, das sich über das Bewusstsein hereinbegibt in die Form, ist ungreifbar, es ist ein Leben, das gar nicht so gern hinein möchte in die Formationen der Weltschöpfung. Form und Geist stehen sich polar gegenüber. Bei der Krebskrankheit besteht jenes Verhältnis von einem zu stark Kosmischwerden des Leibes, und dieses bewirkt ein verstärktes Wachstum über die erwähnten offenen Kanäle, die nicht richtig durchgestaltet sind. Wir haben ja ganz häufig die Tendenzen in unserer Zeit, dass wir der Wirklichkeit der Schöpfung ausweichen wollen. Fluchttendenzen sind ganz häufig im Leben, sie zeigen sich an den verschiedensten Beispielen, vor allem in der Religion und der sogenannten Esoterikszene. Viele Menschen suchen die Religion auf, weil sie eigentlich aus dem Leben fliehen wollen oder sich Sicherheiten für die Psyche schaffen. Viele Menschen praktizieren Gebete oder Meditation oder irgendwelche esoterischen Übungen, weil sie sich nicht so gern mit dem Leben zurechtfinden wollen. Die Flucht aus dem Leben ist mit einem Zu-stark-Kosmischwerden verbunden, das Bewusstsein weicht in einem gewissen Sinn der Realität aus. Wenn nun eine Erschöpfungsphase im Leben eintritt, dies durch gewisse Konflikte, durch Auszehrung der Lebenskräfte oder vielleicht durch anderweitige Einflüsse, die auf den Körper ausgerichtet sind, dann kann es sein, dass ein Außerirdisches, ein Kosmisches sich des irdischen Leibes bemächtigen kann, da dieses Kosmische den richtigen Kanal findet und da der Mensch eine so besondere Sympathie zu diesem Kosmischen in sich entwickelt hat. Ist jemand geschwächt, besitzt er in der Regel automatisch eine Sympathie zur Flucht vor dem Leben. Er möchte sich mit der Form nicht mehr richtig konfrontieren. Dieses im Wachzustand bestehende Spannungsverhältnis aber, das wir mit der Form haben, benötigen wir, damit das sogenannte Selbst, das Ich, die Individualität, die Einzigartigkeit gedeihen kann und sich als eine größere Kraft, als eine größere Dimension im Leben, ja, als die Dimension einer wirklichen Menschlichkeit, einer Liebe, entfalten kann. Aus der Begegnung des menschlichen Bewusstseins mit den vielen Verschiedenheiten

Die Form ist das Gegenteil des Geistigen.

Bei der Krebskrankheit besteht eine Fluchttendenz vor der Realität.

205

der Formen entsteht eine innere Berührung, die das Eintreten eines heilsamen Geistes erleichtert. Wir müssen uns also immer wieder mit der Form konfrontieren, damit der Geist aus sich selbst durch die Anforderung von verschiedenen Formen gedeihen kann. Die Seele muss in Beziehung treten mit vielen Formen, letztendlich mit Spannungen, mit Konflikten, sie muss in Beziehung treten mit vielen unangenehmen Bereichen, damit Geist im Leben sich erheben kann. Aus dem Grunde ist das Beziehungsverhältnis bei der Krebskrankheit fast immer so zu sehen, wenn wir die Körperübung, die *āsana* betrachten, dass der Einzelne entweder von der Form erdrückt wird oder dass er überhaupt kein Formempfinden für den Körper aufrechterhalten kann. Er steht dem Körper in gewisser Weise fremd gegenüber. Das Praktizieren kann nun das Formempfinden schulen und auf diese Weise eine heilsame Bewusstseinskraft anregen. Es soll weiterhin durch das bewusste Formempfinden jenes Feuer zum Gedeihen kommen, das man bezeichnen kann mit der Einzigartigkeit der Persönlichkeit. Die Einzigartigkeit entwickelt sich aus dem Feld, in dem die Seele steht, die zwischen Form und Geist immer wieder ihre Stellung und ihre Bewusstheit einnehmen muss. Zu dieser schöpferischen Bewusstseinsarbeit und Erweiterung des Formempfindens ist die *āsana*, die Körperübung des Yoga, ein außerordentlich wertvolles Hilfsmittel. Durch ausdauernde Übung kann das Verhältnis der Individualität, das sie zu Formen einnimmt, bewusst werden und es kann eine innere Entwicklung der Schöpferkräfte auf diese Weise erstmals begonnen werden.

Yogaübungen können dieser Fluchttendenz entgegenwirken.

Die Atmung und der Eiweißstoffwechsel

Ein letzter Gedanke soll heute Abend noch ausgeführt werden in Hinblick auf das, was die Atmung ist. Die Atmung spielt bei der Krebskrankheit eine große Rolle, denn die Krebszelle atmet nicht wirklich.

Die Krebszelle atmet nicht wirklich.

Die natürliche Qualität und Leichtigkeit der Atmung ist bei einer Krankheit in der Regel immer beeinträchtigt. Die Quantität und Fülle der Atmung kann im Gegensatz zur Qualität leichter korrigiert werden durch entsprechende Übungen, wie es bei der Atemgymnastik geschieht. Die Atemgymnastik ist nur die eine Seite, die bei der

206

Atemtherapie eine heilsame Rolle einnehmen kann. Auf diese mehr materielle Physiologie soll nun nicht eingegangen werden.

Wir haben in der Atmung einen weiteren wesentlichen Ansatz, der bisher in der Therapie noch sehr wenig benützt worden ist. Bei der Krebskrankheit ist der Eiweißstoffwechsel, der den Urstoff des Lebendigen, das Protein, eingliedert, gestört. Der Proteinstoffwechsel erbaut die Substanz des Körpers. Wir müssen täglich Eiweiße zuführen, damit unser Körper in gesunder Weise erhalten bleibt. Man weiß heute noch recht wenig, wie die Atmung den Eiweißstoffwechsel beeinflusst, wie die Atmung auf den Eiweißstoffwechsel beschwerend oder wie sie lösend wirken kann. Der Eiweißstoffwechsel ist bei der Krebskrankheit so erheblich gestört, dass sich mit der Zeit die ganze Strahlkraft des Körpers und auch das ganze gesunde Gewebe des Körpers leise und langsam verändern. Wenn Sie das Gewebe einmal betrachten, sagen wir das Gewebe am Arm, so sollte dieses Gewebe im idealen Falle etwas Angenehmes aufweisen. Ganz einfach gefühlsmäßig, ohne dass wir bestimmte Assoziationen damit verbinden, sollte das menschliche Gewebe angenehm wirken, es sollte lebensvoll und sympathisch sein. Wenn aber eine Krankheit besteht und der Eiweißstoffwechsel gestört ist, ganz besonders bei einer Krankheit wie dem Krebs, dann gewinnt man untrüglich den Eindruck, dass dieses Gewebe nicht im natürlichen Maße sympathisch ist. Es zeichnet sich etwas Dunkles oder Unangenehmes oder etwas Krankes durch dieses Gewebe ab. Es leuchtet nicht richtig, es wirkt nicht strahlend nach außen und es hat auch keine rechte Anziehung zu dem, was Licht ist. Das Licht scheint nicht richtig in dieses Gewebe hineinzufluten. So sehen wir schon nahezu, dass der Körper von dem Seelischen nicht mehr richtig ergriffen wird. Von der Wärme und dem Licht, die die Entitäten der Seele sind, kann das Gewebe nicht mehr richtig ergriffen werden. Diesen Eindruck über ein gesundes und krankes Gewebe, den man erhält, deutet auf den Eiweißstoffwechsel hin.

Störungen im Eiweißstoffwechsel führen zu einer Veränderung des Gewebes.

Bei der Krebskrankheit ist der Eiweißstoffwechsel gestört. Er ist gestört, nicht nur weil die lichte Qualität der Atmung nicht mehr so hineinfindet oder nicht mehr so im Fließen ist, wie sie sein sollte, sondern er ist auch gestört, weil das ganze Leib-Seele-Verhältnis in irgendeinen Missklang hineingeraten ist. Dieser Eiweißstoffwechsel sollte korrigiert werden. Diese Möglichkeit der Korrektur hat man

Die Störungen des Eiweißstoffwechsels können durch Yogaübungen korrigiert werden.

vorübergehend durch die Darmreinigung, die man aber meist nicht zu lange durchführen sollte, weil jemand, der Krebs hat oder ohnehin eine Schwäche im Immunsystem aufweist, eine Aufbauleistung benötigt und lange Reinigungsphasen nicht gesund überstehen kann. Die Übungsweise des Yoga mit verschiedenen mentalen und künstlerischen Ansätzen hat aber schon recht gute Möglichkeiten, den Eiweißstoffwechsel wieder einigermaßen ins Lot zu bringen.

Eine der Möglichkeiten hat man durch die Atmung. Die Atmung sollte in der Zukunft von der Medizin auch mehr beachtet werden. Damit aber die Atmung im richtigen Sinne beachtet wird, muss man sich in einem tieferen Studium mit ihrem metaphysischen Charakter beschäftigen und eine gewisse Wahrnehmung für das, was Konzentration in der Atmung ist und für das, was Bindung in der Atmung ist, bewusst unterscheiden lernen. Diese Unterscheidung ist insofern so wichtig, denn die Atmung bewirkt vor allem über die Nierenorgane aber auch über die Leber, die Lunge und das Herz[4] eine Steuerung hinein in den Stoffwechsel, so dass sie sogleich darüber Auskunft gibt, wie das Gewebe in der weiteren Folge durch die Enzyme der Bauchspeicheldrüse, das Trypsin und Chymotrypsin, aufgebaut wird. Der Eiweißstoffwechsel ist eine der kompliziertesten Angelegenheiten, die es überhaupt in der ganzen Stoffwechsellage gibt. Wenn man den Eiweißstoffwechsel analysiert, kommt man von Einem in das Nächste. Viele Aminosäuren spielen zusammen, ergänzen sich, erbauen sich wieder gegenseitig, bringen Neues hervor und bilden somit eine unendliche Kette von Wirkungen, die man gar nicht alle konstatieren kann. Dieser Eiweißstoffwechsel wird sehr wesentlich von der Atmung beeinflusst und geleitet. Die Atmung ist der Hauch des Lebens, der dem Kosmos entspringt und den Leib durchflutet und ergreift.

Die Atmung wirkt über Nieren, Leber, Lunge und Herz auf den Eiweißstoffwechsel.

Stellen Sie sich einmal vor, dass Sie sich mit einer Sache auseinandersetzen. Stellen Sie sich einmal vor, Sie setzen sich mit einer sportlichen Betätigung auseinander. Sport wirkt gesund auf die Atmung und auf das Leben. Wenn Sie sich sportlich auseinander-

4   In der Schulmedizin werden diese vier Organe nicht mit der Atmung und auch nicht mit dem Eiweißstoffwechsel in Verbindung gebracht. In diesen Ausführungen gewinnt die feinere Qualität der Atmung in ihrer Bewegung eine Aufmerksamkeit und sie wird deshalb als eine der wichtigsten Einflussfaktoren genommen, die die verschiedenen Funktionen dieser blutreichen Organe steuert. Der Zusammenhang zwischen Blut und Atmung ist durch den Stoffaustausch gegeben. Die Organe selbst benötigen eine lebhafte Atem- und Stoffversorgung.

setzen, aktiv zur Bewegung kommen, dann bringen Sie eine Vitalisierung in die Atmung. Die Vitalisierung bewirkt manchmal sehr viel Gutes. Die Atmung kann sich aber damit stärker in das Leibliche hineinbinden, und wenn die Betätigung zu extrem wirkt, kann eine ungünstige Lage im Leib-Seele-Gleichgewicht entstehen.

Das soll einmal demonstriert werden. Sie können es bei sich selbst ausprobieren. Nehmen Sie einmal nur eine aktive Streckung der Wirbelsäule vor. Das lässt sich sicher ganz gefahrlos auch auf sehr engem Raum praktizieren. (Es wird für das Publikum eine Übung angeleitet.) Wachsen Sie nun so weit Sie können mit erhobenen Armen bis in die Handgelenke und Finger. Nehmen Sie dabei auch den Atem zur Hilfe, so dass Sie immer weiter hinaufwachsen. Das wäre eine Übung mehr im sportlichen Sinn. Leider macht man das auch häufig so im Yoga, weil man die Vitalisierung im Yoga als ersten Aspekt anstrebt und denkt, dass man aus dem Atem einen Gewinn nehmen kann. Der Gewinn, den man aus dem Atem, durch Atemgymnastik, durch Sport, durch Vitalkapazitätserweiterung nehmen kann, ist wertvoll für eine gewisse erste Aufbauleistung. Es ist aber auf Dauer gesehen nicht der entscheidende Schlüssel, der uns weiterhilft, denn noch wird die innere Qualität der Atmung außer Acht gelassen. Der Sport bewirkt in erster Linie eine Kräftigung der Atemmuskulatur und bewirkt eine allgemeine Atemfestigung.

Nehmen wir nun einmal die gleiche Übung mit einer leichten Veränderung. Bringen Sie die Arme nochmals nach oben und achten Sie auf die Schultern und den Nacken und lassen Sie Schultern und Nacken so entspannt wie möglich. Wachsen Sie nun mit der Wirbelsäule unter Beachtung dieser Entspannung im Schultergürtel. Wenn Sie einmal nach innen horchen und diese unterschiedlichen Empfindungen betrachten, die mit den Übungen entstanden sind, dann werden Sie sicher zu der wesentlichen Wahrnehmung kommen, dass Sie mit der zweiten Übung deutlich ruhiger geworden sind und dass gleichzeitig jetzt die Sphäre um Sie herum ruhiger gezeichnet ist. Das ist sicherlich nachvollziehbar. Bei der ersten Übung mag die Sphäre sichtlich belebter werden, aber auch unruhiger, es mag der Atem stärker angekurbelt sein und das vitale Element erweckt werden. Bei der zweiten Übung wird mehr Gewicht auf die achtsame Beobachtung gelegt, so dass der Ausführende den Körper nicht mehr so leicht mit dem Bewusstsein und dem

209

Willen ergreifen kann. Das ist ein großer Unterschied. Sie müssen im zweiten Fall die Mentalität mit Hilfe der bewussten Wahrnehmung einsetzen. Indem Sie die Mentalität mit bewusster Wahrnehmung einsetzen müssen, entwickeln Sie nämlich eine andere Konzentration. Diese Konzentration führt dazu, dass ein Gefühl entsteht für das, was der Körper auf der einen Seite ist, und für das, was das Bewusstsein auf der anderen Seite darstellt. Sie fühlen also stärker was der Unterschied ist zwischen dem, was Körper ist und dem, was das eigene Bewusstsein ist. Bei der ersten Übung ist der Eindruck geradewegs entgegengesetzt. Das Bewusstsein wird nicht gefühlt und auch der Körper wird nicht in dem Sinn direkt gefühlt, sondern das Bewusstsein und der Körper tauchen zusammen. Der Wille spornt sich an und damit wird der Körper entsprechend vitalisiert. Wir haben deshalb bei der gymnastischen Ausführung eine ganz andere Übung mit einem ganz anderen Ergebnis. Wir entwickeln bei der sportlichen Betätigung eine andere Form der Konzentration. Sicherlich ist die erste Übung mit geballtem Willenseinsatz leichter, während die zweite Übung mit der achtsamen Bewusstheit schwieriger ist. In Hinblick auf die Atmung bringt aber die zweite Übung die Konzentration tendenziell mehr ins Fließen und sie bringt die Aufmerksamkeit gegenüber den Unterschieden in der Form hervor und entwickelt vor allem eine andere Seelenstimmung. Diese Seelenstimmung ermöglicht Ihnen, und das ist jetzt bitte zu bemerken, mehr Nähe zum eigenen Körper, mehr Nähe zur Sphäre, zur Luft und auch zu dem, was Bewusstsein ist. Nähe wird eröffnet. Die Nähe spiegelt sich in einer besseren Ruhe in dem Raum. Das ist nun ganz wesentlich. Das achtsame Umgehen, das Bewusstwerden des Eigenen wie auch des Außenstehenden führt dazu, dass Nähe entsteht. Die Nähe aber bewirkt ein Eingreifen des Eiweißstoffwechsels tiefer in den Leib. Die Bauchspeicheldrüse in der Enzymleistung mit Trypsin und Chymotrypsin wird damit angeregt, und es wird der Eiweißstoffwechsel besser in den Körper hineingegliedert. Die Übung war eine vereinfachte Darstellung von zwei unterschiedlichen Wirkungsdimensionen. Die Übung kann aber als Beispiel dienen, wie die Konzentration unterschiedlich entfaltet werden kann. Je mehr die Konzentration in diesem Sinne des Bewusstseins zur Entfaltung kommen kann, um so mehr Nähe entwickelt sich und um so mehr wird der Eiweißstoffwechsel gereinigt und kann tiefer eingreifen in das Leibliche. Das Ergebnis ist nicht nur ein besseres Gesundwerden, sondern auch ein Wachstum dessen, was im Men-

Eine achtsame Beobachtung in der Übung wirkt günstig auf den Eiweißstoffwechsel.

schen seine Schönheit und seine Leichtigkeit darstellt. Es wird sogar mit dem besseren Eingreifen des Eiweißartigen eine innerste Einzigartigkeit erzeugt. Die Individualität beginnt sich über die materiellen Einschnürungen des Körpers zu erheben. Mit dem Eiweißstoffwechsel erbaut sich die Schönheit der Individualität.

Wir haben im Leben, wenn wir die Atmung hier in Beziehung bringen, zwei Formen der Atmung. Normalerweise atmen wir uns hinein in das Leben. Wir ergreifen das Leben von den materiellen Möglichkeiten, die uns zur Verfügung stehen. Dadurch gehen wir ständig weitere Schritte des Fortschrittes. Der Materialismus bringt nichts anderes als immer weitere Schritte und abermals neue Möglichkeiten. Er bringt uns scheinbar ein maximales körperliches Wohlbefinden. Er ist wie ein Gipfelanstieg zu immer höheren, größeren und neuen Möglichkeiten in der Welt. Wir bewegen uns damit immerfort in dem, was in etwa die Streckung dargestellt hat, in einem Ergreifen des Atems. Dieser Atem vitalisiert uns, er macht uns stark, aber er macht uns auch derb, undurchlässig, er macht uns, wenn dieses materielle Ergreifen zu weit geht, sogar zu einem undurchsichtigen, lichtlosen Bürger dieser Erde. Er macht uns dicht gegenüber dem geistigen Einfluss. Die andere Übung war beispielhaft für ein Zurückweichen und für ein achtsameres Umgehen, wo wir zwar den Körper spannen, aber gleichzeitig beobachten und das Bewusstsein stärker anregen. Das brachte mehr Ruhe und eine sanfte Nähe. Im Atem spiegelt sich das Verhältnis wider, wie wir zur Welt in Beziehung stehen. Der Atem ist der hineinverlagerte Kosmos in uns. Der Atem wird durch die Lebenskräfte dirigiert. Die Lebenskräfte ziehen den Kosmos heran, sie ziehen ihn mehr hinein oder lassen ihn mehr exkarnieren. Der Atem in seiner Qualität ist der Schlüssel für die Eiweißbildung.

Im Atem zeigt sich unsere Beziehung zur Welt.

Für die Zukunft können die verschiedenen Yogaübungen oder Atemübungen von geschulten Therapeuten zur Bewusstseinsanregung und begleitenden Therapie eingesetzt werden. Meine Ausführungen müssen aber für heute ein Ende finden …

Die Erklärung der Krebserkrankung aus der Wesensschau des Geistes – II

Mühldorf, 8. September 1998

Unterstützende Möglichkeiten durch Yoga und praktische Anwendungen aus der Naturheilkunde

Lassen Sie mich heute Abend mit den schwierigeren Aspekten über die Krebskrankheit beginnen. Beim letzten Vortrag haben wir mit dem anspruchsvollen Gedanken, wie der Eiweißstoffwechsel mit der Atmung in Verbindung steht, aufgehört. Heute will ich diesen Punkt noch einmal herausgreifen. Dieser Aspekt wurde anscheinend sehr wenig verstanden, beziehungsweise noch sehr wenig konkret erfasst. Wenn ein Inhalt schwierig ist, wie beispielsweise jener von der Atmung und dem Eiweißstoffwechsel, dann liegt die Schwierigkeit des Erfassens in der Regel daran, dass wir noch nicht das nötige Vorstellungsvermögen für diesen speziellen Gedankeninhalt hervorbringen. Der Gedankeninhalt ist uns zu fremd, die Analogie zu ungreifbar und scheinbar zu abstrakt. Aus diesen Gründen erfassen wir die Logik und die Realität noch nicht ausreichend. Leichter ist es aber, wenn wir über konkrete Analogien und materiell orientierte Bewusstseinsformen nachsinnen. So sind die dann folgenden Punkte über das Gebet, die Wasseranwendungen und die Ernährung leichter, weil wir den direkten Sachbezug zur Materie konkreter herleiten können. Wenn wir beispielsweise ein Element wie das Wasser oder ein Heilmittel im Sinne der Anschauung betrachten können, so liegt damit der Sachbezug nahe, und es kann der Inhalt leichter verstanden werden. Die Gedanken über Atmung, Eiweißstoffwechsel und Durchorganisation der Körperlichkeit sind ebenfalls konkrete physiologische Beispiele, jedoch sind sie für die heutige Medizin und für die allgemeine bekannte Wissenschaftsforschung noch nicht gedacht und in den Zusammenhang gestellt und deshalb stellen sie eine große Anforderung an unser Vorstellungsvermögen. Wir müssen diese neuen und sehr metaphysisch erschauten Gedanken erst einmal eigenständig denken. Wir müssen sie eigenständig im Gedankengebäude schaffen,

Um die bisher vorgestellten Gedanken zu verstehen, müssen sie eigenständig durchdacht werden.

damit wir sie durch ein Bild der Vorstellung erfassen können. Die weitere Schwierigkeit im Erfassen hoher Gedankenschöpfungen liegt auch daran, dass wir normalerweise von der Materie, das heißt, von einer sichtbaren Symptomatik oder Physiologie ausgehen und damit in die ursprüngliche Deutung der Logik hineinblicken oder hineindenken und zu einer Schlussfolgerung kommen wollen. Aber dieser Weg der reinen Wissenschaftsbetrachtung und Analyse mit Schlussfolgerungen schließt die metaphysischen, höheren Gesetze der Physiologie aus und erschafft nur ein einseitiges Bild der Körperlichkeit. Wir befassen uns deshalb nicht nur mit dem äußeren Erscheinungsbild, sondern mit dem metaphysischen, übergeordneten physiologischen Bedeutungssinn und ergründen von diesen Bezügen ausgehend die sichtbare, stoffliche Erscheinung des Körpers. Dieser Weg ist vielseitiger und lebendiger, er schließt die wissenschaftliche Methode nicht aus, er erweitert sie nur um entscheidende Blickrichtungen und führt manche Widersprüchlichkeit, die wir in der Krankheitssituation vorfinden, in ein besseres ganzheitliches, die Seele und den Geist einschließendes Licht.

Man könnte in diesem Zusammenhang fortfahrend zur Krebskrankheit sagen, dass das Karzinom, das Neoplasma, aus dem Körper wächst. Es wächst, ohne sich in die normale Formstruktur und Gesamtorganisation der Körperlichkeit und des Immunsystems einzufügen. Es wächst fast aus sich selbst, aus einem eigenen Körper hervor. Nur wenn man den geistigen Sinn, das geistige Grundprinzip nicht wirklich erschauen kann, so gewinnt man die Vermutung, dass aus dem Körper selbst ein Wachstum zum Beispiel durch Mitose entstehen könnte und der Geist dabei eine kaum zugehörige Rolle einnimmt. Der Geist ist dabei mehr eine abstrakte Idee, könnte die Wissenschaft konstatieren. Wenn ich an dieser Stelle ein kleines, ein fast ironisches, naives Beispiel dem entgegensetze, dann wissen Sie, was gemeint ist, wenn man Gedanken aus einem geistigen Bewusstsein, aus einer Anschauung des Geistigen beginnt und davon ausgehend schließlich den Körper beschreibt, ihn charakterisiert und ihn somit im Sinnbild des Gesamten erfassen kann. Stellen Sie sich einen Geldschein vor. Wenn nun die Inflation rapide tätig ist, dann wächst das Geld, dann wird das Geld ständig mehr. Wer von Ihnen würde aber auf die Idee kommen, dass der Geldschein aus sich selbst heraus wächst? Wohl würde jeder als Antwort sagen, das sind die Wirtschaftsbedingungen, das sind die Sozialverhältnisse der Politik, die betrieben wird und die das Geld zum Überfluten und zur Inflation bringt. Das Geld wird also nicht aus sich selbst heraus, aus der eigenständigen Vermehrungsfähigkeit des gedruckten Papiers heraus mehr, sondern es wird aus ganz anderen Hintergründen heraus zur Inflation getrieben. Der Geldschein hat damit nichts zu tun. So ist es auch mit dem Körper. Der Körper ist das Endprodukt eines Geistigen, einer großartigen Schöpferkraft, die sich über viele Bewusstseinsformen hineingibt in die Materie und schließlich die Materie nach dem Ebenbild dieser Schöpferkräfte schafft. Von diesem Gesamtzusammenhang müssen wir ausgehen, damit wir die Ausführungen einigermaßen im richtigen Lichte erkennen. Zuerst ist der Gedanke, die Idee im Geiste, die nicht nur Phantasie ist, sondern eine tiefer und tiefer ausgearbeitete Imagination hinein in die Grundprinzipien des Geistes, von dem aus dann schließlich die Körperlichkeit erschaut, ja, die Körperlichkeit im entsprechenden Lichte gedeutet wird.

Die Materie, und somit auch der Tumor, ist das Endprodukt eines Geistigen.

So ist es auch, wenn wir den Eiweißstoffwechsel betrachten. Wir finden mit dem Eiweißstoffwechsel ein letztes Resultat vor, das wir im Körper beobachten können. Wir können beispielsweise bei der Krebskrankheit die Bauchspeicheldrüse auf die entsprechende Enzymleistung untersuchen und stellen in den meisten Fällen doch recht objektiv fest, dass diese Enzymleistung herabgemindert ist. Wir stellen also fest, dass der Eiweißstoffwechsel gestört ist. Dieser gestörte Eiweißstoffwechsel hängt mit der Art und Qualität der Atmung zusammen. Im letzten Vortrag wurde erklärt, dass es eine gebundene Atmung und eine freiere Atmung gibt. Die gebundene Atmung vitalisiert den Körper und bindet das Denken mit seiner ursprünglich kosmischen Natur stärker hinein in die Körperlichkeit, während die freie Atmung einen kosmischen Hauch, einen lichten oder freien Charakter über den Körper verstrahlt und somit das Empfinden anders ausgestaltet wie auch die ganze weitere Stoffwechsellage des Körpers regulierend begleitet.

Der Eiweißstoffwechsel hängt davon ab, ob die Atmung mehr gebunden oder mehr frei fließt.

Nun wollen wir die Frage stellen: Was ist der Eiweißstoffwechsel im Sinne einer geistigen Bedeutungserklärung? Der Eiweißstoffwechsel ist das, was an Schöpferkraft direkt im Körper organisiert ist. Wenn wir einen anderen Ausdruck dafür einsetzen, könnten wir auch sagen, er ist das, was an höheren Mächten, an gnadenwebenden Mächten durch uns ständig im Spiel einer Einzigartigkeit tagtäglich in die Seele hineinflutet und von der Seele wieder auf

Im Eiweißstoffwechsel drückt sich die Schöpferkraft aus.

214

den Körper übergeht. Das Einzigartige ist es, das sich organisiert in unserem Bauchraum durch die Eiweißbildung, die eine sehr komplizierte Angelegenheit darstellt. Für die Erklärung des immerfort gedeihenden Aufbauvorganges von einem Leblosen zu einem Lebendigen und einem Gleichartigen zu einem Einzigartigen soll der Blick auf die Entwicklung des personalen Daseins und auf die Empfindungswelt des voneinander Verschiedenseins, des menschlichen Andersseins, gelenkt sein.

Der Eiweißstoffwechsel

Der Eiweißstoffwechsel organisiert die ewige Macht der Liebe im Mikrokosmos des Körpers.

| Materialismus | → | Dies ist das Prinzip der fortwährenden Steigerung, der Veräußerlichung |
| Prinzip der Tiefenentwicklung | → | Prinzip der Loslösung, der Verinnerlichung, das durch Vertiefung in die Geheimnisse der Schöpfung entsteht |

Der Eiweißstoffwechsel gerät in ein Schwanken, wenn das Individuum auf dem Weg der Entwicklung in Stagnationen fällt oder wenn ganz allgemein Überforderungen mit Problemanhäufungen und Verwickelungen mit Auszehrungen der Psyche entstehen.

Wir müssen im gesamten personalen Leben wie ein Fluss ständig in Bewegung bleiben. Wenn wir nicht in Bewegung bleiben, dann stagniert unser Wesen, unsere Psyche erlahmt und altert, aber auch unser Körper verfällt in irgendeiner Weise in der gesamten Aufbauleistung, und es entsteht die Situation von zunehmendem Abbau oder von immer mehr krankmachenden Stoffen, die nicht mehr richtig ausgeschieden werden können. Damit unser Leben im personalen Fortgang nicht stagniert, gibt es grob gesagt zwei verschiedene Möglichkeiten, wie wir uns in Beziehung bringen können

Leben erfordert Bewegung.

Zwei Arten, wie wir uns mit der Welt in Beziehung bringen können.

zur Welt. Wir müssen im Leben beständig bis zu einem gewissen Grad vorangehen, wir dürfen nicht nur rasten, denn wie das Sprichwort sagt: »Wer rastet, der rostet«. Wir dürfen nicht an einem Punkt zufrieden rasten und für immer stehen bleiben, sondern wir müssen einer seelisch-geistigen Entwicklung gerecht werden, einer Entwicklung, die aber in unterschiedliche Richtungen gleiten kann.

1. Möglichkeit: Prinzip des Materialismus. Welche Richtungen sind in der Entwicklung des Selbstbewusstseins und der Ich-Findung möglich? Das eine Prinzip, wie wir uns zur Welt in Beziehung bringen können, könnten wir vergleichen mit einer Art Gipfelaufstieg, einem Gipfelaufstieg zu immer größeren Errungenschaften und Erfolgen, zu größeren Leistungen und zu größeren Möglichkeiten. Wir können unser Selbstbewusstsein mit jedem Gipfel des Erfolges, den wir erklimmen, steigern. Es ist wahrhaftig ein Prinzip der Steigerung, ein Prinzip des ständigen Fortschreitens, in das sich das Selbstbewusstsein verwickelt und das das Selbstbewusstsein immer wieder bestätigt. Das ist das Prinzip, das wir im Großen und Ganzen vorfinden als den Charakter des Materialismus. Es ist die vitale Einatmung, die bindende Qualität des Atmens.

2. Möglichkeit: Prinzip der Spiritualität. Das andere Prinzip entspricht der Spiritualität und äußert sich in einer freien Atmung. In der freien Atmung wird der Atem nicht benützt zu einer bekräftigenden Vitalisierung, sondern die Atmung löst sich immer mehr vom Denkprozess los. Dadurch erfolgt nicht nur eine rein physische Stärkung und nicht nur eine rein auf das äußere Selbstbewusstsein ausgerichtete Steigerung, vielmehr geht das ganze Leben unseres Menschseins, unseres inneren Bewusstseins hinein in tiefere Regionen, praktisch gesehen in das Innere der Schöpfung, in das Innere der Materie und somit schaut es in einen geistigen Hintergrund hinein, der als eine Mystik dem Äußeren zugrunde liegt. Die Spiritualität ist nicht nur ein Aufstieg zu immer größeren Höhen, zu immer größeren äußeren Leistungen, sondern es ist mehr das Hineindringen in die Tiefe, sowohl in die Tiefe unseres eigenen Wesens als auch in die tiefen Geheimnisse der Schöpfung, in die tiefe Mathematik, die ungesehen, auf latente Weise im Innersten unseres Daseins angelegt ist. Wir dringen mit der Spiritualität immer tiefer in das Leben vor und gehen somit ebenfalls einen Weg des Fortschrittes. So, wie der Materialismus immer mehr auf Höhen des Selbstbewusstseins klettert, so ist es die Spiritualität, die in das Innere hineinfließt und damit ein Selbstbewusstsein hervorbringt, das uns ganz erfüllt von den Geheimnissen, die in der Geistsphäre unserer Natur, unseres Menschseins, unserer ganzen Weltenordnung vorzufinden sind. Wir gehen also Wege des Fortschrittes. Die Wege können einerseits immer weiter auf den Gipfel des äußeren Selbstbewusstseins hochklettern, oder sie können, wie es jetzt unsere Zeit so dringend notwendig macht, mehr in die Tiefen hineindringen und damit ebenfalls einen Fortschritt und eine Weite für das Selbstbewusstsein, aber eine sensible, empfindsame und gedankliche Weite für das Selbstbewusstsein bringen. Eines ist jedoch notwendig: Wir dürfen nicht wie ein Wasser, das aufgestaut wird und damit zur Stagnation gebracht wird, auf unserem Lebensweg stillstehen. Wir dürfen nicht über längere Zeit stagnieren oder resignieren und damit der Entwicklung der Seele und ihrer von innen angelegten Sehnsucht ausweichen. Wenn wir der Entwicklung der Seele ausweichen – und das ist bei vielen Krankheiten der Fall und besonders bei der Krebskrankheit –, dann beherrscht ein gewisses altes und abgegriffenes Muster die Seele. Es wird bei der Krebskrankheit in der Regel dieser Schritt, der hinüberführen würde von einer Situation, die alt geworden ist oder die nicht mehr die lebendigen Stoffwechselkräfte hergibt, hinein in eine neue Situation, in der sich wieder Aufbauendes ergeben würde, aus der Kraft des Inneren noch nicht bewältigt. Dadurch stört sich der Eiweißstoffwechsel, und die Atmung beginnt sich zu stark zu binden. Wir sehen diese Situation in unserer Kultur mit vielen verschiedenen Krankheitsbildern, denn das, was der Materialismus in seinen Steigerungsprinzipien vorschlägt, kann nicht mehr von jedem mitgehalten werden und wird von vielen Menschen kritisiert und in Frage gestellt. Der Weg hinein in die Tiefe der Materie, in eine andere Art der Auseinandersetzung mit den Schöpfungsgeheimnissen, gelingt aber in den wenigsten Fällen. So entwickelt sich eine Art Hoffnungslosigkeit, die zur Krankheit wird. Die Atmung kann sich nicht mehr weiten, die Atmung lebt nicht mehr frei, das Bewusstsein entfaltet sich nicht mehr hinaus in größere Dimensionen, sondern der Atemprozess verwickelt sich mit dem Denken, und das gesamte Gebilde bewirkt eine Störung zunehmend in dem, was die Pancreasleistung in bezug auf den Eiweißvollzug vollbringen müsste. Das sind Gedanken, die im letzten Vortrag schon in anderen Worten herangeführt wurden und die infolge ihrer Schwierigkeit und Ungreifbarkeit eine etwas längere Betrachtungszeit erfordern.

Längere Phasen der Stagnation behindern die Entwicklung der Seele.

Das Wesen des Gebetes

Nun möchte ich zu dem für heute angekündigten Thema, dem Wesen des Gebetes, übergehen. Hier muss ich Sie vorbereiten, damit Sie nicht zu sehr erschüttert sind von den Ausführungen, wie sie von mir gemacht werden. Die meisten Menschen bitten heute Gott nach der Erfüllung ihres Wunsches, so wie ein Knabe den Vater um das Taschengeld bittet. Es ist daher sehr schwierig über das Gebet in unserer Kultur zu referieren, denn das Gebet wird ja heute in allen christlichen Bereichen praktiziert und es wird vielfach als eine Art materielle Werktagsreligion benützt. Wir haben in unserer westlichen Kultur weniger eine Meditationspraxis als vielmehr eine undeutliche, aber vielseitige Gebetspraxis, bei der ein Gewicht auf das gelegt wird, was ein Bittgebet ist. Lassen Sie mich zu Beginn ansprechen, welcher Eindruck in den letzten zehn Jahren bei der Beobachtung von dem Wesen des Gebetes entstand. Das Gebet ist in der Heilbehandlung etwas sehr Kritisches und Schwieriges geworden – für die Meditation trifft dasselbe zu, aber jetzt soll in erster Linie das Gebet erwähnt sein –, da wir mit dem Gebet die Beziehung zu einer transzendenten Wirklichkeit nicht mehr richtig hervorbringen und vor allem mit dem Gebet meist auch keine rechte Unterscheidung der Ebenen von unserer eigenen Individualität und dem, was ihr anhaftet, zu einer reinen Ebene, die wir Gott nennen, entwickeln. Das Gebet wird deshalb fast immer zu einem Charakter der Depression. Es fördert wohl auf sehr heimliche Weise, wie es zu beobachten ist, das depressive Element und bringt vielfache unbewusste Bindungen, so dass der Einzelne nicht zu einer lichteren Sphäre, was dem eigentlichen Sinn des Gebetes entsprechen würde, aufsteigt, sondern sich vielmehr rückbindet an eine Sphäre, die organisch in ihm liegt und die man psychologisch als Mutterbindung bezeichnen könnte. Gebet braucht heute unbedingt eine Entwicklung, ein Lernen der verschiedenen Unterscheidungsebenen. Gebet benötigt eine tiefere Auseinandersetzung als nur das Sprechen von bestimmten Worten, das Wiederholen von gewissen Leitsätzen oder das erwartende Bitten um Heilung, um die Gewährung eines Rechtes oder die Anrufung um die Erfüllung der Wünsche. Wenn das Bittgebet aus der Gesamtheit herausgelöst ist und mehr eine Art Versuch darstellt, um zu der Erfüllung der eigenen Wünsche zu gelangen, so unterliegt man in der Regel bei dieser Gebetspraxis, wie sie ja ganz weit in unserer Kultur

Die heutige Gebetspraxis ist materialistisch geprägt.

Gebets- und Meditationspraxis erfordern eine Schulung.

218

verbreitet ist, jenen Elementen, die dem Materialismus eigen sind. Gott wird für dasjenige benützt, was zur menschlichen Erfüllung kommen soll. Er wird für die Heilung im sterblichen Sinne benützt. Das, was Gott aber ist, wird meist wenig erschaut, und was Sein Wunsch oder Seine Bitte ist, wird ebenfalls sehr wenig beachtet. Im Vergleich sollen sowohl einige negative Aspekte, als auch die positiven einmal charakterisiert werden, damit Sie eine Vorstellung bekommen, was für Gefahren und Vorteile mit dem Gebet verbunden sind.

Gebetspraxis ist ebenfalls wie Meditationspraxis an eine Schulung gebunden und dies heute sogar mehr als früher. Früher war die ganze leibliche Kondition und vor allem die Bewusstseinsverfassung noch eine andere, so dass der Mensch mit dem Gebet noch besser umgehen konnte und die verschiedenen Sphären, namentlich einmal des sterblichen Sinnes wie auch des unsterblichen Geheimnisses nebeneinander erschauen konnte. Heute hat sich aber die lichte und gehobene Atmosphäre des Gebetes gänzlich verdunkelt, und so blieb nur noch eine Art formale Wortformulierung in den Kirchen, die aber nicht mehr im Zusammenhang mit der Seelenverfassung des suchenden Herzens steht.

Stellen Sie sich einmal vor, Sie beobachten Kinder, wie sie zu Erwachsenen in Beziehung treten. Stellen Sie sich einmal ganz lebendig Kinder vor im Alter von sechs, sieben oder auch acht Jahren, wie sie zu den Eltern, den Lehrern, also zu ihren Vorbildern in Beziehung treten. Hier zeigt sich uns oftmals das Bild, dass sich ein Kind dabei ganz in den Mittelpunkt stellt und die Zuneigung der Eltern gewinnen möchte, indem es besondere Scherze macht und somit die Aufmerksamkeit auf sich lenkt. Das ist sicher ein nicht ganz abwegiges Beispiel, wie man es in unserer modernen Erziehung häufig vorfindet. Und stellen Sie dann einmal daneben das Bild eines Kindes im fünften oder sechsten Lebensjahr, das sich zu den Erwachsenen in Beziehung bringt und voller Neugierde ist und, wie man so in der Umgangssprache sagt, den Erwachsenen voller Interesse und mit Feuersglut in den Augen »ein Loch in den Bauch« fragt. Wenn Sie sich dieses zweite Bild einmal vorstellen und die unterschiedlichen Beziehungsebenen beider Bilder betrachten, dann kommen Sie dem näher, was auch im Sinne der Gebetspraxis ausgesagt werden soll. Wenn ich Sie nun frage, welches Bild Ihnen sympathischer ist, dann fällt die Antwort vermutlich

Zwei unterschiedliche Beispiele, wie sich Kinder zu Erwachsenen in Beziehung bringen können.

nicht schwer. Ich denke, dass wir uns hier schon ziemlich einig sind. Das erste Bild hat etwas Unangenehmes, denn das Kind stellt sich in die Mitte, es benützt in gewisser Weise den Erwachsenen.

Nicht was sondern wie wir beten ist entscheidend.

Für die rechte Wahrung einer Gebetsstimmung müssen wir die Beziehungsverhältnisse studieren und ergründen, wer in der Mitte der Aufmerksamkeit steht. Ist es das Ich des Verlangens oder die Wahrnehmung einer größeren Wirklichkeit. Eine Gebetspraxis ist von dem getragen, was die Stimmung zum Gebet ist. Wir dürfen das Gebet nicht nur nach den Worten analysieren, welche Worte gesprochen werden, sondern wir müssen uns fragen, wie die Worte gesprochen werden, mit welcher Innerlichkeit, mit welcher Andacht, mit welcher Art der Hinwendung sie gesprochen werden. Wir müssen also bei der Gebetspraxis viel mehr die Stimmung des Gebetes und die Atmosphäre, die Zielrichtung und die Standortbestimmung des Zieles, die wir schaffen, betrachten, als das, was die reine äußere Verrichtung der Worte darstellt.

Wer steht beim Gebet im Mittelpunkt?

Es ist in der Regel zunächst einmal notwendig, dass wir einen Sinn für die Gebetsstimmung entwickeln, einen Sinn für das, was Gebetsatmosphäre ist, was eine freie, losgelöste Atmosphäre ist und durchaus auch dafür, was eine vom Atem bewegte, freie Atmosphäre ist. Diese Stimmung ist ein erster Schlüsselansatz, damit wir fühlen und nachfolgend verstehen lernen, was das Gebet tatsächlich in seiner Wirklichkeit aussagen kann. Wir müssen also unterscheiden, wer sich in den Mittelpunkt stellt. Es kann sich der Mensch in seinem sterblichen Wesen, in seiner egoistischen Natur in den Mittelpunkt stellen, und es kann sich auch der höhere Aspekt, den wir von Gott kommend bezeichnen, als der Mittelpunkt äußern. Diese Beziehungsebene, die zwischen dem Menschen, dem bittenden Individuum und einer höheren Ebene, einer transzendenten oder personalen Wirklichkeit besteht, ist zuerst einmal zu ergründen, damit wir mit der Bitte umgehen lernen. Die Stimmung des Gebetes gibt darüber Aufschluss. In der Stimmung des Gebetes verlassen wir in gewisser Weise unseren herkömmlichen Standpunkt und bewegen uns eine Art Stufe über uns selbst hinweg auf eine tiefer schauende, weiter schauende, konkreter wahrnehmende Ebene. Wir verlassen einen Standpunkt, den man typischerweise als projektive Wirklichkeit bezeichnen kann. Alle Dumpfheit, mechanische Wortformulierung oder emotionale Erregtheit ist hemmend. Wir müssen diese Ebene, die in ihrer Natur gebunden ist, die nur zugreifend, nur wünschend, wollend, erwartend ist, ja, sogar fast fordernd zu Gott in Beziehung tritt, erkennen. Diese Ebene, die in uns allen angelegt ist, müssen wir erst erkennen lernen und dann durch entsprechende Konzentration, durch entsprechende Ausprägung von Ruhe und gleichzeitiger Wahrnehmung einer größeren Wirklichkeit überwinden. Wir müssen also unseren Standpunkt verlagern lernen von Gebundenheit in eine zumindest größer werdende, wacher werdende Bewusstheit. Das entspricht auch dem, was Meditation ist. Hier ähneln sich Gebet und Meditation in der Grundkonfiguration der Praxis, wenn auch andere Elemente beim Gebet benützt werden als bei der Meditation. Dieses Verlassen des Standpunktes mag für den modernen Menschen ungewöhnlich sein, es mag auch gewisse Ängste bereiten oder eine Art Beklemmung verursachen, wenn man nicht die Mentalität zu einem Weitwerden schon durch andere Disziplinen angelegt hat.

Damit Sie diese Stimmung des Gebetes fühlen lernen, soll hier einmal ein kleines Zitat von Rilke gebracht werden, der sein künstlerisches Werk zwar in einem anderen Zusammenhang verfasst hat, aber dennoch so manche sensible Stimmung in die entsprechenden Gedichte hineingelegt hat. Diese Stimmung bei Rilke drückt sich ebenfalls nahezu meditativ in dieser kleinen Komposition aus. Es sagt jemand: »Ist denn Gott so weit da drüben? Ist das wirklich, dass Gott so weit da drüben ist?« Es folgt eine Minute des Schweigens, wie Rilke angibt, und dann erfolgt die vorsichtige Antwort: »Ewald, sind wir denn wirklich hier?« Die Frage ›Ist denn Gott so weit entfernt, ist er denn in einer ganz anderen himmlischen Region, so fern von aller Schöpfung in sichtbarer Form, ist er denn so ganz weit entfernt‹ leitet die Stimmung der Komposition Rilkes herbei. ›Ewald, sind wir denn wirklich hier?‹, erfolgt die Antwort nach einer Minute des Schweigens.

Zitat von Rilke als Beispiel für eine feinere Form der Gottesbeziehung.

Die Stimmung, die dem Gebet zugrunde liegt, ist eigentlich nichts anderes als jene grundsätzliche und existentielle Ich-Frage: Sind wir denn wirklich hier in dieser Welt, so, wie wir sie mit den Händen greifen können und wie wir glauben mit unserem Selbstbewusstsein zu sein? Wir sind mit unserem Selbst, mit dem, was unser Ich-Selbst ist, mit unserem höchsten Geheimnis wahrlich nicht in dieser Welt. Unser Selbst, das, was der Inder als *ātman* bezeichnet oder das, was wir als die Einzigartigkeit der Persönlichkeit

Das Zitat stellt die Frage nach dem Selbst, nach dem Ich oder ātman.

221

bezeichnen, vielleicht erweitert als das Höchste der Seele benennen, das ist nicht in dieser Welt oder es ist nicht von dieser Welt. Diese Welt ist eine andere. Sie ist aus vielerlei Wesen, aus vielerlei verschiedenen Mächten verwoben, sie ist ein Ausdruck aus der anderen Wirklichkeit, ja, direkt eine Art Absonderung aus der anderen Wirklichkeit. Aber dieses Ich ist genau genommen nicht in dieser Welt.

Erinnern Sie sich einmal zurück an das Bild von den Kindern. Ein Kind, das sich wie beschrieben in den Mittelpunkt stellt, zieht die ganze Aufmerksamkeit auf sich. Ein solches Kind zieht das Ich auch viel zu tief in sich hinein. Jenes Kind aber, das sich ganz lebendig für den Erwachsenen interessiert und das in dem Erwachsenen, was ja für das Kind noch ganz natürlich ist, eine faszinierende, fast höhere Wirklichkeit oder ein Vorbild, eine Autorität sieht, verlässt beständig den eigenen Standpunkt und gibt sich immer wieder in den anderen hinein. Es lebt sich durch die vielen Fragen hinein in den Erwachsenen und in die Wirklichkeit eines anderen. Das ist ein tiefes Lernen, das das Kind erlebt, wenn es sich hineinbegeben muss in die Wirklichkeit eines anderen. Es nimmt damit ganz natürlich Lernschritte auf und prägt seine werdende Seele aus dem Du.

Die Stimmung eines Gebetes, um wieder hinüberzuführen auf unser Thema, erfordert das Verlassen des eigenen Standpunktes, so dass wir immer mehr fühlen lernen, wie es der Satz von Rilke ausdrückt: »Ewald, sind wir denn wirklich hier?« Wir sind mit unserem Ich immer dort, wo unsere Aufmerksamkeit hinfließt. Wir sind mit unserem Ich in jener Ebene ausgegossen, wo unsere Aufmerksamkeit ruht. Dort ist unser Ich, dort bewegt sich auch die Seele, dort prägt sich auch das Einzigartige, dort fließt uns aber auch herab jenes höhere Geheimnis, jener verborgene und kräftigende Sinn unserer eigenen Seele. Somit prägen wir uns aus dieser Wirklichkeit, zu der wir uns auf immer lichter, leichter werdende Weise hinwenden. Licht fließt uns zu von einem größeren Quellgrund, und so erfüllt sich das Gebet, was ja auch wie die Meditation ein Lichtwerden aus dem Höheren sein sollte. Diese Stimmung, die dem Gebet zugrundeliegt, sollte als eine Art Schlüsselpunkt ergründet werden, damit wir zu einem heilsamen Gebet wieder hinfinden.

Ein rechtes Gebet ist für die Heilstherapie etwas sehr Wichtiges. Wohl können wir das Gebet mit spirituellen Übungen, Meditationen und sogar mit Yogaübungen in eine erweiterte Betrachtung stellen. Alle Übungen sollten aber unbedingt im richtigen Sinne praktiziert werden, denn wenn solche Übungen im Sinne des Egostandpunktes, des Konsumierens, des Zugreifens und des In-den-Mittelpunkt-Stellens des eigenen Ich ihren Vollzug finden, dann können sie durchaus zwar im Moment das Wesen heilen, aber sie heilen das Wesen nicht wirklich, sondern bringen im Grunde nur eine Art Kompensation, was auf längere Sicht ein Noch-mehr-Krankwerden bedeutet. Gerade das Gebet ist in unserer Kultur sehr weit entglitten und in versteckte, enge, materialistische Formen ausgeartet, so dass es direkt demjenigen, der sich mit diesen Dingen näher beschäftigt, Schmerz bereiten muss, wenn er in verschiedene Kreise kommt, in denen gemeinsame Gebete abgehalten werden und in der Folge durch das Gebet das sogenannte Ego genährt wird, der sterbliche Sinn gestärkt und Christus oder Gott für die Vorteile des Erdenlebens dienstbar gemacht wird. Eine depressive oder erwartende, nehmende Stimmung kann niemals dem Wesen des Gebetes entsprechen. Es ist nur eine andere Form des Materialismus, eine Form des geistigen Materialismus. Die rechte Stimmung des Gebetes zu erfahren ist ein Schlüsselpunkt, damit wir uns hineinfühlen lernen, wann der Seele etwas zufließt und Heilsames bewirkt und, im Vergleich dazu, wann die Macht der Versuchung mehr projektiv auf Gott ihre Erwartungshaltung ausdehnt.

Eine erwartende, nehmende Form des Gebetes entspricht einem geistigen Materialismus.

Das Bewusstsein sollte entfaltet werden beim Gebet. Jedesmal wenn wir meditieren oder beten, müssen wir zwei Ebenen voneinander unterscheiden lernen. Wir müssen unsere eigene Ich-Natur unterscheiden lernen von dem, was eine ganz andere Wirklichkeit ist. Das konnte man früher noch mehr intuitiv. Heute im Zeitalter der Naturwissenschaft hat sich durch die Art des Denkens diese Ebene der natürlichen, intuitiven Unterscheidung verdunkelt, und somit müssen wir heute diese Schritte zum Wahrnehmen einer höheren Wirklichkeit erst ausprägen, damit wir zum Gebet überhaupt imstande sind. Es ist für das Gebet immer das Verlassen des projektiven Standpunktes notwendig.

Zwei Ebenen gilt es zu unterscheiden.

Vielleicht kann ich Ihnen das einmal kurz anhand einer Übung demonstrieren, wie es sich in etwa anfühlt, wenn man sich in eine neue Ebene hineingeben muss. Es gibt im Yoga eine Reihe von Übungen, die vornehmlich von diesen Elementen geprägt sind.

223

Die Waage als Beispiel für das Verlassen des Alten.

Normalerweise sollte eine freie, offene Stimmung bei jeder Yoga-übung wirken, aber gerade bei den Gleichgewichtsstellungen muss man sich von einem herkömmlichen Standpunkt in einen viel gewagteren Standpunkt hineingeben. Die Gleichgewichtsübung, verbunden mit einer Anspannung, ist für das Verlassen des Alten und für das Erfühlen einer neuen Situation bezeichnend. Bei dieser Art der Übung ist es erforderlich, dass man sich immer wieder auf eine konzentrierte Weise ruhig macht und dann in das Gleichgewicht hineinfindet. Das kann man durchaus mit der Zeit durch Routine verbessern. Aber jedesmal, wenn man eine Übung in dieser Art ausführt, vor allem wenn es eine schwierigere Übung ist, muss man erst einmal zur Ruhe finden, unabhängig von den ganzen Strömen, die einen tagtäglich durchfluten, und sich dann aus dieser Ruhe in das Gleichgewicht hineinbewegen. Dieses Hineinbewegen in das Gleichgewicht ist also immer mit dem Erleben verbunden, dass wir das Alte für kurze Zeit verlassen und ein gewisses neues Bewusstsein für Momente erleben. Die Übung heißt Waage, *tūladaṇḍāsana*.

224

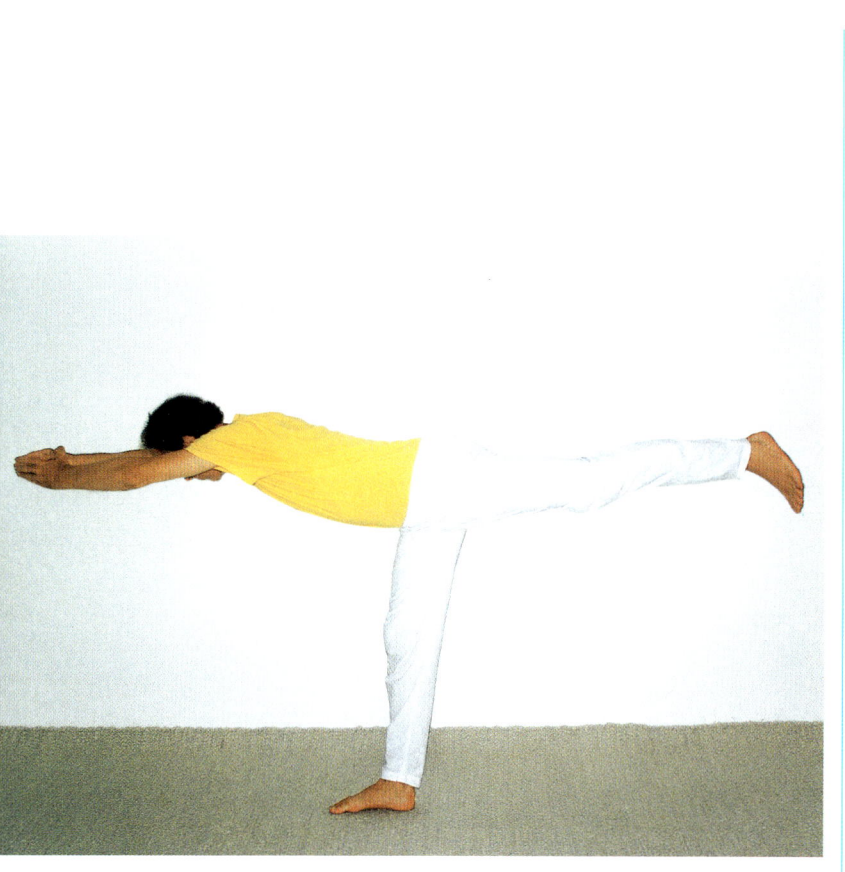

Die Waage

Bei der Waage ist der Körper in einer durchlaufenden
Spannung. Die Stellung ist sehr aktiv, sie wirkt stärkend
auf das Gewebe. Der Nacken und die Schultern bleiben
jedoch entspannt und durchlässig. Die Übung symbolisiert
im seelischen Bild Wagemut und Fortschritt.

Wenn Sie solch eine Art von Übung kennen, dann werden Sie sich des Empfinden gar nicht verwehren können, dass etwas Altes zurückweicht und sich ein befreiendes Empfinden auf neue Weise auftut. Dieses Empfinden ist nur eine kleine elementare Andeutung von dem, wie eine Wachheit durch gezielte Aufmerksamkeit und Anspannung entstehen kann. Wir müssen unser Altes verlassen und uns in das Neue hineinbegeben. Das mag schwierig sein, wenn man nicht Anleitungen und Schulungsschritte in diesem Sinne erhält.

Ganz allgemein kann für die Gebetstradition ein allgemeines Wachsein, Loslassen und Gegenwärtigwerden im Bewusstsein gelten. Als einen ersten Schritt für das Gebet ist es unumgänglich, dass man eine gewisse Ruhe bei gleichzeitiger Wachheit entwickelt. Jener, der krank ist, wird sich in diesem Verhältnis sehr schwer tun, denn er wird, wenn er in die Ruhe hineinfindet, aufgrund des Schmerzes der Krankheit oder auch durch die Erschöpfung oder Auszehrung allzuleicht im Bewusstsein hinweggleiten. Er wird das Bewusstsein nicht in der rechten Konzentration, wie es notwendig wäre, aufrechterhalten können. Es ist diese Ruhe nicht ein herabgedämpfter, lunarer Zustand, in dem man fast in den Dämmerschlaf sinkt, sondern es ist ein Zustand erhöhter Wachheit bei gleichzeitig vollkommener körperlicher Ruhe. Er wird nach meiner Erfahrung in der Regel am günstigsten durch eine wache *āsana*-Praxis, durch die Körperübungen des Yoga, vorbereitet. Man kann dieses Fühlen, das auch der Gebetsstimmung zugrunde liegen soll, vorbereiten durch Übungen, in denen man zur Ruhe kommt, aber gleichzeitig das Bewusstsein nicht hineinsinken lassen darf in den Körper und auch nicht in träumende Zustände. Sie kennen sicherlich die Verhältnisse, wie sie oftmals entstehen mit dem Hören von Meditationsmusik, mit gewissen angenehmen Phantasiesuggestionen bis hin zu Traumreisen, die man in Meditationsübungen macht. Jemand der krank ist, sollte diese auf keinen Fall praktizieren, und ein Gesunder sollte es auch nicht tun. Eine Wachheit bei gleichzeitigem Berieseln mit Meditationsmusik bringt das gesamte Verhältnis von Leib und Seele in eine nur scheinbare Harmonie. Wir können die Wachheit nicht wirklich hervorbringen in Hinblick zum Körper und in Hinblick zu dem, was ein übergeordneter Gedanke ist, wenn wir uns passiv von vorgegebenen Inhalten besetzen lassen, von Eindrücken, die von außen ständig auf uns eindringen. Das Gebet erfordert eine gewisse Stille und gleichzeitig

Die āsana fördern die Fähigkeit zur Ruhe bei gleichzeitiger Wachheit.

226

eine Konzentration auf entsprechend sorgfältig ausgewählte Inhalte. Anfangs ist es gut, wenn man für ein Gebet nicht seine eigenen Worte nimmt, sondern Worte von großen Eingeweihten, von Inspirationen, von Menschen, die diese Sphäre gekannt haben, die man als eine höhere geistige Wirklichkeit bezeichnet, von Menschen, die in der inspirativen Wirklichkeit gegründet waren. Es mag vielleicht etwas schwierig sein, dass man dies am Anfang unterscheiden kann. Jedenfalls sollte man einen Gedanken längere Zeit behalten können bei gleichzeitiger Ruhe und Wachheit im Körper.

Für das Gebet eignen sich inspirierte Texte von Eingeweihten.

Die Konzentration zu einer gedanklichen Wachheit und empfindsamen Wahrnehmung wird ebenfalls in der *āsana*-Praxis mit Körperübungen geschult. Es soll einmal ein Beispiel demonstriert werden, damit Sie sehen, was mit der unabhängigen Gedankenkontemplation gemeint ist. Es wird eine Übung ausgeführt und dabei wird gleichzeitig der Körper unbewegt gehalten. Wenn der Körper unbewegt gehalten wird, dann soll das Bewusstsein nicht in die Welt des groben Körpers versinken oder in Träume hineingleiten, sondern es soll bei einem Gedanken bleiben können, der nichts mit dem Körper und uns selbst oder unserer Problem- oder Konfliktsituation zu tun hat. Wir sollten also während der Übung nicht immer in den Körper hineinspüren und in dessen Energien schwelgen, sondern wir sollten ganz unabhängig während der Übung die Aufmerksamkeit auf einen objektiven Gedanken lenken, der nun nichts mit dem Konfliktfeld des Körpers und der Krankheit zu tun hat.

Während einer Körperübung sollte die Aufmerksamkeit bei einem objektiven Gedanken bleiben.

Es wird die stehende Kopf-Knie-Stellung demonstriert.

Bei dieser Übung kann es sein, dass die Beine sehr zittern. Jetzt soll man sich natürlich nicht, beispielsweise mit Suggestivformeln, einreden, dass die Beine unbedingt zur Ruhe kommen müssen, sondern man sollte einfach den Körper beobachten und registrieren, welche Reaktionen auftreten. Die Ebene des Körpers sollte, ob jetzt Spannung vorherrscht oder nicht, ob Wohlsein, Lust und Unlust vorherrschen, nur einmal registriert werden. Dann sollte man den Körper in Ruhe lassen und einen Gedanken nehmen, der objektiv oder am besten spirituell ist, so dass man ganz klar einen Gedanken behält und gleichzeitig die Stellung bewahrt. Das bringt den Willen zu einer stärkeren Kapazität und das Denken in ein anderes

Zuordnungsverhältnis zum Gefühlsleben. Beim Gebet ist es ebenso. Beim Gebet dürfen wir nicht davon abhängig sein, welche Gefühle wir im Moment haben. Und besonders wenn wir krank sind, dürfen wir nicht von den Ängsten, die diese Krankheit umschließen, gefangen sein. Wir müssen uns durch die Kraft der Mentalität so bewegen lernen, dass wir uns außerhalb der Emotionen und Ängste aufhalten können.

Beim Gebet herrschen ähnliche Gesetze wie in der Konzentrationsentwicklung einer Übung, nur ist das Gebet mehr von Gefühlen und Gedanken in direkter Zielrichtung begleitet. Das, was mit der Demonstration beschrieben wurde, ist eine Konzentrationsentwicklung in einer anspruchsvollen Art, genau genommen eine spirituelle Art der Konzentrationsentwicklung. Wir müssen lernen, uns frei von den Lust- und Unlustgefühlen zu bewegen und den Gedanken für eine gewisse Zeit zu bewahren. Das wäre in der Meditations- oder Gebetsschulung eine Grundvoraussetzung. Nachdem zuerst die Ruhe der Position, die Stille der Haltung eingetreten ist, kann die Aufmerksamkeit auf den Gedanken erfolgen und das Bewusstsein kann in dem Gedanken verweilen lernen. Wenn das bei gleichzeitiger Ruhe mit Wachheit gegenüber den Energien des Körpers gelingt, so ist die Seele schon in einem gewissen Aufbau begriffen. Es ist die Seele, die den Gedanken bewahrt, es ist die Stärke des Ich, der lebendige Zeuge der Freiheit in uns. Noch wird aber der große Erfolg nicht sogleich in großartigen Gefühlen entstehen, denn es zeigen sich in der Regel bei dieser Übung zunächst sehr subtile Eindrücke und Wahrnehmungen, die uns eher etwas umsichtig machen, die uns fast wie ein zarter Morgenschimmer zufließen, die aber, wenn wir nicht aufmerksam genug sind, sich unbemerkt zerstreuen. Es fließen uns damit aus den Gedanken Kräfte zu. Das wäre im Sinne des Gebetes, dass der Mensch aus dem, was er bittet und dem, was er zum achtsamen Bewusstsein erhebt, einen inneren, rückwirkenden, stillen Gefühlsstrom erhält. Er wird damit nicht aus sich heraus projizieren, sondern er wird mit der Zeit aus der Offenheit seiner Innensicht aus einer anderen Welt empfangen. Das Grundverhältnis, das zu dieser gesamten Einordnung vom eigenen Bewusstsein zu einer größeren Wirklichkeit führt, muss aber heute erst geschaffen werden, und das bedarf durchaus auch weiterer Reinigungspraktiken und vor allen Dingen einer größeren Auseinandersetzung als wir es im Allgemeinen hier in unserer Kultur gewohnt sind.

Der Krebskranke neigt zu einer ganz besonderen Art der Versuchung. Sie ist ähnlich der Versuchung in der Depression. Wenn wir krank sind, dann möchte das Bewusstsein durch Angst aus der Wirklichkeit des Körpers fliehen. Diese Flucht aus dem Körper kann verhängnisvoll werden, weil sich der Einzelne allzuleicht mit Hilfe der Religion in eine Ebene hineinbegibt, die man im wahrsten Sinne als »Selbstlos ohne Selbst« bezeichnen kann. Bitte entschuldigen Sie den etwas eigentümlichen, nicht theologischen und auch nicht philosophischen Begriff. Was kann dieser eigentümliche Begriff heißen, dass ein Mensch selbstlos ohne Selbst ist? Wie sieht dieser Zustand aus, der ganz besonders im Kranksein eine Versuchung darstellt? Beim Gebet erscheint jene große Versuchung, bei Yoga und in der Meditation ebenfalls, dass jemand seinen Standpunkt zugunsten einer Wirklichkeit Gottes aufgibt und sagt: Gott ist alles und ich bin nichts. Sicherlich ist der Körper nicht sehr viel. Wenn man ein Leben betrachtet, wie es in der gesamten Weltschöpfung steht, so ist es sicher nicht viel mehr als eine Ameise im Wald. Dennoch ist dieses Leben, das uns gegeben ist, nicht ein Nichts, sondern es ist verbunden mit einem Einzigartigen. Dieses Einzigartige, sei es sündhaft oder sei es edel, ist jedenfalls ein Ich, ein Selbst. Dieses Selbst soll auch gefördert werden, es soll nicht hingegeben werden in eine Ewigkeit, die man nicht greifen kann. Der Zustand der Selbstlosigkeit ohne Selbst öffnet den Negativeinflüssen, den krankmachenden Kräften Tür und Tor. Je mehr man sich selbstlos ohne Selbst hingibt und aufgibt und die Religion damit in einer Erwartungshaltung benützt, je mehr man einen Gott anbetet, den man nicht ergründet und vor dem man auch in der Wirklichkeit der weiteren Naturschöpfung die Augen schließt, ebenso wie vor sich selbst, desto mehr führt gerade die religiöse Praxis in einen gegenteiligen Sinn. Die Selbstlosigkeit ohne Selbst ist heute eine der größten Versuchungen, es ist das Hineingehen in eine Religion und das gleichzeitige Aufgeben der eigenen inneren Wirklichkeit. Es ist, wie wenn sich der letzte Keimfunke der Personalität in einem unendlichen Ozean auflösen möchte. Das Gebet sollte daher immer von einer schöpferischen Erkenntnis geprägt sein, damit ein Halt im Ich geschaffen wird.

Die Aufgabe des eigenen Standpunktes entspricht einem »Selbstlos-Sein ohne Selbst«.

Ein letzter Gedanke zum Gebet soll heute noch ein Licht der Beobachtung erhalten. Was ist die Bitte? Die Bitte, die im Bittgebet im Mittelpunkt steht, ist eine andere Dimension, eine große Macht, eine Fülle, ein Magnet, eine anziehende Kapazität. Für uns und für eine klarere und tiefere Betrachtung erscheint es deshalb notwendig, dass wir uns damit auseinandersetzen, was diese magnetische Dimension wirklich ist. Was ist die Bitte, die die ganze Atmosphäre des Bittgebetes prägen soll?

Die Bitte ist weitaus größer, weitaus mächtiger als das, was das ausgesprochene Wort darstellen kann. Die Bitte ist Liebe, die an den Gottvater gerichtet ist, die aber uns selbst übersteigt und die Macht des Größeren sieht. Die Bitte ist eigentlich Gott, und es ist die immer überkommende Schöpferkraft, die ständig durch uns lebt und webt und die wie eine großartige Magie unser Wesen in einen immerwährenden Neuanfang führt. Die Bitte ist etwas, das einer transzendenten Wirklichkeit angehört und die im Gegensatz steht zum Verlangen. Die Bitte ist tatsächlich eine andere Wirklichkeit, eine Wirklichkeit, die im Ich-Selbst besteht und die letztlich sogar in Christus besteht. Im Gegensatz zur Bitte steht das Verlangen, das Fordern, das Erwarten.

Die Ausführungen über das, was die Bitte in Wirklichkeit ist, können vielleicht besser verstanden werden, wenn Sie sich zurückerinnern an das Bild vom Kind, das sich mit Interesse hinwendet an das Vorbild des Erwachsenen. Dieses Kind nährt sich ja förmlich aus dem Geist, aus dem Seelischen, aus der Autorität und dem Wissen des Erwachsenen und nimmt dasjenige auf, was in der Sphäre und dem Geist des Erwachsenen lebt. Man macht sich heute sehr wenig Vorstellungen darüber, wie die Erziehung bei Kindern stattfindet. Was in der Außenwelt lebt und was vor allen Dingen in den Erwachsenen lebt, nährt die Kinder. Es nährt sie auf innere und äußere Weise. So ist es zu gewissen Graden auch noch im Verhältnis der Erwachsenen selbst. Wir nehmen ständig von außen etwas zu uns, und dies wirkt wie eine Nahrung, die uns rhythmisierend neu schafft. Die Bitte ist nicht das, was wir als eine Forderung, als ein Verlangen, als ein Wünschen und Erwarten um das sterbliche Heil Gott entgegenbringen, sondern sie ist wahrhaftig, wie die Übung angedeutet hat, ein Hineinfinden, ein Hineinlauschen und Hineinhorchen in eine Wirklichkeit bei größter Wachheit in eine Welt, die noch gar nicht geboren ist. Sie ist ein Hineinhorchen und ein Suchen nach einer Wahrheit, die größer ist als diejenige, die das momentane Gefühl von Lust und Unlust spiegelt. Nehmen Sie dies einfach einmal zu einer Art Meditation oder zu einer weiteren Erkenntnisentwicklung. Die Bitte ist in Wirklichkeit unser eigenes Ich. Unser von oben herabkommendes, werdendes, schaffendes Ich ist eine verborgene Wirklichkeit, die wir nicht verwechseln dürfen mit dem, was aus Verlangen und Wollen, was aus Ängsten und kleinlichem Begehren dem Gesamten entgegengebracht wird. Dieses ganz bewusste Übersteigen des kleinlichen Verlangens und das Hinwenden an eine konkrete, durch wiederholte Erkenntnissuche erschaffene Wirklichkeit wäre die Sphäre des Gebetes, und sie zu entwickeln ist ganz besonders wichtig, damit wir bei einer Krankheit nicht jener Verwechslung erliegen, die das materialistisch gebundene Wesen in uns hineinbringt, das ganz besonders Passivität und Erwartung ist und in Wirklichkeit nur Konsumieren darstellt. Zum Gebet müssen wir die Schöpferkräfte in uns entwickeln, damit wir jener Sphäre näherkommen von einem sterblichen Sinn, der im Verhältnis zu einem unsterblichen Geheimnis steht.

Die Wasseranwendung

Stauungen   ⟶   Exkarnation
in der   des
Lymphbewegung   Bewusstseins

Beispiel: morgendliche Stauung führt zu Steifheit, Trägheit, Unlust, Müdigkeit und einem Gefühl der Angst vor dem Tagwerk.

Die Wasseranwendung hat eine begleitende Wirkung bei Krankheit.

Wollen wir uns nun zu einem leichter fassbaren Themenhintergrund hinwenden. Betrachten wir als Nächstes die Wasseranwendungen. Warum hat das Element des Wassers auch bei der Krebstherapie einen heilsamen Einfluss? Sicherlich dürfen Sie nicht erwarten, dass mit einer Wasseranwendung und mit Wassertherapien, mit der Anwendung von Kälte und Wärme in Verbindung mit dem Wasserelement eine Heilung bei Krebs geschehen kann. Die Wassertherapie hat in ihren vielseitigen Variationen nur einen

Die Wasser-
therapie wirkt
reinigend und
entstauend auf
die Lymph-
tätigkeit.

begleitenden, einen fördernden und stärkenden Einfluss auf unser Immunsystem und auf unser ganzes psychisches und physisches Empfinden. Das Wasser ist das feinstoffliche Element, das auf das Bindegewebe, vornehmlich die Lymphtätigkeit reinigend, entlastend und entstauend wirkt. Dadurch kann die Seele wieder besser den Körper ergreifen und durchdringen.

Die Wassertherapie kann als eigenständige Therapieform sicherlich keinen Krebs heilen, ähnlich wie jede andere isolierte Therapie, sei es die Homöopathie oder die verschiedenen Formen der Heilkunde, in den seltensten Fällen Krebs heilen kann. Für die Krebstherapie müssen meist mehrere Therapien und Aktivitäten zum Einsatz kommen, damit die gesamte Psyche und Physis von verschiedenen Seiten gehoben wird und somit die geschwächte Selbstkraft und das damit verbundene reduzierte Immunsystem wirklich zur Stärkung kommen. Die Wasseranwendung hat aber, wie wir vielleicht aus den Kneipptherapien wissen, immer eine sehr belebende, sehr erfrischende, erquickende, regenerierende und auch gewebsstärkende Wirkung. Das Wasser ist mit dem Lebenselement sehr nahe verwandt. Dieses Lebenselement ist gerade bei der Krebskrankheit ganz entschieden geschwächt oder zumindest in ein verkehrtes, degenerierendes Verhältnis entglitten, so dass einerseits falsche, wuchernde Lebensprozesse entstehen und auf der anderen Seite eine Auszehrung im gesunden Organismus eintritt. Dieses Lebenselement kann durch Wasser wieder entschieden angeregt werden, aber eben nur angeregt und noch nicht geheilt werden. Vielleicht kennen Sie die angenehmen Wirkungen, wenn Sie im Frühjahr das erste Mal wieder in einen See hineinspringen, wenn das Wasser noch recht kalt ist, und dann nach wenigen Minuten wieder herauskommen und an der Peripherie des Körpers das lebenskräftige Kribbeln spüren.

Wasser wirkt
auf das Lebens-
element
anregend.

Eine Folge von Wirkungen

Das Gedankenleben wirkt auf die Atmung –
bindend oder befreiend.

Die Atmung wirkt auf die Funktion der Verdauung.

Die Drüsenabsonderung wirkt direkt auf das Mesenchym.

Das Bindegewebe nimmt über die verschiedenen Gestaltungen
das *karma* auf.
(*Karma* ist der Begriff für die Auswirkungen von Gedanken;
wörtlich übersetzt heißt *karma* »Tat«.)

Das Bindegewebe zieht die krankmachenden, kanzerogenen,
immunschwächenden, destruierenden Einflüsse weiterhin an,
so dass ein Ausbruch ohne Hilfe von außen nahezu unmöglich
erscheint.
Der Glaube ist in der Körperwelt gefangen.
Der Zustand ist wahrhaftig ein Kranksein.

Weiterhin ist es erwähnenswert, dass das Wasserelement einen
heilsamen Einfluss auf das Bindegewebe ausübt. Es festigt und
strafft das Gewebe. Schwimmen ist bekannt als eine der gesunden
Sportarten, denn es stärkt unter anderem das Bindegewebe. Das
Bindegewebe verdient etwas mehr Aufmerksamkeit als es allgemein von der Medizin erhält. Eine Krankheit beginnt aufgrund
von Ungleichgewichten, die sich im Leib-Seele-Verhältnis und
schließlich dann im Körper widerspiegeln. Für dieses Ungleichgewicht sind die Gedanken, wie sie gedacht und in welche Richtung
sie geführt werden, recht bedeutungsvoll. Diese Gedanken, die
zunächst einmal ganz neutral wären, können sich aber, wie anfangs schon erwähnt, mit der Atmung binden. Je nachdem, ob die
Atmung in einer bindenden oder lösenden Qualität funktioniert,
und sie funktioniert immer auf die eine oder andere individuelle
Weise, entwickelt sich eine entsprechende Drüsenabsonderung im
innersekretorischen System. Die Drüsenabsonderung bestimmt
wiederum das weitere Milieu im Körper durch die verschiedenen
Hormone, die schließlich auf das Gewebe und das Blut weiter-
wirken. Im Bindegewebe entwickelt sich ein bestimmtes Milieu.
Das Bindegewebe ist es, das die Krankheit in letzter Konsequenz

*Das Bindege-
webe zieht in
letzter Konse-
quenz die
Krankheit heran.*

heranzieht. Wir wissen dies auch und bemerken zum Beispiel eine Art Müdigkeit oder Schwere, wenn wir im Bindegewebe und vor allen Dingen im Lymphsystem angestaut sind. Sicherlich kennen Sie alle die starken Wirkungen, die heute aus der nervlichen Überforderung heraus resultieren. Wenn man eine Zeitlang nervlich gefordert ist und an nervlicher oder vitaler Substanz verliert, dann entwickeln sich oft Stauungen wie zum Beispiel an den Fingern, in den Beinen oder an den Augenlidern, die nicht gleich als heftige Funktionsstörung der Leber oder der Nieren gelten müssen, aber dennoch als eine Art Überlastungssymptom zu bezeichnen sind. Diese Stauungen entschwinden meistens, wenn man sich für kurze Zeit in ein kaltes Wasser hineinbegibt. Das Wasser soll kalt sein, damit es das Gewebe zusammenzieht und die Peripherie, das ist die Haut, wirklich erfrischt. Das Wasser hat in diesem Sinne eine Reinigungswirkung auf das Bindegewebe, und man könnte das auch so verstehen, dass mit dem Wasser der sogenannte astrale Schmutz wie ein äußerer Schmutz weggewaschen wird.

Kaltes Wasser wirkt reinigend auf das Bindegewebe.

Was ist der astrale Schmutz, oder anders ausgedrückt, was ist das, was der Körper an nervlicher Belastung täglich tragen muss? Ganz besonders wenn wir geschwächt sind, sind wir den Einflüssen einer fremden Welt wie ein schutzloses Gefäß ausgeliefert. Diese fremde Welt besetzt das Nervensystem mit ihren Gedanken und lässt das bewusste Empfinden nicht mehr frei atmen. Wenn sich jemand am Nachmittag oder nach Feierabend dann unter das brausende Wasser stellt, fühlt er sich gleich wieder frischer, und dies ganz besonders, wenn er die Anwendung mit einer entsprechend kühlen Temperatur vornimmt. Er fühlt, wie es das Gewebe zusammenzieht und förmlich reinigt. Das Wasser nimmt das hinweg, was sich noch nicht verfestigt hat. Das Bindegewebe nimmt das Wirken von sogenannten krankmachenden Einflüssen als Erstes auf und zieht weiterhin die krankmachenden Einflüsse an. Von diesem Bindegewebe aus geht der krankmachende Prozess weiter in die Verfestigung und schließlich in die Zelldegeneration und damit in die maligne Entartung. Wenn Stauungen bestehen, dann sind meistens die fremdartigen Nerveneinflüsse noch nicht so sehr in der Physis manifest geworden. Erst wenn die Stauung chronisch wird, dann beginnt sich das gesamte Fremdartige im Ausdruck des Krankseins immer mehr zu verfestigen, und das Immunsystem wird entschieden geschwächt. Wir waschen förmlich mit der

234

Wasseranwendung dasjenige weg, was an täglichen nervlichen Fremdlasten aufgenommen wird. Nun werden Sie sagen: »Das ist ja wunderbar, dann werden wir uns jeden Tag dreimal, am Morgen für die Negativeinflüsse der Nacht, am Mittag für die Negativeinflüsse des Vormittags und am Abend für die Negativeinflüsse des Nachmittags unter das Wasser begeben. Dann werden wir schon nichts mehr Schlechtes an uns haben.« Wie aber sieht die vernünftige Wassertherapie mit etwas mehr Weisheit und Verantwortung gedacht aus?

Stauungen im Bindegewebe lassen sich meist noch mit kaltem Wasser »wegwaschen«.

Die Wasseranwendung kann in der Praxis etwa folgendermaßen aussehen: Bei der Krebskrankheit ist fast immer im fortgeschrittenen Verlauf oder zumindest im weiteren Verlauf eine Lymphstauung ersichtlich. Über die Lymphe verbreiten sich auch die meisten Metastasierungen. Die Lymphknoten schwellen an, die Lymphe überdehnen sich. Die Überdehnung zeigt schon eine beginnende Schwächung im Gesamtsystem, also nicht nur im Bindegewebe, sondern im gesamten Abwehrsystem, an. Wenn wir bei heißem Wetter in ein kaltes Wasser gehen, dann sollten wir uns damit nicht überfordern und nicht zu weit abkühlen. Gerade bei der Krebskrankheit ist davor zu warnen, dass man zu starke Abkühlungen über sich ergehen lässt. Der Wärmehaushalt sollte nicht bis in die inneren Organe hinein heruntergedrosselt werden. Die Wasseranwendung sollte deshalb nur kurz sein, an der Peripherie bleiben, aber sie sollte auch kalt sein. Am besten geht man im Frühjahr in die kalten Gewässer. Im Herbst und im Sommer sollte man am besten nur noch am Vormittag in die Gewässer gehen, möglichst wenn es frisch ist und dies auch nur für kurze Zeit, damit der Wärmehaushalt nicht zu sehr absinkt. Das erfrischende Bad bringt die Lymphe besser in Bewegung. Weiterhin sollte aber die Anwendung nicht im Sinne des vitalen Genießens erfolgen, des modernen Schwelgens im Kalten wie auch im Warmen. Der Mensch hat ja wirklich die Untugend in sich aufgenommen, dass er alles nach der Vitalität auskostet, und zwar so auskostet, dass er darin eine Art abwechslungsreiche Befriedigung der Sinne erlebt. Vielleicht kennen Sie das Bild am Badestrand, wenn es heiß ist: Der moderne Bürger brütet zuerst in der prallen Sonne, dann geht er voller Überhitzung in das Wasser und nachdem er abgekühlt ist, fühlt er sich wieder gekräftigt und zufrieden und schwelgt weiter in der Sonne. Dieses Schwelgen ist mehr oder weniger nur eine anders ausgelebte Form der Sexualität, die mit einem Ausschalten des Bewusstseins

Der Körper sollte nur an der Peripherie abgekühlt werden.

einhergeht. Versuchen Sie einmal die Übung, die sehr einfach nachzuvollziehen ist: Gehen Sie einmal in das Kalte und halten Sie im Kalten wirklich inne, so dass Sie sich einmal nicht bewegen und nicht wild, vor lauter angenehmen Gefühlen um sich schlagen, sondern sich wirklich für eine Zeit von zehn oder fünfzehn Sekunden vollkommen auf das konzentrieren, was kalt ist und wie dieses Kalte an der Haut wirkt. Sie werden dann einen Empfindungseindruck für das bekommen, was dieses wirkliche momentane Schmerzgefühl der Sinneswahrnehmung ist, denn die Sinneswahrnehmung ist eigentlich ein Schmerzgefühl. Indem aber das Bewusstsein beständig übertönt wird durch vitale Erregungen, durch besondere Schwelgereien und Gefühlsregungen, wird die wirkliche Wahrnehmung, die nahe an der feinfühligen Empfindung liegt, ausgeschaltet. Wir sollten das stechende oder brennende Kalte des Wassers spüren, denn dadurch wird das Bewusstsein angeregt und es entsteht ein ganz anderer Heilseinfluss, als wenn wir uns nur vom Warmen ins Kalte bewegen und vom Kalten wieder zurück ins Warme und darin mehr schwelgen und es genießen. Das Wasser sollte als eine empfindsame Berührung im Element erlebt werden. Das wäre im Sinne der Wasseranwendung.

Eine Übung: Für 15 Sekunden das Kalte des Wassers ruhig und bewusst erleben.

Der folgende Gedanke ist ebenfalls noch leicht nachvollziehbar und gerade auch für die Wintermonate recht gut geeignet. Über einem See herrscht eine besondere Atmosphäre. Besonders über den Seen der Chiemgauer Seenplatte oder über den Gebirgsseen, über den nahen Tiroler Seen, herrscht eine ganz angenehme, lebenskräftige Sphäre. Wer geistig schauen kann, der sieht über einem See, zum Beispiel über einem Moorsee, etwas, das man bezeichnen kann »wie rosa«. Man kann es nur bezeichnen als etwas, das »wie« ist, also nicht als etwas, das »so« ist und somit für die materiellen Sinne sichtbar ist. Es ist wie ein stärkendes Rosa. Der Moorsee hat eine ausgesprochen stärkende Kraft, eine Kraft zur direkten Bereicherung der Lebenskraft. Der Gebirgssee wirkt wieder anders, und der herkömmliche See mit einem einigermaßen schönen Wasser wirkt etwa wie grün, er wirkt wie das lebenskräftige Grün nach innen in die Seele. Man kann sich diesen Empfindungen hingeben und man kann am See einmal entlanggehen und man wird am See immer eine Empfindung haben, dass man, obwohl man vielleicht das Wasser nicht direkt berührt, doch eine Art Lebenskraft aus der Sphäre, die über dem Wasser waltet, aufnimmt. Es ist dies die Reinheit der Sinne. Das Spazierengehen am See, ganz besonders mit diesen Gedanken, wirkt sanft anregend auf die Lebenskraft. Das können auch schwerkranke Menschen sehr gut ausführen. Es ist ein sehr großer Unterschied, ob wir auf einer Wiese spazierengehen oder am Rande eines Sees gehen. Ganz besonders ist der Unterschied spürbar, wenn wir uns dazu Gedanken in die Erinnerung prägen. Ähnliche Gedanken könnte man sich zu einem Gebirgsgewässer machen und zu vielem mehr. Es soll hier aber nur das lebenskräftige Element des Wassers, das reinigend, belebend und vor allen Dingen auf das Bewusstsein stärkend wirkt, angesprochen werden. Das Wasser wirkt reinigend auf die Psyche und die Sinne, auch wenn wir es nur auf mentale Weise bei einem Spaziergang erleben. Es wirkt reinigend auf das, was sich angesammelt und aufgespeichert hat und das Nervensystem belagert, es wirkt beruhigend auf das Nervensystem und subtil bereichernd auf unser Innenleben.

Ein Spaziergang am See wirkt reinigend auf die Psyche und das Nervensystem.

Werden wir nun noch zu einem letzten, etwas globalen Punkt im Hinblick auf die Krebskrankheit kommen. Es ist die Ernährung. Die Ernährung würde sicherlich mehr Zeit für die Ausführung in Anspruch nehmen, genau genommen sogar mehrere Vorträge, denn die Ernährung hat bei Krebs schon eine sehr wichtige Bedeutung. Ganz besonders erwähnenswert ist die vitaminreiche Kost. Die vitaminreiche Kost wird bei Krebs allgemein sehr häufig eingesetzt. Die Vitamine werden in jüngerer Zeit bei Krebs in Form einer Hypervitaminisierung meist durch Injektionen gegeben. Wenn man dem Körper die Vitamine isoliert gibt, dann bringt man oftmals eine sehr günstige Wirkung hervor, die beim Krankheitsbild so manche Schwächen wieder in einen Aufbau hinüberführt und vor allen Dingen auch das gesamte Bewusstsein des Menschen stärkt. Vitamin C-Gaben und Vitamin A-Gaben sind bei der Krebstherapie besonders von der Naturheilkunde empfohlen. Was bedeutet es, wenn wir dem Körper Vitamine verabreichen? Ein Vitamin ist verwandt mit dem, was das Ich-Leben darstellt. Das Ich wird in einer gewissen Weise hypervitaminisiert, es wird etwas emporgehoben. Wenn wir aber dieses Ich durch isolierte Vitamingaben hervorheben, dann besteht eine große Gefahr, die man leider auch in der Wirkung sieht. Man sieht, ganz besonders wenn man mehr subtil das Bild des Menschen betrachtet, wenn man die Gesamtaura betrachtet und das Gesamtbild des Empfindens zur Kenntnis nimmt, dass damit ein Selbstbewusstsein erzeugt wird, das mehr oder weniger künstlich ist. Es wird ein Selbstbewusstsein auf

Isolierte Vitamingaben führen zu einem künstlichen Selbstbewusstsein.

falscher Ebene erzeugt, das für die Heilstherapie doch wenig Vorteil bietet. Die massiven künstlichen Gaben von Vitamin A und C können im Moment die Krankheit etwas positiv beeinflussen, auf Dauer gesehen sollten aber keine künstlichen Vitamingaben erfolgen, denn das Vitamin sollte aus dem ganzen Nahrungszusammenhang gewonnen werden. Es sollten sehr viel Vitamin A und sehr viel Vitamin B, C und D zu sich genommen werden, aber eben aus dem Gesamtzusammenhang der Nahrung, aus den Nahrungsmitteln, aus Getreide, Gemüse, Früchten, Fruchtsäften, beispielsweise wie roter Traubensaft, und Verschiedenem mehr. Die Ernährung spielt eine große Rolle. Wie die Ernährung zusammengestellt wird ist natürlich auch eine Angelegenheit der individuellen Möglichkeiten, der individuellen Kenntnisse und der Erfordernisse der Krankheit.

Vitaminbedarf aus der Nahrung decken.

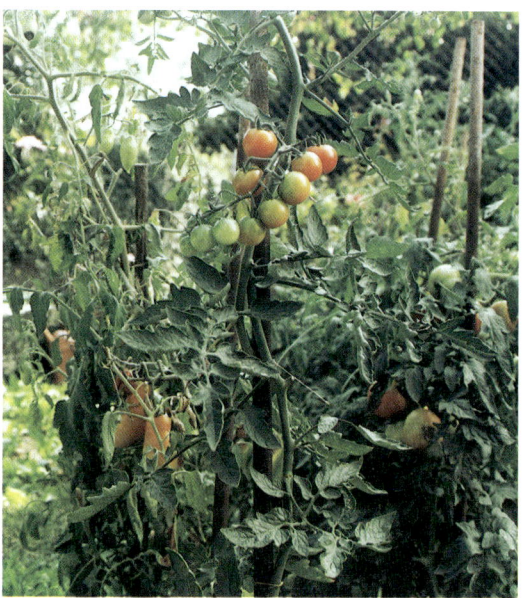

Die Tomate ist, wie auch die anderen Nachtschattengewächse, bei der Krebstherapie eher ungeeignet. Sie sollte in der Krebsdiät eher zurückhaltend eingesetzt werden.

Die gesunde Ausscheidung

Neben den üblichen Ausleitungsverfahren der Naturheilkunde, Homöopathie, Darmreinigung, Wassertrinken, Diäten, ist auf das Serumeisen zu achten.

Eisengaben sind aber bei malignen Tumoren kontraindiziert.

Eine gesunde Ausscheidung erfordert ein lebendiges Bewusstsein, das sich immer wieder im Neuanfang erlebt. Wenn ein Neuanfang im Leben eintritt, scheidet der Körper das Alte oder Unbrauchbare aus.

Bei der Krebstherapie spielt die gesunde Ausscheidungsfunktion eine wesentliche Rolle. Grundsätzlich kann bei der Ernährung beachtet werden, dass man das Ausscheidungssystem möglichst günstig anregt und kräftigt. Das Ausscheidungssystem unterliegt vor allem auch dem Eisenspiegel, wie dieser im Verhältnis zum Kupfer und zu den anderen Elementen steht. Wenn das Eisen reduziert ist, dann wissen wir, dass damit eine Müdigkeit den Körper plagt und auch leicht eine Ohnmacht eintreten kann. Blässe im Gesicht ist gerne ein Hinweis auf Eisenmangel. Eisenmangel spielt in Hinblick auf Krebs auch eine ganz besondere Rolle. Die Ärzte nehmen sogar das Verhältnis von Kupfer zum Eisen als Indikator dafür, wie das Immunsystem arbeitet und wie erfolgreich eine Therapie, entsprechend dem Anstieg des Bluteisenwertes, ist. Es sollte kein Eisenmangel bestehen. Wenn das Eisen im Blut erniedrigt ist, verliert sich die Festigkeit im Bewusstsein. Der Mensch wird dadurch zu einem Blatt im Winde, das keine rechte Position findet. Das gesamte Ausscheiden über die natürlichen Wege der Ableitung wird gestört und es entsteht eine Intoxikation. Das einzigartige Spiel der Persönlichkeit, die in der Begegnung mit anderen steht, kann nicht mehr eintreten.

Eisenmangel führt zur Standpunktlosigkeit.

Die künstliche Substituierung ist aus medizinischen Gründen bei der Krebskrankheit nicht das Mittel der Wahl, das der Therapeut einsetzen könnte, vielmehr sollte der Anstieg des Eisenwertes aus dem natürlichen Zusammenhang der Nahrung heraus, aus dem Gesamtstoffwechsel heraus, möglichst durch kräftigende Kost entwickelt werden. Das Eisen ist etwas sehr Wichtiges. Es ist das Metall der Stabilisierung. Es ist das Metall, das die Individualität gegenüber den vielen Schwankungen und Zweifeln der Psyche stärkt. Wenn der Eisenstoffwechsel nicht in Ordnung ist, dann ist in der Regel auch die Ausscheidungsfunktion blockiert. Bei der Krebskrankheit haben wir das Dilemma, dass das Ausscheidungssystem, und dazu zählen die natürlichen Ausscheidungswege über die Nieren, über den Darm, über die Haut und die Atemwege, nicht richtig geschaltet ist und dass im Inneren eine gewisse Blockade besteht, so dass gerade das, was ausgeschieden werden sollte, zurückgehalten wird, und dafür das ausgeschieden wird, was vielleicht sogar zum Aufbau wichtig wäre.

Bei der Krebskrankheit funktioniert das Ausscheidungssystem nicht im richtigen Sinne.

Wenn das Eisen nicht richtig organisiert ist im Gesamthaushalt, wenn eine Mangelsituation im Blut besteht, dann ist die Psyche im gesamten Bewusstsein nicht straff, nicht spannkräftig, nicht richtig lebendig, dann ist das Bewusstsein von Ängsten oder Zweifeln hin- und hergerissen und kann sich nicht richtig rhythmisieren für das Leben. Somit wird das Bewusstsein nicht mehr zu einem geeigneten Instrument; es können das Denken, das Fühlen und der Wille, die Träger des Bewusstseins, nicht mehr richtig zur Verfügung stehen, und es entsteht somit eine ständige Aufnahme von falschen Stoffen in das Innere. Das Ausscheidungssystem ist nicht mehr richtig intakt. Mit Eisenmangel fällt es dem Willen schwer, sich zu seinen Mitmenschen und zu einer Realitätsebene in Beziehung zu bringen, weil der Psyche dann in der Regel die Spannkraft fehlt. Deshalb ist bei der Krebskrankheit ganz besonders auf die Qualität und eine ausreichende Quantität des Eisenspiegels zu achten. Der Eisenstoffwechsel kann durch die Ernährung gefördert werden, besonders durch die Vollkornernährung und durch möglichst abwechslungsreiche und kräftige eiweißreiche Kost. Diese sollte aber nicht aus Fleischkost bestehen, sondern mehr aus Milchprodukten und vor allem aus Getreidenahrung.

Der Eisenstoffwechsel kann durch eine Vollkornernährung gefördert werden.

Erwähnenswert ist bei der Ernährung auch der Faktor des Fastens. Das Fasten wird bei Krebs häufig praktiziert und stellt unter Umständen auch eine der entscheidenden Möglichkeiten dar, wie man dem Krebs, dem malignen Wachstum, begegnen kann. Bei einer Fastenkur müssen aber der Patient und der Therapeut sehr sorgfältig abwägen über die Art des Fastens, über die Dauer des Fastens und vor allen Dingen über die weitere Folgezeit des Aufbaus. Es kennen vielleicht manche die sogenannte Breuß-Kur [1], die der Österreicher Breuß praktiziert hat mit einem 42-tägigen Saftfasten, bei der der Körper auf ein ganz anderes Niveau eingestimmt werden soll und vor allem die Eiweiße entsprechend reduziert werden, bis jegliche Malignität im Körper zunichte geworden ist. Diese Breuß-Kur über 42 Tage ist aber nicht in jedem Falle günstig. Wenn bereits eine Kachexie, eine Auszehrung besteht, dann kann dem Körper mit dem langen Fasten kein glücklicher Weg geebnet werden. Nach meiner Erfahrung ist sogar bei einer Krebskrankheit ein Fasten nur bis zu drei Tagen angezeigt, dies mit entsprechender Darmreinigung und einem nachfolgenden möglichst guten Aufbau mit kräftiger Kost, kräftiger sogar als jemals zuvor. Denn es soll der Mensch nicht nur das körperliche Niveau herunterstimmen, das mit der Zeit eine Art Gleichklang bietet, ein Niveau, das eine Art Harmonie und vollkommene Reinheit widerspiegelt. Es ist durch Fasten durchaus möglich, dass man jegliche Region der gesamten Geweborganisation reinigt, aber es ist damit nur einmal das körperliche Niveau und die Harmonie im Körper verbessert. Es bleibt dabei aber noch die Frage offen, wie die Kraft der Seele, wie die Kraft des spirituellen Weiterschreitens möglich ist. Hat der Mensch genügend Kräfte, dass er wirklich jene individuelle Entwicklung, die gefordert ist, bewältigen kann und den Konflikten – bei Krebs bestehen vielfach Konfliktsituationen in der Psyche – positiv begegnen kann? Der Mensch braucht, gerade wenn er krank ist, die Kraft des Bewusstseins und die Kraft, dass er immer wieder seine Individualität, also das, was einzigartig ist, neu beleben und vor dem Verfall retten kann. Das Essen ist wichtig für die Entwicklung. Das Essen hält die Kraft aufrecht, es hält, wie das Sprichwort sagt, Leib und Seele zusammen. Das Essen im rhythmisch sinnvollen Aufbau ist also in den meisten Fällen mehr angezeigt als das Fasten.

Fasten ist nur bedingt förderlich.

Eine ganz wunderbare Heilstherapie, die hier in aller Kürze zu erwähnen ist, ist die Verwendung von milchsauren Säften oder auch von milchsaurem Gemüse und gesäuerten Milchprodukten. Wenn eine Metastasierung droht, ist der Honig sehr hilfreich, weil er sehr stoffwechselaktiv ist und das Belebende fördert. Was aber bedeutet die Milchsäuregärung? Wir kennen sie vielleicht von dem klassischen Sauerkraut. Die Milchsäuregärung ist eine Art

Essen hält die Lebenskraft aufrecht.

1   Breuß, Rudolf, »Krebs«, Versandbuchhandlung Margreiter, Im Hag 23, A-6714 Nüziders

Vorverdauungsprozess, der etwa schon 50 Prozent Entlastung in die Verdauung hineinbringt. Wenn man also milchgesäuerte Produkte zu sich nimmt, dann sind sie dem Menschlichen schon ganz nahe angeglichen, sie sind schon in die Nähe des Lebens gebracht, des Lebens, das dem Lebensleib entspricht. Dadurch bleibt im Organismus die Kraft für anderweitige Abwehrfunktionen erhalten. Denn wir müssen jenes Gesetz beachten, dass, je schwerer die Verdauung belastet wird, vor allem durch Fleischkost, durch schwere Fette, schwere cholesterinreiche Nahrung und auch durch eine sehr ungeordnete Kost, desto mehr wird unserem Bewusstsein und unserer schöpferischen Aktivität die Substanz geraubt. Die Verdauung entzieht der Mentalität und dem Empfindungsleben die Wachheit und Freude. Je leichter die Kost ist, und die milchsaure Kost ist die leichteste Kost, die es gibt, desto eher ist ein gewisses Reservepensum noch freigehalten für andere Bewusstseins-, Lebens- und Abwehrfunktionen. Milchsäure ist für den Organismus sehr heilsam und bringt auch, wenn Candida-Infektionen bestehen, diese Störung leichter zum Abklingen.

Der letzte Gedanke zur Ernährung ist noch einmal auf das Ausscheidungssystem gerichtet. Das Ausscheidungssystem arbeitet nach bestimmten Gesetzen. Das große Problem bei vielen Krankheiten ist allgemein die Eiweißverdauung. Es mögen vielleicht auch die Kohlehydrat- und die Fettverdauung in gewisser Weise in einer Störung begriffen sein, aber diese haben doch wieder eine andere Auswirkung auf das Nervensystem und entsprechend auf andere Funktionsbereiche als die Eiweißverdauung. Auf die gute Eiweißverdauung ist in erster Linie bei Infektionen Wert zu legen, und sie sollte vor allem bei der Krebskrankheit unbedingt beachtet werden. Die Eiweißverdauung ist bei malignen Krankheiten gestört. Wenn sie gestört ist, dann beginnt der Körper leichter falsches Gewebe zu produzieren und die Zellen können entarten.

Es kann nun, im Hinblick auf das Ausscheidungssystem, eine ganz einfache Therapie erfolgen, die aber nur unter der Aufsicht eines erfahrenen Arztes oder eines guten Therapeuten erfolgen sollte, der sich mit diesen Zusammenhängen auskennt. Es kann eine rhythmische Eiweißkost gegeben werden, die sich ständig im Wechsel entfaltet. Wenn der Körper zum Beispiel einmal Zucker bekommt, dann wird er in der Regel vom Zucker nicht krank werden. Wenn

Milchsaure Produkte sind leicht verdaubar und sehr heilsam.

Die Eiweißverdauung ist bei malignen Krankheiten gestört.

Rhythmische Eiweißkost fördert den Ausscheidungsprozess.

242

wir ihm aber dreimal oder fünfmal hintereinander Zucker geben, dann wird er ganz anders mit dem Zucker umgehen und mit der Zeit Ablagerungen aus diesem Nahrungsstoff bilden. Er wird nicht mehr so sehr erfrischt oder belebt an diesen Stoff herangehen. So ist es auch mit den Eiweißen. Wenn wir einmal Fleisch essen, dann wird kein größeres Problem entstehen. Wenn wir aber wochenlang nur Fleisch essen, dann ist das eine unglaubliche Belastung für den Organismus. Vor allen Dingen gewöhnt sich der Organismus an diese Art des Eiweißes und wird immer träger und zeigt bald einmal Tendenzen zur Degeneration. Ein einfaches, ironisches Beispiel kann den Sachverhalt auf einer nahen Volksebene verdeutlichen. Es verhält sich etwa so: Wenn Sie das erste Mal mit einem Menschen zusammen sind, dann werden Sie sicher mit einiger Achtsamkeit mit ihm umgehen. Sind Sie aber schon 35 Mal mit diesem Menschen in den Urlaub gefahren, dann werden Sie sich wahrscheinlich gar nicht mehr füreinander interessieren, und der Fernseher wird das Wichtigere sein. Ist doch nicht so das menschliche Leben im Allgemeinen geordnet?

Die Eiweißverdauung ist ebenfalls in diesem Sinne geregelt. Wenn wir täglich große Mengen des gleichen Eiweißes essen, dann wird der Organismus immer träger und er erfreut sich nicht mehr daran. Er scheidet nicht mehr glücklich aus. Das Gesetz der Ausscheidung ist im Wesentlichen auch von der belebenden Frische geprägt. Nehmen Sie das bitte zur Kenntnis. Wenn wir etwas Neues erhalten, können wir Altes ausscheiden. Das gilt auch für die Psyche. Wenn wir neu belebt sind, können wir das Alte loslassen. Wenn wir einen neuen Schritt im Bewusstsein entwickeln, so wird das Alte unwichtig. Das ganze Leben arbeitet nach diesem Gesetz. Wir müssen uns zu einem gewissen Grad täglich neu im Leben finden, uns wieder neu im Leben durchgestalten, wir müssen unser Leben immer wieder auf größere Ebenen oder tiefere Ebenen oder weitere schöpferische Aspekte anheben. Die gesunde Seele ist in diesem Sinne auf den ständigen Neugestaltungsprozess angelegt, denn sonst kann unser Ausscheidungssystem nicht glücklich und gesund funktionieren.

Wenn wir etwas Neues erhalten, können wir Altes ausscheiden.

Die Ausscheidung beruht auch bei der Ernährung auf diesen Aspekten. Wenn wir dem Organismus Neues geben und er sich an dem Neuen freut, so scheidet er Altes aus. Geben wir ihm am nächsten Tag wieder Neues, dann scheidet er das Vohergehende gesünder aus. Am nächsten Tag geben wir ihm wieder ein neues Eiweiß, und er scheidet das Eiweiß der vergangenen Tage wieder gut aus. Und am vierten Tag geben wir ihm dann wieder ein neues Eiweiß, und so wird er auch die vorherigen drei Tage mit einer sicheren Ausscheidung bewältigen. Das Ausscheidungssystem bleibt besser intakt. Mit diesen vier Tagen sind auch die vier Elemente angegeben: Wasser, Feuer, Erde und Luft. Diese Elemente kreisen, wie es die Lehre des Ayurveda aussagt, immer durch uns. Wenn man immer nur Elemente von gleicher Art nimmt, dann wird sich der Organismus so daran gewöhnen, dass er nicht mehr glücklich ausscheidet. Man kann diese Art der Rotation so praktizieren, dass man am ersten Tag Milchprodukte zu sich nimmt, am zweiten Tag Nüsse, am dritten Tage Leguminosen, am vierten Tage ein entsprechend anderes Eiweiß, vielleicht, wenn man geschwächt ist, sogar ein Ei. Es sollte das Eiweiß schon in ausreichenden Mengen gegeben werden, damit keine zu großen Schwächen eintreten. Aber es sollten die Wechselverhältnisse eingehalten werden.

An vier aufeinanderfolgenden Tagen wird mit vier verschiedenen Eiweißarten abgewechselt.

Eiweißrotation

Die Eiweißrotation entlastet und harmonisiert, sie unterstützt vor allem die Bewusstseinsentwicklung. Sie macht den Körper sensibler und sollte daher nicht bedenkenlos ohne weitere therapeutische Unterstützung praktiziert werden.

Bei vegetarischer Kost (nur unter Anleitung eines erfahrenen Therapeuten oder Arztes)

1. Tag: Sauermilchprodukte
    Getreide nach Wahl
2. Tag: Nüsse (keine Erdnüsse)
    Getreide nach Wahl
3. Tag: Leguminosen (Bohnen, Linsen, Erbsen)
    Getreide nach Wahl
4. Tag: für schwächere Personen ein bis zwei Eier
    Getreide nach Wahl
    evtl. Ziegenkäse oder Schafskäse

Die Eiweißrotation könnte zusammen mit Fleischkost rezeptiert werden; sie beruht auf der Idee, dass die verschiedenen Eiweiße die Organe spezifisch anregen – Leber, Lunge, Herz und Nieren – so dass auch die toxischen Wirkungen des Eiweißstoffwechsels vermindert werden.

Die Ergebnisse dieser Rotation sind bei Krebs nun nicht so, dass sogleich die Malignität geheilt werden kann. Das hervorragendste Ergebnis dieser Rotation ist, dass der Patient innerhalb von sechs bis acht Tagen schon eine sehr angenehme Ruhe, ja, fast einen Frieden in seinem Körper wahrnimmt, der sich ganz besonders im und über das Nervensystem äußert. Es zeigt sich eine bessere Harmonie und dennoch wird dem Körper keine Substanz geraubt. Es wird dem Körper nicht zu wenig gegeben, sondern es wird nur die Ausscheidung angeregt und doch wird genügend zugeführt. Eine Heilung bei Krebs kann aber auf dieser Grundlage allein nicht erfolgen.

Bemerkenswert für diese Art der Therapie ist auch noch eine andere Wirkung und deshalb ist davor auch etwas zu warnen. Derjenige, der diese Rotation über einige Monate hinweg praktiziert, wird damit im sensorischen Nervensystem sehr sensibel. Er wird reiner in seiner Körperlichkeit, aber auch empfänglicher, er wird empfindsamer von seiner gesamten Rezeptivität, von seiner Empfänglichkeit her. Er wird empfänglicher für die Schwingungen eines anderen. Das sollte natürlich nicht im Übermaß eintreten. So ist es günstig, wenn in einer Rotation mit Eiweißen auch wieder Pausen erfolgen. Empfehlenswert ist die Rotation, wenn diese unter Anleitung eines Therapeuten erfolgt, der sich einigermaßen in der Menschenkunde und in der Beurteilung dieser Aspekte und in der Ernährung auskennt. Die Ausscheidung wird mit der Rotation auf ein sehr günstiges Niveau angehoben, und verbunden mit anderen sorgfältigen Ergänzungen im gesamten Ernährungsplan kann sie ein geschwächtes Leben gut und heilsam beeinflussen.

Eine längere Eiweißrotation führt zu erhöhter Sensibilität.

Dies wären wenige Gedanken oder Anregungen zur Ernährung, die sicher noch nicht ausreichend in der notwendigen Fülle gegeben sind. Es sind einige wenige Anregungen damit heute Abend angesprochen worden, die für die weitere Bewusstseinsaktivität dienen können. Das Ziel dieser Ausführungen ist es nicht, dass Sie

Die gemachten Ausführungen dienen dazu, die Schöpferkraft und das Bewusstsein anzuregen.

mit der Ernährung zu Hause sogleich einen Konflikt heraufbe-schwören und sie auf irgendeine Weise fanatisch und zwanghaft praktizieren. Das Ziel ist es, sowohl von den letzten Ausführungen als auch von diesen, dass das Bewusstsein zu mehr Schöpferkraft angeregt wird, zu einem intensiven Auseinandersetzen, zu einem intensiveren In-Beziehung-Bringen, zu einem Hinschauen zu neu-en Möglichkeiten und damit zu einem ersten Lernen von neuen Möglichkeiten, die im Leben heute sehr wichtig sind. Wenn die Schöpferkraft angeregt wird und wenn das Interesse entflammt, gedeiht jener erwünschte heilsame Schritt. Das Interesse entflammt aus dem Feuer des Bewusstseins. Selbst wenn wir diese Ausfüh-rungen noch nicht sogleich verstehen und in die Praxis hinüber-führen können, so wird damit doch das Bewusstsein auf eine Mög-lichkeit hingewiesen, die heute zu ergreifen notwendig ist und die uns damit einen Schritt voranbringt. Je glücklicher diese Wege ei-ner Bewusstseinsaktivität funktionieren, um so glücklicher funk-tionieren auch die anderen Therapien. Auch wenn ein schulmedi-zinischer Eingriff notwendig ist, dann ist er dennoch in Verbindung mit einer schöpferischen Aktivität ein ganz anderer Schritt, als wenn er ohne diese Auseinandersetzung stattfindet. Die Krebskrankheit ist eine Krankheit unserer Zeit, sie ist eine schwere Krankheit, meist eine chronische Krankheit und, vom geistigen Standpunkt aus ge-sehen, eine Krankheit, bei der sich das Schicksal entsprechend ver-dichtet über dem Leben des Einzelnen. Die Krebskrankheit hat einen geistigen Hintergrund, der noch in anderen Vorträgen zur Be-sprechung kommen wird.

Die seelisch-geistige Bedeutung der Krebskrankheit

München, 22. Februar 1998

Die Einheit von Körper, Seele und Geist

Das Thema darf für den heutigen Abend mit einer kleinen interpretierenden Skizze zu dem Wesen des Geistes, der eine unsterbliche und einzigartige Bedeutung für das Menschsein besitzt, eingeleitet werden. Der Begriff »Geist« bedeutet in der Umgangssprache so viel wie »Intellekt« oder »Verstand«. Diese sind aber bei genauerer Betrachtung wohl nur als die Instrumente des Geistes, die ihm als erstes Ausdrucksmittel zur Verfügung stehen, erkennbar. Der Geist ist die außerirdische und unwägbare Dimension des Menschseins, der die gesamte manifeste Schöpfung mit einem gleichnishaften Ebenbildnis durchdringt. Diese höchste Dimension und zugleich auch höchste Idee der Schöpfung ist das freischaffende Glied des Menschseins und nimmt dort durch das Selbstbewusstsein eine personale Gestalt an. Diese transzendente Wirklichkeit des Geistes mit seiner unwägbaren Mitte kann weder erkranken noch sich selbst verletzen, sie kann nicht dem Pathos, dem Leiden, unterliegen und somit kann sie auch nicht mit dem Tod vergehen. Der Geist ist unsterblich, unmessbar, universal und der Ausdruck einer immerwährenden Freiheit und Einzigartigkeit.

Wie ist der Begriff »Geist« zu verstehen?

Es gibt in der Medizin, wie wir wissen, verschiedene Sichtweisen, die sich manchmal konträr gegenüberstehen und die manchmal sehr absolut, definitiv oder ausschließend klingen. Diese von mir dargelegte geistige Sicht will das Krankheitsbild des Krebs nicht nach einer ausschließlichen Ursache definieren und sie somit ganz in Abhängigkeit zu einer höheren Dimension setzen, sondern sie will mehr die verschiedenen Standpunkte erfassen und sie in eine einzigartige und dem Weltengesetz entsprechende integrale Logik führen. Je weiter dieser geistige Standpunkt bezogen wird, um so mehr entsteht eine Synthese der verschiedenen Polaritäten und Ansichten, die innerhalb der medizinischen Forschung bestehen. Die zu Anfang vielleicht bestehenden ersten Definitionen und

Die geistige Sichtweise verbindet die oft gegensätzlichen Anschauungen innerhalb der Medizin.

247

Erklärungen einer Krankheit weiten sich über die drei Dimensionen von jener Einheit eines existierenden Körpers, einer Seele und eines Geistes zu einer trikausalen Sicht. Diese ganzheitliche Sicht eröffnet, wenn nun in der Weite und Freiheit der Betrachtung die Weltengesetze und ihre verbindende Logik ergründet werden, immer mehr eine universalkausale Sicht, die niemals eine Trennung in die Medizin bringen kann, sondern immer ein Tor zur Freiheit öffnet. Dieses verborgene Tor zur Einheit und Freiheit, zur Synthese und Harmonie wie auch zu einer viel weiteren Feststellung des Gesundheitsbegriffes, sollte in der Zukunft nicht nur Aufgabe des Arztes sein, sondern auch eine Bemühung des Patienten, der wohl ebenso eine nicht unbedeutende Rolle in der Verantwortlichkeit einnimmt. Diese Ausführungen sollten wie eine vorbereitende Skizze verstanden werden, die dieses Tor vielleicht zu einem kleinen Spalt öffnen kann. Die Sicht ist aus einer tieferen Logik entstanden und entspricht einer geistigen Inspiration, einer Sicht, die die ätherischen, inneren Gesetze des Menschseins berücksichtigt.

Der Mensch, sein Wesen, sein Selbst, sein Körper und seine Krankheiten bilden eine gewisse Einheit. Die Ursache des Krankseins liegt nicht außerhalb des Menschseins, sondern ganz tief im Inneren. Diese innere Ursache dürfte wohl in den meisten Fällen einer bestehenden Krankheit nicht bekannt sein. Beachten wir aber in Hinblick auf ein tieferes Menschenbild Folgendes: So, wie die menschlichen Sinne und die daran gebundene Wahrnehmung mit ihren verschiedenen mentalen Beurteilungsmaßstäben die Fähigkeit besitzen, die Naturvorgänge zu beobachten, zu erforschen, zu analysieren und sie als objektive Tatbestände zu definieren, so hat der Geist, wenn er in seiner ureigenen Tiefe und selbsteigenen, reinen Inspiration gegründet ist, die Möglichkeit, jene Phänomene wie das Gesundsein und das Kranksein aus einem erklärenden und erkenntniserfüllten Blickwinkel zu beobachten. Diese Sicht sieht in der Krankheit sodann ein notwendiges Kompensationsmittel, ohne das das gesunde Menschsein und die aufsteigende Entwicklung des Menschengeistes nicht stattfinden könnten. Die Betrachtungen aus der Inspiration lösen auch das schreckenserregende Antlitz einer körperlichen Geißel, wie es die Krebskrankheit in ganz besonderem Maße darstellt, und geben dem Individuum einen neuen Raum zu einer eigenaktiven und freier verfügbaren Perspektive. Die Krankheit besitzt von dieser Sicht aus eine innerste Logik und

248

eine Gesetzmäßigkeit, die sich auf dem physischen Plan in ihrer konkreten Aussage ausdrückt, aber dennoch nicht nur aus der Physis und auch nicht nur aus der Psyche entsteht. Die Krankheit ist eine gewollte Aktion eines noch unerklärbaren und immanenten Willens, der im verborgenen Mysterium der Seele im Menschsein wurzelt. Dieser Wille ist in uns oder wirkt durch uns als wichtigste Bestimmungsquelle. Vielleicht mögen manche Personen von der gottgewollten Fügung sprechen, die dem Menschen ein schweres Schicksal durch Krankheit und Tod auferlegt. Dieser Standpunkt beruht sicherlich entsprechend der religiösen Überlieferungen auf richtigen Auffassungen, er übersieht aber noch die weitere und profunde Tatsache, die besagt, dass der Mensch aus sich heraus auch die Krankheit wünscht, damit er in seiner Entwicklung neue Möglichkeiten und einen höheren Aufstieg in der selbsteigenen Schöpferkraft und Werdeform eines ewigen Ganzen gewinnt. Die Krankheit ist nicht nur aus der Ferne gottgewollt, sie ist auch im Verborgenen des Herzens ein Wunsch des Menschseins selbst.

Die Krankheit bringt Entwicklungsmöglichkeiten und ist im Innersten gewollt.

Die bakterielle Infektion, die Krebskrankheit und die Viruserkrankungen

Es gibt verschiedene Arten von Krankheiten, die in entsprechende Kategorien eingeteilt werden können. Die Krankheiten wandelten sich im Laufe der verschiedensten Entwicklungsstufen in immer wieder neue Formen und neue, manchmal schwer begreifbare Phänomene. Sie scheinen von Jahrhundert zu Jahrhundert und heute gesehen sogar von Jahrzehnt zu Jahrzehnt den Menschen wie eine vergiftende Hülle gefangenzunehmen und ihn in der Unwissenheit und Subjektivität zu halten. Wie schwer musste es zu früheren Zeiten gewesen sein, als die bakteriellen Epidemien über ganze Völker hinweg ausbrachen und Tausende von Menschen verunreinigten und zum Tode führten. Heute aber sind diese Krankheiten, die bakteriellen und somit epidemischen Ursprungs sind, in den meisten Regionen auf gute Weise hygienisch versorgt und können keinen allzu großen Schaden auf breiterer Ebene anrichten. Dafür sind aber andere Formen des Krankwerdens entstanden, wie beispielsweise die Krebskrankheit mit ihrem proliferativen Wachstum, die Viruserkrankungen sowie auch die schweren Nervenkrankheiten, die

Die Formen der Krankheiten ändern sich.

den Viruserkrankungen ganz ähnlich sind und schwere Defekte und Auflösungsprozesse hinterlassen.

Drei Formen von Krankheiten:
- bakterielle Infektionen
- proliferierende Krebskrankheit
- Viruserkrankungen

Für diese einleitende Betrachtung des Phänomens der Krankheit und somit auch der universalen Ursache einer Krankheit wie es die Krebskrankheit ist, erscheint es sinnvoll, dass eine Definition oder eine annähernde Charakterisierung von jenen drei verschiedenen, in sich unterschiedlichen Krankheiten aufgezeigt wird. Diese drei unterschiedlichen Formen einer Krankheit, die sich nach der medizinischen Aufteilung in bakterielle Infektionen, in die proliferierende Krebskrankheit und in die wieder davon etwas anders gearteten Viruserkrankungen ergeben, tragen eine jeweils spezifische geistige Ursache.

So soll als Erstes einmal die bakterielle Infektion in das Licht der Betrachtung rücken. Ein typisches Beispiel hierfür ist die Leprakrankheit, die in früheren Zeiten mit dem trefflichen Wort »Aussatz« bezeichnet wurde und die auch zu einem Ausschluss aus dem Gesellschaftsleben führte. Weiterhin darf die Tuberkulose, die noch nicht so lange der Vergangenheit angehört, erwähnt werden. Typisch sind aber auch die verschiedenen Darminfektionen und die hochfieberhaften Reaktionen, die auf Streptokokken-Infekten beruhen, sowie die klassische Pneumonie, Sepsis und verschiedene Arten von Erkältungskrankheiten.

Durch den Zerfall von Bakterien entstehen nach der Definition der Medizin Endotoxine, die den Organismus belasten. Die Entzündung ist eine Reaktion des Abwehrsystems, das sich gegenüber diesen Fremdeindringlingen wehren möchte. Die inflammatorische Rötung mit Hitzeaufwallung ist nicht die eigentliche Krankheit, sondern nur die Reaktion des Organismus und somit der erste Versuch einer organisch organisierten Heilung. Das auffallende und oftmals schnell ansteigende Fieber, das in der Regel ganz typisch für bakterielle Infektionen ist, besitzt einen Heileffekt. Die Bedeutung einer bakteriellen Entzündung liegt ganz allgemein gesehen in der Herausforderung, die der eindringende Fremdkörper an den Organismus stellt. Der Körper und damit die gesamte menschliche Organisation müssen gegen den fremden Eindringling kämpfen und ihn durch Immunreaktionen überwinden oder beseitigen. Dadurch ist der Erkrankte ganz auf sich selbst zurückgeworfen. Das Blut, das an der Abwehr von Fremdeindringlingen ganz we-

sentlich beteiligt ist, indem die Antigen-Antikörper-Reaktion stattfindet, ist bildhaft gesprochen ganz mit sich selbst beschäftigt. Es
ist mit dem Abwehrkampf auf eindringliche Weise konfrontiert.
Was besagt hier die geistige Sichtweise? Das Blut ist im Gleichnis
des Geistes der Träger des Selbstbewusstseins und der Träger aller
Leidenschaften und Begierden. Es ist die Trägerkraft des Wollens.
Dieses Wollen kann nun nicht mehr in der natürlichen Weise nach
außen gleiten, und so muss sich der Erkrankte mit sich selbst und
seinem eigenen zirkulierenden Organismus auseinandersetzen. In
früheren Zeiten sah deshalb der weise Beobachter in diesen Krankheiten eine Art Reduzierung des übersteigerten Ich, das zur Mahnung und zur Einordnung in die Schöpfung geführt wird. Der
Mensch wurde, wie es die Leprakrankheit am trefflichsten bezeichnet, aussätzig und konnte nicht mehr am Gesellschaftsleben im üblichen Maße teilnehmen; oder er wurde in seiner Vitalkraft derartig
geschwächt, dass er für Tage und Wochen daniederlag und somit
sein Selbstbewusstsein und seine hitzige Glut zum Leben vermin-
dern musste. Die bakterielle Infektion ist in der Summe das weise
Mittel der Natur oder das Korrektiv eines höheren geistigen Willens, damit Übersteigerungen und falsche Formen des Selbstbewusstseins nicht überhandnehmen und der Mensch in seinem
Willensgefüge zu einer Einordnung und bescheideneren Grund-
haltung zurückgeführt wird. Diese weise Zurechtweisung zu einer reduzierten oder sanfteren Haltung des Selbstbewusstseins
mag vielleicht nicht immer so deutlich sichtbar sein, da auch viele
Menschen in geschwächten Situationen von einer Infektion überrascht werden. Die Ursachen hierfür sind aber in der Regel immer
ersichtlich, wenn der Mensch nicht nur innerhalb dieses Lebens
zwischen Geburt und Tod verstanden wird, sondern wenn er in
einer Gesamtschau von wiederholten Verkörperungen und somit
von einem rhythmischen, erbauenden, geistigen Werdegang ein
Verständnis erhält.

Bakterielle Krankheiten haben den Sinn, ein übersteigertes Selbstbe-wusstsein zu reduzieren.

Ein ganz anderes Bild als die epidemischen Entzündungskrank-
heiten beschreibt die Krebskrankheit mit ihren proliferierenden
Wachstumsvorgängen. Die Krebskrankheit bildet ein Gewächs, ein
Neoplasma, ein unerwünschtes generatives Wachstum von Zellen.
Das Bild der Erkrankung deutet auf leise Weise bereits den so ganz
andersartigen Charakter ihrer Aussage an. Während bei der Ent-
zündung der Gewebeschwund und die Nekrose die Folge von
Toxinen sind, so ist bei der Krebskrankheit die mehr gegenteilige

Die Krebskrank-
heit kann auf-
grund einer
inneren
Schwäche kaum
aus sich selbst
heraus überwun-
den werden.

Überwucherung und das Überhandnehmen von Neubildungen die eigentliche toxische und gefährdende Wirkung für den Körper. Die Krebskrankheit kann sich nahezu in allen Organbereichen und Zonen des Körpers ansiedeln und von einem bestimmten Ort ausgehend die Bezirke der Nachbarschaft mit metastasierendem Wachstum überhäufen. Das Besondere und Charakteristische dieser Erkrankung ist wohl ganz allgemein darin zu sehen, dass sie aus sich selbst heraus kaum überwunden werden kann. Fast immer ist bei der malignen Tumorerkrankung eine Schwächung oder eine Minderleistung in den verschiedenen Abwehrsystemen ersichtlich. Auch das Ausscheidungssystem ist meistens blockiert oder zumindest ungenügend intakt. Vielfach zeigen sich hormonelle Störungen und Beeinträchtigungen im Ernährungs- und Verdauungssystem und in der Immunabwehr. Diesen Eindruck gewann die Naturheilkunde und setzte daraufhin ihre unterstützenden Therapieformen an. Ganz besonders will die natürliche Medizin mit ihren Möglichkeiten wie die einer gesunden Kost und einer Hypervitaminisierung oder mit verschiedenen Kräutern, Substitutionen und Enzymen dem Körper zu Hilfe kommen. Die Reinigung von alten Schlacken, die Entlastung von Säureüberschüssen und die entsprechend gewählte Aufbauleistung durch Phytotherapie und homöopathisch energetisierende Medikamente, manchmal auch durch Sauerstoff- und Ozontherapie, sind Beispiele, wie natürliche oder anregende Stoffe zur Bekämpfung der Tumorkrankheit eingesetzt werden. Der Körper kann aus sich selbst heraus mit dem Fremdeindringling, mit dem andersartigen Gewächs nicht mehr umgehen, und so beginnt dies, ihn zu überwuchern. Wären die eigenen Abwehrsysteme mit ihren Entzündungsreaktionen und mit ihrer schnellen Identitätsaufsicht gegenüber den fremden Zellen gut und wachsam ausgerüstet, so könnte wohl keine Krebskrankheit eintreten. Da sich aber in den eigenen Systemen Schwachpunkte und Erschöpfungszustände äußern und die allergische Entzündungsbereitschaft, das heißt die Immunreaktion mit ihren mehr oder weniger heftigen Reaktionen sich meist herabgesetzt zeigt, übernimmt ein fremder, andersartiger Wachstumseinfluss mit der Bildung von Neoplasmen die Führung. Das ist der besondere und bemerkenswerte Punkt im Verständnis der Krebserkrankung. Der eigene Organismus kann sich gegen ein fremdes, überkommendes Wachstum eines parasitären Lebensherdes nicht mehr wehren. Es liegt eine innere Schwäche der Krebskrankheit zugrunde.

Für das Verständnis einer Krankheit, welches sich immer im diskreten Widerschein einer leisen Empfindung spiegelt, ist das Studium des Ich oder der Individualität nötig. Bei jeder Krankheit erscheint dieses Ich entweder reduziert oder auf falsche Weise erhöht. Aus diesen Erkenntnissen und Ansichten gegenüber dem Ich-Bewusstsein, wird die Ursache des Krankseins leichter erfassbar. Das Ich muss im Werdegang der Entwicklung beständig neue, freiere und ungewöhnliche Schritte der geistigen Führungsleistung bewältigen. In der Krebskrankheit ist es nicht das Ich, das sich auf besondere Weise leidenschaftlich erheben möchte, sondern das Selbstbewusstsein ist noch nicht im richtigen Ankergrund mit dem irdischen Leben geboren. Vielleicht ist auch, und das ist ganz besonders bei älteren Personen der Fall, dieses Ich durch verschiedene Erschöpfungsphasen ausgelaugt und kann somit nicht mehr in den gesunden Zusammenhang mit seinem organischen Träger kommen. Wenn dieses Ich nun nicht mehr aus sich selbst heraus durch die körperlichen Reserven oder durch das inneliegende eigene Willenspotential in Beziehung zur Außenwelt treten kann, so bedarf es einer Neuorientierung oder, von der Psyche ausgehend, eines Neuanfangs, damit schließlich die belebenden und gesunden Zellteilungsprozesse aus dem organischen Zusammenhang wieder einsetzen können. Die Krebskrankheit ist jene typische Krankheit, die heute ganz besonders häufig auf den Plan tritt und ein Grenzüberschreiten des Menschseins herausfordert. Das menschliche Sein kann sich aus sich selbst und aus eigenen Kräften heraus nicht organisieren, sondern es muss auf willentliche, gedankliche und gefühlsmäßige Weise zu der Außenwelt in Beziehung treten und auf schöpferische Weise diese Außenwelt zu einer Innenwelt erschaffen. Bei der Erkrankung liegt eine Enge innerhalb der eigenen subjektiven Bedingungen vor, und somit zeigen sich immer mehr oder weniger deutliche Erschöpfungszustände in bestimmten Organbereichen oder im gesamten Aufbau des Willens- und Stoffwechselsystems des Menschen. Die Erkrankung ruft förmlich nach einer physischen und geistigen Nahrung, nach einem mentalen und belebenden Neubeginn und damit nach einem gesünderen Beziehungsfeld. Der fremdartige, wuchernde Lebensprozess kann wohl nur in zufriedenstellendem Maße überwunden werden, wenn der Erkrankte in seinem Leben auch einen Neuanfang und neue Bezugsebenen entwickeln kann. Diese belebenden geistigen Erfrischungen in der Mentalität geben die rechte Nahrung über das Nervensystem zur Aktivierung der inneren Aufbauleistung und zur Stabilisierung des Immunsystems.

Die Krebskrankheit erfordert einen mentalen Neubeginn.

Lassen Sie mich einmal eine vorsichtige Prognose über die Zukunft geben: Es wird wohl etwa einen Zeitraum von vier Jahren einnehmen, in dem die Statistiken die malignen Tumorerkrankungen steigend tabellarisieren werden, und dann wird wohl die Hoffnung auf eine allgemeine Reduzierung dieser Krankheitsformen auf langsame Weise eintreten. Wenn diese leise Wendezeit eintritt, wird auch das, was wir Religion und Spiritualität nennen, besser verstanden werden. In einem weiteren vorsichtigen Vergleich lässt sich auch sehr deutlich erahnen, dass die verschiedenen Bemühungen heute auf den Wegen der Medizin, in den Bereichen der Erziehung und allgemein der psychotherapeutischen Disziplinen eine zunehmende Subjektivierung zeigen, die weniger eine innere Weite in der Gedankenbildung anstreben. Aber mehr noch ist, wie gesagt, diese Art der Erziehung in religiösen Umfeldern erkennbar. Der Mensch neigt heute in einer mehr emotional eingebundenen Weise zu einem Versinken in die Religion. Er neigt mehr zu einem esoterischen Subjektivismus, in dem er geistige Lehren mehr in sich selbst finden und rezipieren möchte und dabei aber die wichtigste Tatsache der überkommenen Religion und überkommenen Verantwortung vergisst.

Eine falsch verstandene Religion trägt wesentlich zur Entstehung der Krankheit bei.

Eine falsche Religion trägt mehr zur Entstehung der Krebskrankheit bei als man heute allgemeinhin erahnt. Das ist es, was heute sehr große Sorge bereitet. Eine Mystik oder eine wirkliche Esoterik kann der Mensch nur dann leben, wenn er auch von einer überkommenen Ordnung die Gesetze und Seinsprinzipien in sich hineinnimmt. Die religiösen Ekstasen unserer Zeit führen aber geradewegs zu einem Erschöpfungssyndrom, da die wirkliche mentale Bezugsebene nicht zum hoffnungsvollen Gedeihen gelangt, sondern mehr die eigenen, inneren Privilegien des Fleisches und Blutes zu einer zu starken Rezeptivität gelangen.

Die Krebskrankheit erfordert eine wahrhaftig gelebte objektive Religion.

Die Krebskrankheit erfordert zu ihrer Heilung im ganzheitlichen Sinne neben der psychotherapeutischen, medizinischen und immunstärkenden Therapie eine wahrhaftig gelebte objektive Religion. Sie ist die Aufforderung zu einer größeren Weite im Sinne des Glaubens.

Die dritte Form sind die Viruserkrankungen.

Lassen wir aber die Perspektive über die Krebskrankheit für einen Augenblick hinter uns und lenken wir die Aufmerksamkeit auf eine dritte Art der Krankheit. Die Viruserkrankungen stehen in gewisser Weise in einer Verwandtschaft zur Krebserkrankung, sie sind aber in ihrer gesamten Aussage und in ihrem Wirkungsfeld doch als eine eigene Kategorie zu sehen. Der Virus unterscheidet sich von einem Bakterium darin, dass er für sich selbst kein eigenes Leben erzeugen kann und somit einen Wirtsorganismus benötigt. Diesen Wirtsorganismus sucht er sich direkt in den Zellen und auch in den Zellkernen, in der DNS. In diesen Nukleinsäuren sind die verschiedenen Erbinformationen verschlüsselt eingraviert, und es erfolgen aus diesen Nukleinsäure-Sequenzen die verschiedensten Steuerungsvorgänge für den Körper. Die Nukleinsäuren im kleinsten Bestandteil des körperlichen Systems sind jene Träger für die vielen Vorgänge der Stoffwechselleistungen und Hormonsteuerungen des Körpers. Dort aber findet der Virus, der noch weitaus kleiner ist als ein Bakterium, seinen Angriffspunkt. Durch diesen Angriffspunkt, den der Virus so tief im Zellkern findet, bricht er in die Steuerungsvorgänge des Organismus ein und bewirkt auf schleichende oder akute Weise Entzündungsvorgänge. Typische Viruserkrankungen sind die Enzephalitis oder auch die Hepatitis, weiterhin der Eppstein-Barr-Virus mit dem Müdigkeitssyndrom und der Herpesvirus, der als Herpes labialis auf harmlose Weise an den Lippen seine Auflösungsvorgänge vollzieht. Ganz typische Viruskrankheiten sind aber auch Morbus Crohn, die Parkinsonsche Krankheit und die Multiple Sklerose, obwohl bei diesen noch keine wirkliche Virusinfektion nachgewiesen werden konnte. Schließlich sollte der HIV-Virus mit seiner bewirkenden Immunschwäche als ein charakteristisches Zeitsymptom erwähnt werden.

Diese Gedanken sind schwierig. Sie sind deshalb schwierig, da sie für unser Auffassungsvermögen ungewöhnlich sind. Sie müssen, liebe Zuhörer, immer wieder berücksichtigen, dass es sich nicht um wissenschaftliche Ideen handelt, sondern um erschaute Gedanken, die einen Sinn geben, wenn sie längere Zeit angeschaut und gedacht werden. Der Hintergrund für Viruserkrankungen ist vom Geiste her gesehen derjenige, dass durch die höheren Weisungen eines Schicksalsgefüges eine Auflösung eintreten kann. Wir besitzen in uns einen Drang nach Ablösung und Auflösung von Vergangenem, von dem, was namentlich ein vergangenes Leben ist. Diese Auflösung kann wie bei einem Grippevirus von harmloser Natur sein und sie kann wie bei der Multiplen Sklerose von sehr schwerwiegender Bedeutung sein. Je mehr der Virus im Nervensystem seinen Angriffspunkt nimmt und das Rückenmark und Gehirn mit Entzündungen durchsetzt, um so schwerwiegender sind die Funktionsausfälle für den ganzen Körper. Der Virus möchte aber die alten Steuerungen endgültig auflösen und zu einem

Die Viruserkrankung dient dazu, etwas Altes aufzulösen.

direkten Abschied von alter Erbsubstanz ermahnen. Die Viruserkrankung löst das alte Erbe auf und kommt somit dem Menschen als eine entscheidende Hilfe zugute. Dies ist ganz besonders bei der Kinderkrankheit Masern ersichtlich. Altes und vitales Leben muss aufgelöst werden, damit schließlich die kindliche Entwicklung auf eine höhere Stufe weitergleiten kann. Dies ist ein wesentlicher und zentraler Hintergrund der Viruserkrankung und er sollte in der Medizin für die Zukunft eine Berücksichtigung erhalten.

Im Allgemeinen besitzt die Medizin noch wenig Mittel gegen eine Viruserkrankung. Die Viruserkrankungen werden in der Zukunft im Wesentlichen die Regie über das Menschsein führen. Sie sind die Krankheiten, die die tiefste Herausforderung an das Willensleben des Menschseins stellen. Viruserkrankungen bewirken eine latente Unruhe in der Menschheit und führen das Bewusstsein langsam zu einer Ablösung von altem Erbe. Ihre Heilung wird eine Intensität im spirituellen Leben erfordern, und diese wird in der Fähigkeit zur Selbstkontrolle und Selbstmeisterschaft liegen.

Die Viruserkrankungen erfordern zur Heilung ein spirituelles Leben.

Die Entstehung der Materie

Nun wollen wir aber zu unserem Thema der Krebserkrankung zurückkehren und einige wesentliche Grundmerkmale zur Betrachtung erbauen. Das Bild der Erkrankung bedarf einer sorgfältigen Begutachtung von verschiedenen Seiten, damit über diese ein praktischer Ansatz zur Therapie erfolgen kann. Bei der Krebserkrankung haben wir es mit einem charakteristischen Phänomen zu tun, und das ist die Bildung des Neoplasmas, eines neuen Gewebes. Nicht die Zerstörung von Materie, sondern das Überhandnehmen von Neubildungen innerhalb des materiellen Zellvermehrungsprozesses tritt ein. Aus diesem Grunde stellt sich die fundamentale Frage nach dem Grundprinzip der Entstehung von Materie. Die Mitose oder Zellteilung scheint hier schon über lange Jahrzehnte ein klares Modell für das Lebenswachstum des körperlichen und organischen Daseins abzugeben. Sie erklärt aber nur auf eine gewisse wissenschaftlich feststellbare Weise bestimmte Lebensäußerungen der Zelle selbst und beschreibt noch nicht den innenliegenden feinstofflichen und somit unsichtbaren Werdeprozess, der zur

Erschaffung des irdischen Körpers führt. Die Entstehung der Materie ist deshalb ein mysteriöses Thema, das sich durch eine größere geistige Schau bis zu einem gewissen Grade lösen lässt. Die folgende Schilderung nimmt deshalb nicht so sehr Rücksicht auf die medizinische Theorie der Zellvermehrung, sondern setzt in einem ganz anderen Quellgebiet des Gedankens an und deutet die Entstehung von materiellen Substanzen aus einem übersinnlichen Werdeprozess.

Was geschieht auf feinstofflicher Ebene bei der Entstehung von Materie?

Für diese Erklärungen erscheint es sinnvoll, wenn die Augen zu jenen großen und bekanntesten Himmelskörpern hinaufblicken, und das sind die Sonne und der Mond. Diese beiden Himmelskörper tragen eine ganz wichtige Bedeutung in ihrem inneren Sein oder in ihrem mystischen Geheimnis, das für die Entstehung des irdischen, körperlichen Daseins wichtig ist. Für die sinnlichen Augen sind die beiden Himmelskörper tatsächliche stoffliche Erscheinungen, die außerhalb des Erdkreises in einem scheinbar sichtbaren Sternenmeer existieren. Für das übersinnliche Wahrnehmen aber sind diese beiden Planeten nicht nur zwei stoffliche Körper, sondern sie sind die Grenzpunkte und Marksteine für das Wirken von geistigen Substantialitäten. Der Himmelskörper ist nur ein Ausdruck einer höheren geistigen Hierarchie, der ein bestimmtes Wirkungsfeld auf das irdische Leben entfacht. Hier oben in diesem weiten Gewölbe von Strahlungsintensitäten und Strahlungsäußerungen spiegeln sich jene hohen Hierarchien wider, die im beständigen Schaffenszug zur Welt stehen. Die Materie erschafft sich in einem natürlichen Wirkungsbereich, in dem zwei verschiedene geistige Substantialitäten aufeinanderprallen. Der Zusammenstoß zweier geistiger Wesen erschafft Materie. Diesen Vorgang können wir uns in einem übertragenen Sinn mit einem ganz einfachen, trivial gewählten Beispiel vorstellen. Stellen Sie sich einmal vor, Sie stoßen sich an einer Kante. Die Reaktion, die damit spürbar wird, ist ein Schmerz. Wäre der Anstoß nicht eingetreten, so wäre wohl auch eine Schmerzreaktion nicht eingetreten. Allgemein gesehen sind Schmerzreaktionen immer das Ergebnis eines vorhergehenden Wirkens, das vielleicht in direkter Form durch einen Anstoß erzeugt wird oder indirekt durch irgendeinen Wirkungsmechanismus einer toxischen Stofflichkeit. Auch dem seelischen Schmerz geht ein gewisser Anstoß oder eine geistig-seelische Berührung von Gedanken und Empfindungen voraus. Halten wir dieses Beispiel einmal in der Vorstellung für das Weitere fest.

Sonne und Mond sind bedeutsam bei der Entstehung von Materie.

257

Die Sonne ist der Ausdruck für Leben, Lebenskraft und Lebenswillen. Der Mond hingegen ist ein Ausdruck für Bewusstsein und für das Nervensystem, das die Trägersubstantialität für das Bewusstsein darstellt. Es ist eine tiefe Wahrheit, dass wir keine Materie wahrnehmen würden und somit auch von der Materie und ihrem existentiellen Sein nichts wissen würden, wenn es dieses Bewusstsein im Nervensystem nicht geben würde. Durch die Existenz eines Nervensystems und damit der umschriebenen Mondensubstantialität können wir im Menschsein auch Materie identifizieren. Dem Mond ist aber in seinem evolutionären Entwicklungsgang die Sonne vorhergegangen, und so ist auch das Leben ein Vorspiel zur Materie. Es könnte keine Materie entstehen, wenn nicht die primäre Quelle zum Leben existieren würde. Der Mond könnte kein Licht spenden, wenn ihn die Sonne nicht beleuchten würde. Die Sonne ist die Lichtquelle, die auf den Mond stößt, der dieses Licht wiederum reflektiert.

Materie bedingt eine Quelle des Lebendigen.

Das Leben, das bezeichnend für die Sonne ist, der Lebenswille und die Lebenssubstantialität führen auch in ihrer Folge zu dem Entstehen der konsolidierten Stofflichkeit. Deshalb dürfen wir nicht annehmen, dass aus der Materie selbst Materie entsteht, dass aus dem Stein beispielsweise ein Stoff entsteht. Der Stein unterliegt den diversen Auflösungsvorgängen und entledigt sich auf ganz langsame Weise seiner eigenen Stofflichkeit. Das Leben der Pflanzenwelt, das so typisch im ganzen Naturgeschehen ein großartiges, vegetatives Ausmaß besitzt, bewirkt das immer fortwährende Kommen von materiellen Stoffen wie beispielsweise Erde. Aus dem Leben entsteht die Stofflichkeit. Die Pflanzen und Geschöpfe, die das Auge erblickt, sind die Ergebnisse eines bestehenden oder eines schon gewichenen Lebens. Das Leben ist vor der Materie. Das Leben ist aus einer Mitte geboren und es ist wie die Musik oder wie der nie verschallende Klang einer Flöte, die sich in genau bemessenen Zyklen und Bewegungen dem Strom der Luft öffnet.

Materie kann keine Materie erzeugen.

Daran schließt sich aber wieder eine Frage, die von großem Interesse ist, und die hier nur eine kurze Erwähnung finden kann: Woher kommt das Leben? Diese Frage kann beantwortet werden mit einem definitiven Satz: Das Leben selbst kommt aus dem Atem. Es kommt aber nicht aus dem physischen Atem, der mit seinem Hauch durch die Lungen gleitet, sondern es kommt aus dem hervor, das die Trägerkraft allen astralischen Daseins ist, und das ist die feinstoffliche Entität des Lichtes. Dieses Licht aber wiederum lässt sich auf einen Quellgrund zurückführen, und das ist das Feuer. Aus dem Feuer entsteht ein Leuchten, aus dem Leuchten erwacht das Licht, aus dem Licht entsteht schließlich Bewegung, Luft und Dampf, aus dem Dampf geschieht eine weitere Konsolidierung und es entsteht das Wasser, und aus dem Wasser entsteht schließlich durch Kristallisierung die Materie. So bewirkt das Feinere das Gröbere, und das Gröbere wird schließlich für das Auge sichtbar. Solange aber die Experimente nur auf Analyse des Gröberen innerhalb der Stofflichkeit ausgerichtet sind, kann der darüberliegende und übergeordnete Vorgang, der den Konsolidierungen vorhergegangen ist, nicht erdacht, erahnt und erschaut werden. Der Materie liegt ein geistiger Werdevorgang in einer systematischen Gliederung zugrunde. Es ist das Licht, das das Leben erschaffen hat, und das in Zyklen gehaltene Leben hat schließlich den Körper und die Stofflichkeit geformt.

Der Ursprung des Lebens ist das Licht.

Stellen Sie sich diesen Werdegang ganz lebendig vor. Dasjenige, was der Körper ist, ist ein Resultat aus einem Zusammenwirken von vorhergehenden geistigen Werdeformen, die sich aneinander gerieben oder aneinander gestoßen haben und die zu einem Reaktionsfeld mit Ergebnissen geführt haben. Der Körper ist wie ein Endprodukt oder ein Absonderungsprodukt, ja, im einfachsten und trefflichsten Sinne sogar wie ein Ausscheidungsprodukt des Geistigen.

Der Körper ist ein Produkt des Geistigen.

Das Licht wie auch das Feuer in der höchsten Entität sind die Urbausteine oder die Urfermente für das eigentliche physische Dasein. Stellen Sie sich nun im Bilde diesen einfach geschilderten Vergleich auf lebendige Weise vor. Was geschieht, wenn das Licht auf die Materie stößt? Während des Tagwachens scheint das Licht aus den universalen Himmelsräumen hernieder und berührt in feinsten Abstimmungen die Oberflächengestalt der Erde. Dieses Licht, das fortwährend aus den Himmelsräumen auf die Erde herniederleuchtet, ist auch das gleiche Licht, das sich in den Sinnesvorgängen des Auges und in den sinnlichen Wahrnehmungen der verschiedenen Tast- und Hörorgane bewegt. Das Licht zerstört und vermindert den Lebensprozess, der in sich selbst aus einem inneren Drange von der Erde hochstreben möchte. Je mehr die menschlichen Sinne arbeiten und je mehr sie in ihre Wahrnehmungen mit der Welt verstrickt sind, um so mehr muss ein ernährungskräftiger Strom dem Menschen zugeführt werden. Der Sinnesprozess, der ein Lichtprozess ist, entspricht dem Tagwachen. Während des Tagwachens finden deshalb Auflösungs- und Abbauprozesse des Lebens statt. Während der Nacht aber, wenn die Sinne schweigen und die Augen geschlossen sind, kann das Leben seine ureigene Regeneration entfalten. An diesem Beispiel wird jene geisteswissenschaftliche Wahrheit deutlich, die heute gänzlich verlorengegangen ist und die beschreibt, wie das Licht tatsächlich an der Materie auflösend und abbauend arbeitet. Aus diesem Grunde darf hier die ganz konkrete Definition erfolgen, dass die Materie dann entsteht, wenn das Leben abgebaut wird.

Materie entsteht, wenn das Leben durch Licht abgebaut wird.

Sie werden wohl aber bei weiterer Hinterfragung der Tatbestände und Vorstellungen den Einwand erbringen müssen, wie es sich denn verhält mit dem blühenden Gedeihen im Frühjahr und dem Überhandnehmen von Gras, Kraut und vielen Sprossen. Diese Materie entsteht ja geradewegs dann, wenn das Jahr lichtreicher und wärmer wird. Sie werden sich vielleicht denken, dass von einer mehr geistigen Utopie, einem Unding der Wirklichkeit erzählt wurde. Die innere Wahrheit der Umstände, die sich in der äußeren Welt spiegelt, verhält sich aber so. Auch hier verbraucht sich ein beständiges Leben. Dieses Leben ist ein Äther, der aus den feineren oder höheren Welten in genau bemessenem Maße frei wird. Die Herbstzeitlose erhält ihren freisetzenden Äther erst im Sommer, und die Apfelblüten im Frühjahr. Ein Äther, der in der geistigen Sphäre liegt, verbraucht seine geheime Substanz mit dem sprießenden Erscheinen des Frühjahrs und eine grüne, bunte Flora mit der anfallenden Materie verbleibt. Die Materie ist das Ergebnis oder das Endprodukt eines sich im Licht aufzehrenden Lebensprozesses.

Das Leben ist ein Äther, der in der geistigen Sphäre liegt.

Ein weiteres Beispiel kann diesen Zusammenhang noch näher charakterisieren. Der Licht-Sinnes-Prozess, der an das Bewusstsein gekoppelt ist, kann sehr tief in die Muskulatur des menschlichen Körpers hineindringen. Das ist gerade dann der Fall, wenn die Muskulatur in sich zu Verhärtungen neigt. Die Verhärtung, Verspannung oder auch Verkrampfung beruht auf einem zu starken Wirken von bestimmten geistigen Abbauprozessen, die in das Gewebe hineingreifen. Der hart gewordene Muskel beschreibt eine festere, fixere Materie. Es kann dort der lebensspendende und erweichende Wachstumsprozess nicht mehr so weit voranschreiten und es überwiegen mineralisierende und damit die Materie festigende Vorgänge. Wir verspannen zum Beispiel die Mimik des Gesichtes, wenn wir viel in das Licht blicken müssen. An diesem Beispiel wird es ersichtlich, wie das starke Wirken eines Lichtes zu mehr Festigkeit und damit mehr zu Materialität führt.

Von dieser einleitenden Schilderung ausgehend fällt es nun leichter, eine rationale und erkenntnisreiche Anschauung über das degenerative Wachstum von Zellen bei der Tumorkrankheit zu entwickeln. Im allereinfachsten und gleichnishaften Sinne dürfte hier das Beispiel von den Himmelskörpern zur Verdeutlichung genommen werden. Beim Krebswachstum will der Mond noch in der Erde bleiben und sich somit eine direkte Position zur Sonne nehmen mit Hilfe des irdischen Daseins. Übertragen gesehen ist der Mond der Ausdruck für das Nervensystem, und dieses ist wieder der Träger für das Bewusstsein. Das Bewusstsein möchte nicht gerne in sein eigenes Licht hineintreten, es möchte sich zurücknehmen und ganz mit dem Leben wie in einer Einheit verschmelzen.[1] Der Krebskranke würde gerne einen spirituellen Weg wählen, der früher noch mehr gangbar erschien und der einem direkten Hineinleben in die geistigen Welten gliche, ohne dass das Bewusstsein in allen Gliedern durchgestaltet wird. Die Krebskrankheit möchte, bildhaft gesprochen und im Gleichnis erklärt, nicht zu einer Gegenüberstellung der verschiedenen Polaritäten gelangen und möchte sich somit ganz aus der konkreten Berührung und des Anstoßes von verschiedenartigen Substantialitäten entfernen. Der Krebs meidet einen gewissen Anstoß mit der Welt. Er will sich nicht verletzen lassen und folgt somit seinen eigenen Gesetzen. Die Krebskrankheit ist deshalb ein Zurückbehalten des Mondes innerhalb der Erde oder innerhalb des Menschseins und ein unmittelbares Gegenübertreten zu dem, was die Sonne darstellt. Jener konkrete Auflösungsschritt von Subjekt und Objekt ist ausgeblieben und somit kann das Leben ohne genaue Struktur, Organisation und Formgebundenheit wuchern.

Psychologische Analysen zeigen, dass die Krebskrankheit fast immer mit Verdrängungen, unterdrückten Gefühlen und aufgestauten, nach innen verlagerten Ängsten einhergeht. Die Psyche

---

1 Siehe die Ausführungen im Vortrag »Die Heilung der malignen Tumorbildung« über den Hang des Krebskranken zu einer mystischen, leibanhaftenden religiösen Praxis. (Heinz Grill: Die Entwicklung eines schöpferischen Denkens und Empfindens am Beispiel der Anatomie und Physiologie des Körpers, Lammers-Koll-Verlag, S. 287 ff, Die geheime Sehnsucht nach Harmonie und der mystische Abstieg.)

ist meist in wichtigen Teilen in das Unbewusste abgeglitten. Die Menschen, die an Krebs erkrankt sind, können oft den größten Nutzen aus einer guten psychosomatischen Betreuung gewinnen.

Die degenerative Zellvermehrung

Das Tumorwachstum im bösartigen Zellvermehrungsprozess beruht nicht auf Abbau und Aufbau, sondern auf einem vom Licht abgeschirmten Gärungsprozess. Die Gärung ist für das bösartige Zellwachstum charakteristisch. Diese Gärung findet unter Abschirmung von den höheren lichtorganisierenden Substantialitäten statt. Nun wissen wir aber aus der Physiologie, dass ein Gärungsvorgang nur dann stattfinden kann, wenn er unter verschlossenen Decken oder Schichten des Gewebes eintritt. Sobald Luft und Licht an den abgeschirmten Vermehrungsprozess herantreten, und das wäre in diesem Sinne direkt in die Zelle nötig, hört er auf. In der Gärung finden wir ein selbständig fortschreitendes Wachstum, das sich durch höhere Formprinzipien nicht mehr organisieren lässt. Die Zellen atmen nicht. Ein richtiges Leben aber muss abgebaut werden, es benötigt den Atem und das Licht zur Gestaltung. Das Leben muss fortwährend durch das Licht sterben, damit eine schöne, einzigartige und für die Gesundheit integrierfähige Stofflichkeit entstehen kann.

Diesen analogen Prozess einer Gärung finden wir aber auch in der menschlichen Verdauung. Die Nahrung muss zuerst abgebaut werden, sie muss ersterben, sie muss ganz in ihrer Stofflichkeit vernichtet werden, damit sie zu einem gesunden Wachstum wiederum aufgebaut werden kann. Gerade aber bei der Krebskrankheit liegen unterschwellige Verdauungsprozesse vor, die im Eiweißabbau nicht richtig funktionieren. Der Eiweißabbauprozess beginnt eine heimliche und heimtückische Gärung und bewirkt somit ein Anziehungsfeld für weitere organische Bezugsfelder. Schließlich kommt es in der Sympathie und Anziehung dieser fehlenden Abbauvorgänge und des fehlenden Eingreifens von höheren lichthierarchischen Substantialitäten zu einem Wachstum, das sich im Gewebe oder an bestimmten Körperstellen entfalten kann. In der Regel entfaltet sich der Krebs an jener Stelle, wo, ganz allgemein gesprochen, ein Schwachpunkt im Körper vorliegt. Von diesen Betrachtungen ausgehend lassen sich nun die ersten Therapiekonzepte, vor allem die ersten Möglichkeiten zur Selbstaktivierung des menschlichen Potentials entwickeln. Der Therapieansatz darf nicht in ausschließlicher Form auf die Zellen mit den verschiedenen vorhergehenden zytologischen und histologischen Untersuchungen erfolgen, sondern er muss sich vor allem in einem ganzheitlichen Bezugsfeld ergeben, das die rechte Aufgliederung von Auf- und Abbaumechanismen erweitert und das Leben wie auch das Bewusstsein in einem rechten Bezugsverhältnis bewahrt. Die Aufgabe einer Therapie für die Krebskrankheit soll neben der natürlichen medizinischen Hygiene vor allem darin liegen, dass ein produktiv-schöpferisches Verhältnis zu dem, was die Bewusstseinsmöglichkeiten sind, zur Entwicklung gelangt.

Im Allgemeinen ist jene Region, die von einem pathologischen Zellwachstum ergriffen wird, von der Stoffwechselleistung her geschwächt. Viele Tumoren entstehen, nachdem chronische Entzündungsprozesse an dem Organ oder in dem Organbezirk abgelaufen sind. Ein Melanom, ein Hautkarzinom, beginnt mit seinem generativen Wachstum sehr viel leichter, wenn die Haut durch entsprechende Strahlungseinflüsse des UV-Lichtes bereits geschwächt wurde. Die Entzündung ist die Krankheit, die im Jugendalter angemessen ist, und das degenerative Zellwachstum mit malignen Entartungen ist die Krankheit, die mehr dem älteren Menschen eigen ist. In späteren Jahren besteht häufig ein Nachlassen der stoffwechselaktiven Kräfte und somit ein mangelndes Eingreifen von feurig-entzündlichen Abwehrmechanismen. Es dürfte wohl immer die schwächste Stelle des Körpers treffen, an welcher der sogenannte Primärtumor auftritt. Von diesem Primärtumor sondern sich durch die Metastase, was so viel wie »weggehen« besagt, bestimmte Zellen ab und gelangen über den Lymph- oder Blutweg in andere Regionen und verursachen dort die Tochtergeschwülste. Die lymphogenen oder hämatogenen Verschleppungen führen zu jener gefürchteten Generalisierung der Krankheit im gesamten Körper.

Der Primärtumor bildet sich meist an der schwächsten Stelle des Körpers.

Die Metastasenbildung aus geistiger Sicht

Das Wesen der Metastasierung wird aber heute in der Medizin noch sehr wenig in seiner eigenen Bedeutung erschaut. Die Forschungen, die in der Tumordiagnostik und in der gesamten Zytologie, Histologie und Morphologie geschehen, benötigen eine notwendige Ergänzung von einem mehr übergeordneten, geistig visionären Standpunkt. Dieser übergeordnete Standpunkt verdeutlicht, warum die Jagd nach Metastasen in der Diagnostik letztendlich nicht die wirkliche, fruchtbringende Therapie und Heilung einleiten kann. In früheren Zeiten operierte man auf sehr radikale Weise, um möglichst das gesamte Umfeld in der Tumorgegend von degenerativen Zellen zu befreien und damit jegliche Ausschüttung von metastasierenden Zellen zu verhindern. Die radikalen Operationen konnten aber den gewünschten Erfolg nicht erbringen. Das Wesen der Metastasierung darf deshalb nicht allein von den Zellen und ihrer Motilität her erschaut werden, sondern es muss mehr aus einer Gesamtschau, aus der organischen Eingebundenheit wie auch aus einer Sicht, die in Relation zur Seele steht, eine Erklärung finden. Wenn man diesen Vorgang von einer größeren Warte aus, von einer rein geistigen Sicht für möglich hält, dann wird mit der Zeit auch eine entsprechende Sichtweise für die Therapie entworfen, die die Therapie mit neuen Möglichkeiten begleitet.

Eine großräumige Entfernung des Tumors schützt nicht vor Metastasen.

Das Beispiel eines Sarkoms, das im Fettgewebe oder in der Muskulatur angesiedelt ist, oder auch das Beispiel eines Melanoms, das an der Haut seine Angriffsfläche findet, können ein erstes Bild über den Weg geben, den die maligne Proliferation einnimmt. Es ist wahrhaftig immer jene geschwächte Stelle am Körper, die als Erstes zur karzinomatösen Entartung neigt. Diese Stelle erscheint aber immer an einer gewissen Oberfläche oder sie erscheint an jenem Gewebe wie dem Epithelgewebe ebenso wie auch an den Ausgängen von Organen oder an den Bronchien. Bei einer sorgfältigen Begutachtung wird man nun feststellen, dass fast alle Adenome, Karzinome oder auch Melanome und Sarkome vorwiegend an jenen Regionen angreifen, an denen eine gewisse Art Oberfläche gegeben ist. Ganz besonders das Melanom ist hier beispielhaft. Von dem Melanom, das meist an einem Naevus, einem Muttermal, seinen

264

Ausgang nimmt, geht die Streuung schließlich weiter auf bestimmte Bezirke der Haut, sodann in der Regel auf den Lymphweg über, und zuletzt führt die Metastasierung in die Organe hinein und bringt manifeste Organmetastasen in die Lunge, die Nieren oder in die Leber. Der Tumor wächst von außen nach innen. Er siedelt sich zuerst an einer Oberfläche an und nimmt seinen Weg in letzter Konsequenz bis hinein in die organische Innenwelt. Im Bilde dürfen wir deshalb sehr deutlich diese Aussage formulieren, die bei den meisten malignen Tumorkrankheiten besteht, dass der Krebs von außen oder von einem äußeren Mantel beginnend nach innen in das eigentliche Funktionsgewebe von Organen hineindringt. Dies ist eine erste Beobachtung, die nun festgehalten werden soll, denn die Begriffe werden sich dann in den nächsten Gedanken, wenn wir die geistige Deutung hereinnehmen, umkehren. Das ist die Schwierigkeit, mit der der Zuhörer beschwert ist, denn das geistig Gesehene ist oft polar entgegengesetzt zu dem sichtbaren Modell der Anschauung.

Der Tumor wächst physisch gesehen von außen nach innen. Geistig gesehen wächst er von innen nach außen.

Weiterhin wissen wir, dass der Tumor dort am leichtesten seinen Nährboden findet, wo im Gewebe eine Missgestaltung oder ein Rückzug von Gestaltungskräften besteht, oder dass er sich allgemein dort ansiedelt, wo eine Belastung, ein Schlag oder eine Schwächung durch chronische Reizung oder Entzündung eingetreten ist. Wenn nun der Chirurg das Sarkom, das Melanom oder das Plattenepithelkarzinom mit dem Messer entfernt, so besteht immer die schwerwiegende Gefahr einer plötzlich aufkommenden Metastasierung. Wegen der Metastasierung setzen die meisten Therapeuten sogleich die Chemo- und Strahlentherapie zusätzlich zur Operation ein. Hier müsste aber nun die Frage erfolgen, warum gerade bei der chirurgischen Entfernung eines Karzinoms gleichzeitig die Gefahr der metastasierenden Streuung entsteht. Vielleicht gibt es verschiedene Theorien, die darüber entwickelt wurden. Das Wesen aber, das der Metastasierung im eigentlichen Sinne zugrunde liegt, ist bis heute noch nicht richtig bekannt geworden. Deshalb sollen diese nun folgenden Gedanken weiterhin eine erste Skizze geben, wie die Ausbreitung des Tumorgeschehens über den Lymph- oder Blutweg tatsächlich verstanden werden kann. Hierzu kann wiederum ein kleines Bild zur Verdeutlichung helfen.

Eine Entfernung ist mit der Gefahr einer plötzlichen Metastasierung verbunden.

Die Krebskrankheit ist nicht eine Krankheit, die von außen nach innen gelangt, sondern sie ist eine Krankheit, die von innen nach außen gelangt. Was ist aber das Innere und was ist das Äußere? Das Innere wäre dasjenige, was mit Leben ganz allgemein bezeichnet wird, und das Äußere ist dasjenige, was als Absonderungsprodukt aus dem Leben entsteht. Nicht aus der Absonderung entsteht der Krebs, sondern er entsteht aus dem Leben. Das Innere darf als etwas Geistiges oder Feineres betrachtet werden, und das Äußere darf mehr als etwas Stoffliches oder Materielles gesehen werden. Von der sinnlichen Betrachtung des Körpers her ist das Äußere die Haut und das Innere der funktionskräftige Organbezirk. Aus einer geistigen Sicht erscheint aber die Oberfläche des Körpers, wie beispielsweise die Haut, mehr dem Geiste zugeordnet und die inneren Organe wie Herz, Milz, Leber und Nieren erscheinen dem physischen Menschen, dem stofflichen Körper eigen. Im Geiste ist der Mensch an seiner Oberfläche von einer übersinnlichen Quelle versorgt und er ist im Inneren seiner Organe mehr in der irdischen Wesensnatur verankert. Die Krebskrankheit arbeitet sich daher aus dem Geistigen hinein in das Physische. Ihr Ausgangspunkt liegt wahrhaftig in einer Seele, die Leben spendet und die dieses Leben in einem wuchernden und nicht organisierten Flusse dem Körper überstülpt. Der Weg der Krankheit erfolgt aus diesem Grunde tatsächlich von einem Feineren zu einem Gröberen oder von einem noch nicht manifestierten zu einem immer stärker werdenden manifestierten Leben. Der wuchernde und generative Lebensprozess ist ein Ausdruck eines fremden seelischen Wirkens innerhalb der Körperlichkeit. Dieses Wirken einer fremden Seele oder eines außerirdischen inneren Lebens bewirkt einen ständigen Fluss, der sich seine entsprechenden Stellen zur Vermehrung sucht. So sind es gerade jene Prädestinationsstellen, die in der gesamten Entwicklung der Körperlichkeit durch äußere oder auch psychische Einflüsse geschwächt wurden und in denen sich der natürliche Stoffwechsel und das natürliche Gleichgewicht von organisierenden Lichteinflüssen zurückgezogen haben. Solche Stellen, die mangelhaft durchorganisiert sind oder die auch ihre irdische Festigkeit eher verloren haben, hat der Mensch in der Regel mehrere. Im Körper existiert oder entwickelt sich so ein offenes Kanalsystem[2]. Solange Erschöpfungsphasen im Leben bestehen, verliert sich zunehmend die natürliche Gestaltungskraft der Organe und Glieder, und der Mensch wird somit wie ein offenes Flussbett für

Die Haut ist mehr dem Geiste zugeordnet, die Organe mehr der Physis.

2 Siehe Vortrag vom 1. September 1998 in Mühldorf, »Die Erklärung der Krebskrankheit aus der Wesensschau des Geistes«, Seite 191 bis 193 und 199 bis 201.

das lebensträchtige Wasser, das sich in einem unendlichen Wachstum vermehren möchte.

Wenn wir diese einfachen, vielleicht sehr laienhaften Bilder benützen, so wird mit diesen aber leichter verständlich, dass eine Operation in dieses Fließen von bestehenden und kommenden Lebensprozessen eine ungewöhnliche Unruhe hineinbringt, und es ist so, als ob nicht das fremde Wasser, sondern das Flussbett, in dem sich das Wasser aufhalten möchte, ausgehoben wird. Das Wasser aber mit seinem drängenden Wirken bleibt und findet nun kein rechtes Strombett mehr vor. Es ist wie ein Regen, der allzuleicht nun die anderen Talregionen überschwemmt. Viele Erfahrungen zeigten deshalb auch, dass eine Krebskrankheit ohne Operation oftmals die besseren Chancen zur Ausheilung besitzt. Die Operation bewirkt nicht selten eine größere belastende Störung und Unruhe und sie bewirkt auch mitunter eine Schwächung des Selbstwertgefühls des Patienten.

Ohne Operation bestehen oftmals bessere Chancen zur Heilung.

Jene neueren Methoden wie die Hyperthermie und die perkutane Bio-Elektrotherapie mit galvanischem Strom[3] dürften hier eine ganz außergewöhnliche Bedeutung für die Zukunft gewinnen, denn sie bewirken keine aufflammende Unruhe im Körper und verhindern auf natürliche Weise das weitere Wachstum des Tumors. In richtigem Einsatz können diese Therapien entscheidende Hilfen geben, die zumindest zu einer Regression des Tumors führen können. Auch jene Therapien, die den Tumor mit Hilfe entsprechender Eingriffe nur nach außen hin öffnen, so dass eine Art Wunde entsteht, können für die Zukunft in mancherlei Hinsicht wertvoll sein.

Hyperthermie und perkutane Bio-Elektrotherapie eignen sich oft besser als eine Operation.

Für die wissenschaftlich-experimentelle Beobachtung ist eine Metastasierung immer von dem Ausgangspunkt des Primärtumors abhängig. Von der geistigen Betrachtung her aber erscheint ein ganz anderes Grundverhältnis. Es muss dabei jedoch gesagt werden, dass es sich um eine geistige Sichtweise handelt, die zwar nicht im Widerspruch zur sinnlichen Beobachtung stehen muss, aber die dennoch von einem ganz anderen Blickwinkel ausgehend und somit von einem ganz anderen Geschehen her die Metastasierung

---

3 Siehe Vortrag vom 1. September 1998 in Mühldorf, »Die Erklärung der Krebskrankheit aus der Wesensschau des Geistes«, Seite 196 und Vortrag vom 12. Februar 1998 in Mühldorf, »Die Krebskrankheit«, Seite 97.

deutet. Der Tumor ist in der Regel durch eine Basalmembran begrenzt und hält damit eine Invasion in die übrigen Körperregionen zurück. Bricht aber durch weiteres Wachstum diese Basalmembran durch und wächst der Tumor weiter, so besteht fast immer die Gefahr der Metastasierung über den Blut- oder Lymphweg. Geistig gesehen besteht hier ein Zusammenhang von bestimmten Organen mit dem Tumorherd. Die Leber besitzt eine ganz besondere Sympathie für das Dickdarmkarzinom, und die Lunge besitzt eine ganz besondere innere Anziehung für das Sarkom. Die Organe erscheinen in einer Erwartungshaltung. Die Organe wollen in einer Art übereifrigen Interesses die Metastase in sich aufnehmen. Sie benützen dazu die Lymphbahnen und die Blutbahnen.

Organe haben eine Anziehungskraft auf die jeweiligen Tumorarten.

Dieser hier etwas einfache und doch gewagte Zusammenhang kann mit einem Vergleich eine Verdeutlichung finden. Dieser Vergleich ist sehr laienhaft. Manchmal gibt aber gerade der laienhafte Blick den Sachverhalt sehr anschaulich wieder. Stellen Sie sich einmal vor, Sie beobachten einen Menschen, der gewisse unangenehme Eigenschaften wie Hass, Gewalt und Lüge ausstrahlt. Mit einem gesunden ethisch-moralischen Empfinden müssen Sie wohl ein ablehnendes und schmerzliches Gefühl mit dieser personalen Beobachtung gewinnen. Es wäre aber nun denkbar, dass jemand selbst gewalttätige und sadistische Eigenschaften in sich trägt und diese auch zu einem gewissen Ideal erhebt. Er würde vielleicht sogar damit eine Bewunderung für jene Personen entwickeln, die Ähnliches in ihrem Herzen tragen und nach außen strahlen. Ähnliches zieht tatsächlich auf dem Charakterweg Ähnliches an. In diesem Zusammenhang sind die Organe wie die Lunge, die Leber, die Nieren oder auch allgemein das Blut, das Gehirn, die Pleura und das Knochenmark wie Sympathisanten des Tumors. Die Organe sind schon vor der Metastase krank. Sie empfinden ein gewisses Wohlgefühl, wenn sie, so vergleichsweise gesagt, an diesen Tumor denken. So nehmen sie auch sehr leicht eine Metastase in ihr eigenes organisches Gewebe hinein.

Ähnliches zieht Ähnliches an.

Ein geschwächtes Organ oder eine bestimmte Zone im Körper, die ihre Formstruktur verliert und sich vom Licht und den natürlichen Gestaltungseinflüssen entfernt, besitzt eine ganz besondere Neigung zum Fliehen von der Erde. Sie möchte außerirdisch werden, sie möchte nicht mehr in den Zusammenhang mit der irdischen Welt treten. Der Grund hierfür liegt auch in der Psyche des

Tumoren entstehen über geschwächte Organe und Körperbereiche, die wiederum auch durch die Psyche beeinflusst sind.

Menschseins begründet und äußert sich in bestimmten Phasen der Resignation oder der Müdigkeit und Erschöpfung. Wer voller Hoffnung, Begeisterung und Interesse für die Abenteuer und Unternehmungen der Welt ist, wer realistische Ideale und gediegene Ziele kennt, erkrankt in der Regel nicht an einer malignen Tumorbildung. Sobald sich aber die Interessensglut vom Leben zurückzieht und die Erschöpfungsphasen des Stoffwechsels eintreten, besteht auch die Gefahr, dass sich immer mehr Inseln eines außerirdischen Organbereichs entwickeln. Jener Mensch wird passiv. Ganz besonders durch Operationen und durch ein pausenloses gedankliches Beschäftigtsein mit der eigenen Krankheit können sich solche Inseln des außerirdischen Lebens im eigenen Inneren entwickeln. Vielfach sind es aber auch Verdrängungen, welche das Bewusstsein und die innere Interessensbereitschaft für das integrale Leben rauben. Die Möglichkeiten sind sicherlich sehr vielseitig und oftmals auch sehr kompliziert ineinander vermischt. Jene Inselzellen eines Außerirdischen sind vielfach angelegt im Körper, und sie können weiterhin zu größerem Ausmaße gedeihen, wenn sich die Bewusstseinskräfte, die namentlich das Denken, das Fühlen und der Wille sind, von dem Leben und seiner Realität mehr zurückziehen.

Das Problem der Metastasierung kann wohl leichter aufgehalten werden, wenn die Aufmerksamkeit nicht nur auf den Primärtumor und seine invasierenden und destruierenden Einflüsse gerichtet wird, sondern wenn der gesamte Mensch in seiner schöpferischen Aktivität und seinem inneren seelischen Werdegang zu einer integralen Einheit mit dem Leben und dem Geist gesehen wird. Es müsste jenes »Insel-Werden« im Menschen, jenes Fliehen von Organen aus dem natürlichen, integrativen Zusammenhang verhindert werden, damit die Metastasenbildung möglichst wenig eintritt. Die Heilswege liegen wohl, in einer Summe genannt, in der Entfaltung des schöpferischen Potentials innerhalb der Seelenkräfte, die auf möglichst gediegene Weise im Zusammenhang von Spiritualität und Materialität ihre Stärkung erfahren sollten. Der Yoga kann hierfür, neben anderen Therapien, entscheidende Hilfen gewähren. Er ist mit seinem umfassenden Übungssystem eine geeignete Methode, wie eine beginnende Auseinandersetzung angeregt werden kann und wie die schöpferischen Bewusstseinskräfte eine erste Festigkeit und ein Feuer des enthusiastischen Begeistertseins erhalten können.

Der Heilsansatz liegt in einer Stärkung der Seelenkräfte.

Kontaktadresse für weitere Informationen zum Thema:

Büro Heinz Grill
I-38074 Dro, Via Battisti 4
Tel. 00 39 / 0464 / 54 47 17

Weitere Titel von Heinz Grill:

Yoga und Christentum –
Grundlagen zu einer christlich-geistigen Meditations- und Übungsweise
ISBN 3-935925-96-4 (alte ISBN 3-9802935-6-4)

Geistige Individuation innerhalb der Polaritäten von Gut und Böse –
Das Bewusstsein an der Schwelle zur geistigen Welt
ISBN 3-935925-85-9 (alte ISBN 3-9804230-7-7)

Erziehung und Selbsterziehung –
Die Seele als schöpferisches Geheimnis der werdenden Persönlichkeit
ISBN 3-935925-66-2 (alte ISBN 3-9804230-8-5)

Der Archai und der Weg in die Berge –
Eine spirituell-praktische Anleitung in der Ergründung der Wesensnatur des Berges
ISBN 3-935925-74-3 (alte ISBN 3-9805742-9-6)

**Die sieben Lebensjahrsiebte, die sieben Energiezentren
und die Geburt aus Geist und Wasser**
ISBN 3-935925-94-8 (alte ISBN 3-9804230-0-X)

Die Orientierung und Zielsetzung des »Yoga aus der Reinheit der Seele« –
Eine exoterische Arbeitsgrundlage
ISBN 3-935925-77-8 (alte ISBN 3-9805742-8-8)

Verborgene Konstellationen der Seele –
Wie wirken das Ich, der Engel, Erzengel und Archai im Werden der Seele
ISBN 3-935925-73-5 (alte ISBN 3-934362-01-X)

Die Angst als eine jenseitige Krankheit –
Praktische und spirituelle Grundlagen aus dem Yoga
zur Überwindung von Depressionen und Ängsten
ISBN 3-935925-91-3 (alte ISBN 3-9804230-1-8)

Erkenntnisgrundlagen zur Bhagavad Gita –
Der östliche Pfad des Yoga und der westliche Pfad der Nachfolge Christi
ISBN 3-935925-90-5 (alte ISBN 3-9804230-2-6)

Die Vergeistigung des Leibes – ein künstlerisch-spiritueller Weg mit Yoga
ISBN 3-935925-93-X (alte ISBN 3-9802935-9-9)

Die Entwicklung eines schöpferischen Denkens und Empfindens
am Beispiel der Anatomie und Physiologie des Körpers
ISBN 3-935925-82-4 (alte ISBN 3-9805742-1-0)

Die geistige Bedeutung des Schlafes
ISBN 3-935925-78-6 (alte ISBN 3-9805742-6-1)

Lebensgang und Lebensauftrag für Religion und Kirche –
Eine autobiographische Skizze
ISBN 3-935925-88-3 (alte ISBN 3-9804230-5-0)

Ernährung und die gebende Kraft des Menschen –
Die geistige Bedeutung der Nahrungsmittel
ISBN 3-935925-99-9 (alte ISBN 3-9802935-1-3)

Die Wirksamkeit des Heiligen Geistes in Sakrament und Wort –
Ein ökumenischer Beitrag
ISBN 3-935925-87-5 (alte ISBN 3-9804230-9-3)

Die Offenbarung nach Johannes –
Vorträge über das geheimnisvolle Dokument
ISBN 3-935925-95-6 (alte ISBN 3-9802935-8-0)

Über die Einheit von Körper, Seele und Geist –
Öffentliche Vorträge 1997 zu den Themen Angst, Seelsorge,
Entwicklung der Individualität und Heilung
ISBN 3-935925-84-0 (alte ISBN 3-9805742-2-9)

Die Heilkraft der Seele und das Wesen des selbstlosen Dienens
ISBN 3-935925-92-1 (alte ISBN 3-9802935-7-2)

Die Kirche und ihr geistiger Weltenzusammenhang
ISBN 3-935925-89-1 (alte ISBN 3-9804230-3-4)

Lieder in Hingabe an Gott
ISBN 3-935925-97-2 (alte ISBN 3-9802935-4-8)

Das Hohelied der Asanas –
Ihre geistige Bedeutung und praktische Ausführung
ISBN 3-935925-98-0 (alte ISBN 3-9802935-2-1)

Die Seelendimension des Yoga –
Praktische Grundlagen zu einer neuen Yoga-Übungsweise
ISBN 3-88034-751-4

Harmonie im Atmen – Vertiefung des Yoga-Übungsweges
ISBN 3-88034-686-0

In der Reihe »Edition Sarca« sind erschienen:

Initiatorische Schulung in Arco –
Die Herzmittelstellung und die Standposition im Leben
ISBN 3-935925-72-7 (alte ISBN 3-934362-02-8)

Initiatorische Schulung in Arco –
Übungen zur Erkenntnisbildung der höheren Welten
ISBN 3-935925-71-9 (alte ISBN 3-934362-04-4)

Initiatorische Schulung in Arco –
Ein neuer Yogawille für ein integratives Bewusstsein in Geist und Welt
ISBN 3-935925-70-0 (alte ISBN 3-934362-05-2)

Initiatorische Schulung in Arco –
Der Hüter der Schwelle und der Lebensauftrag – Der Weinstock
ISBN 3-935925-69-7 (alte ISBN 3-934362-06-0)

Initiatorische Schulung in Arco –
Die Seelsorge für die Verstorbenen
ISBN 3-935925-68-9

Audio-Kassetten von Heinz Grill:

Die Wirkungen von Karma aus seelisch-geistiger Sicht
ISBN 3-935925-75-1 (alte ISBN 3-934362-00-1)

Die Philosophie des Yoga
ISBN 3-935925-79-4 (alte ISBN 3-9805742-7-X)

Die Zunahme von Ängsten und ihre Heilung
ISBN 3-935925-81-6 (alte ISBN 3-9805742-3-7)

Die Bedeutung von Gebeten und spirituellen Übungen
auf die jenseitige Welt des Totenreiches
ISBN 3-935925-83-2 (alte ISBN 3-9805742-4-5)